U0341204

原始中医学理论体系十七讲

严健民 著

中医古籍出版社

图书在版编目（CIP）数据

原始中医学理论体系十七讲/严健民著．－北京：中医古籍出版社，2015.4

ISBN 978－7－5152－0723－0

Ⅰ.①原… Ⅱ.①严… Ⅲ.①中国医药学－理论研究 Ⅳ.①R2

中国版本图书馆 CIP 数据核字（2014）第 276894 号

原始中医学理论体系十七讲

严健民　著

责任编辑　孙志波
封面设计　韩博玥
出版发行　中医古籍出版社
社　　址　北京东直门内南小街 16 号（100700）
印　　刷　北京金信诺印刷有限公司
开　　本　850mm×1168mm　1/32
印　　张　9.625
字　　数　240 千字
版　　次　2015 年 4 月第 1 版　2015 年 4 月第 1 次印刷
ISBN .978－7－5152－0723－0
定　　价　20.00 元

内 容 提 要

"十七讲"是在《论原始中医学》《远古中国医学史》等基础上对我国医学知识、求治愈思想、医学理论的萌芽、起源问题进一步展开讨论，澄清了殷商时期脑、心主思维之前的数千年间，尚有"目主思维"即"目论"的认识过程。结合近半个多世纪"经络"的研究，导致了李时珍返观内视发现了经络，经络水通道等等观念问世，为组建未来中医理论新布尘埃，特设"拂尘篇"澄清之。

在殷商至秦汉的医学史料中，先民们将医学理论建立在有限的人体解剖、生理知识基础之上及传承中原始资料丢失，使脾为虚拟形态；生殖生理嫁接于泌尿之肾；三焦之下焦界定于右侧输尿管……。为响应"中医形态学研究呼唤与时俱进"的号召，本书以秦汉以前的医学史料为据，澄清了玄府、肌筋骨及脏器形态解剖结构，补正了脾胰、生殖之肾——睾丸、命门——子宫颈口等等认识。盼能在创建未来中医理论中与学者们求得共识。

2014 年 6 月 28 日

自　序

　　1982 年我在郧阳地区人民医院门诊办公室工作，因去庐山参加"全国经络电阻测定会"的王医师回来后介绍相关情况，我请他将会议资料留给我读一读，由此勾起了我 1958 年以来对全国性"经络研究"的思考；由此根据我的条件走上了独自一人从《灵》《素》，从文献学角度探讨与经脉医学、原始中医学相关理论及临床资料的道路。虽于 1984 年又被调离医院，在适应新的工作后，又于 1987 年起，利用所有业余时间全身心地投入到秦汉及秦汉以远的原始中医学相关史料的习读、探讨之中。几十年来，我遵守"切勿三心游学海，莫想一步登书山"自律，真有点"朝于斯，夕于斯"，埋头于原始中医学的探讨、考辨之中。在我的记忆里，自介入《灵》《素》以来，医史学界许多学者佳章促进了我深入思考的决心，同时也得到了李经纬、甄志亚等一批学者的指导、支持！当李经纬教授约我参编由中国科学院牵头的《学科思想史丛书·自然科学系列·中医学思想史》，指导、启迪我撰著《中医学思想萌芽》的时候，我在回敬李教授的信中，曾错误地认为："中医学思想萌芽，属于中医理论范畴；外治医学知识在起源时，没有医学思想萌芽的支配。"大约 4 个月后，于 1999 年 8 月的一个晚上，突然考虑到"原始医学知识的起源过程，是有'求治愈'思想作指导的；原始医学知识的积累，与原始医学理论的萌芽是一对难舍难分的孪生兄弟；直观思维是原始中医学思想萌芽的重要途径"。由此展开探讨，完成了《论原始中医学》，于 2003 年出版。

　　不觉 30 年过去了，自 7 年前《经脉医学起源·演绎三千五百年探讨》脱稿以后，当想起贲长恩教授 2005 年发表的《中医形态学呼唤与时俱进》；想起特异功能从多方面对"经络起源"，对扁鹊，对李时珍袭来；反思中医学术界对中医理论起源的时限；对"经络是什么"的回答中仍有许多问题需要澄清；特别是当读《经络是水通道》的时候，深深感到在中医理论体系范围还有一些灰尘必须拂去；想起两汉以远原始中医学理论体系中基础医学人体解剖、生理学史料有待进一步挖掘、整理的时候，虽然认识到自己对《灵》《素》，对先秦子书群中与医学有关的史料，对相关考古史料认识都十分肤浅，但仍有"抛砖引玉"的决心，决定撰此《原始中医学理论体系十七讲》。现在这块砖坯初稿完成，拟先投于学海，请求学界赐教！

回顾原始中医学理论体系，尚有药学理论应做简要交待。在今本《内经》中，中药理论涉及甚少。在《五十二病方》中用药理论是朴实的。传统中药理论中的四气五味、药物归经理论，是两汉乃至唐宋以后逐步总结的。中药理论亦有待"与时俱进"。现在的形势很好，2012 年我国政府采取措施，于中国中医科学院组建成立了设编 60 人的"中药资源中心"。该中心设"中药资源科学技术研究部"等 3 个部及"中药分子研究室"等 9 个研究室。国家推进的这一措施，必将从根本上改进中医药理论面貌，必将促进中医药事业的规范化发展。

2013 年 2 月 3 日于秋实居

目　　录

绪论　用毛泽东思想指导原始中医学理论体系研究 ………（1）

一、澄清特异功能对中医理论起源·演绎中的干扰

………………………………………………………（3）

二、《医学导论》中"医学起源"的观念应修改 ……（6）

三、用毛泽东思想指导原始中医学理论体系的研究

………………………………………………………（10）

第一篇　萌芽篇　原始中医学思想萌芽史话 ………（15）

开篇词 ……………………………………………………（15）

第一讲　原始中医药知识的萌芽、起源及其理论的起源·

演绎 ……………………………………………（17）

一、原始中医学知识的萌芽、起源与大脑进化的关系

………………………………………………………（18）

二、原始中医学思想萌芽与原始中医学理论的起源·演绎

………………………………………………………（20）

三、殷商至两汉基础医学、临床医学理论的演绎 ……（26）

四、小结：中医理论起源的必备条件 …………………（29）

第二讲　中医理论·天人合一整体观之根·太极文化史话

………………………………………………………（31）

一、天人合一观，人类必然在太阳系、地球环境条件下

演进 ……………………………………………（32）

二、中华远古日月为易探讨天人合一及太极文化在中医

理论中的应用 …………………………………（35）

1

三、解《连山易》《归藏易》奥秘 ………………………（37）

第三讲　中华远古中医学思想萌芽史上的轨迹、目主思
　　　　维史话 …………………………………………（51）

一、关于三星堆青铜"凸目文化"的考释 ……………（53）

二、中国先民"目之于色"中医学思想萌芽的探讨

………………………………………………………（55）

三、眸、眸子、瞳子、瞳人生理学意义初探 …………（58）

四、关于"目论"与"目主思维"的再探讨 ……………（59）

第四讲　先民关于原始中医学理论体系的创建问题 ………（65）

一、我国先民对五官生理的逐步感悟 …………………（66）

二、殷商先民对生殖医学的贡献 ………………………（70）

三、两周先民引社会学、原始思维观对人体生理功能的

　　探讨 …………………………………………………（72）

四、旁纳天地定位、天阳地阴之阴阳理论丰富了经脉调

　　节论 …………………………………………………（78）

五、旁纳精气神理论充实经脉调节整体观理论 ………（79）

第二篇　拂尘篇　当今给中医理论新布的尘埃必须拂去

………………………………………………………………（83）

开篇词 ………………………………………………………（83）

第五讲　用"象思维助推中医经络原创研究"的思考 ………（85）

一、关于我国远古"象思维"的回溯及其临床应用

………………………………………………………………（86）

二、"象思维助推中医经络原创研究"质疑——兼议

　　两汉前经脉学说起源演绎 …………………………（89）

三、玄妙乎"象思维与藏象理论的建构"兮 …………（93）

第六讲　虢"中庶子医论"考辨 ……………………………（99）

一、根据我国原始医学史料考辩"中庶子医论"的可信度

　　………………………………………………………（101）

二、《史记·扁鹊仓公列传》中的相关医学史料必须澄清

　　………………………………………………………（104）

三、秦汉与经脉医学起源相关的一些问题 …………（110）

四、刘澄中教授的学术思想及其贡献简录 …………（114）

第七讲　李时珍"返观内视"新解 ………………………（119）

一、关于返观内视与恍然而得其要领者的"悟"（灵感）

　　的概述 …………………………………………………（120）

二、揭示人脑生理机能的重要内涵——内审思维 …（126）

三、关于返观内视与内审思维的同一性 ……………（128）

第八讲　"经络是水通道"辨析 …………………………（133）

一、辨析张维波拼凑的"经络、水通道理论" ……（134）

二、澄清经脉医学的原始概貌 ………………………（140）

三、奇闻：长时间的梦境引发的"内语言"会使肌肉

　　持续兴奋、缩小肌间隙构成的经络通道，影响经

　　络的功能 ………………………………………………（146）

四、我国经脉学说与血管的关系 ……………………（149）

第三篇　殷商至两汉中医器官形态解剖史 ……………（155）

开篇词 ……………………………………………………（155）

第九讲　原始中医学心、脑形态解剖学史 ……………（157）

一、殷商时期的心藏形态解剖学史 …………………（158）

二、秦汉时期大脑、颅底解剖及其相关认识 ………（162）

第十讲　秦汉泌尿之肾、生殖之肾解剖部位简考 ……（171）

一、泌尿、生殖之"肾"解剖、生理问题的提出 …（172）

二、秦汉时期睾丸名肾 ………………………………（174）

3

三、三千五百年前，殷人发明了公畜"去势术"（破坏
　　睾丸机能） ………………………………………（177）
四、在未来中医生殖生理中创新型"肾"概念 ……（180）
第十一讲　女性孕育生殖（命门解剖部位）史概述 …（183）
一、殷商至秦汉我国女性孕育史简议 ……………（184）
二、释命门——施生之门辨析 ……………………（188）
第十二讲　秦汉消化生理之咽喉、颃颡、脾、三焦形态解
　　　　　剖学初探 ………………………………………（195）
一、关于咽喉、颃颡的形态解剖学认识 …………（196）
二、秦汉时期脾（胰）解剖部位应予正名 ………（197）
三、探讨秦汉消化生理"三焦府"解剖实质四原则
　　 ………………………………………………………（200）
四、关于三焦与消化系统精微物质的输布——三焦实质
　　求共识 …………………………………………（208）
五、小结 ……………………………………………（209）
第十三讲　《内经》玄府（汗空）之解剖部位考辨
　　 ………………………………………………………（213）
一、读《玄府概念诠释》有感 ……………………（214）
二、继承《内经》玄府、汗孔之解剖部位在皮肤 …（220）
第十四讲　《内经》骨骼、经筋、肌肉解剖学史梳理
　　 ………………………………………………………（225）
一、《内经》骨骼解剖史料探微 …………………（227）
二、试解《经筋》本意 ……………………………（231）
三、䐃肉、肉䐃、分肉之间解析 …………………（236）
第十五讲　经脉学说起源、演绎的解剖学基础 ………（243）
一、我国经脉学说起源、演绎史简议 ……………（245）
二、经脉学说创立早期的解剖学基础 ……………（248）
附　扁鹊从医新解 …………………………………（253）

第十六讲　原始中医学临床诊断方法的起源及其诊断特色

　······························（259）

　一、自发的体表解剖部位病证诊断法　········（260）

　二、探讨"血""脉"生理机能主动寻找疾病诊断方法

　······························（264）

　三、层次严谨的望、闻、问、切诊法　·········（269）

第十七讲　原始中医学临床治疗医学起源、演绎概说

　······························（273）

　一、自然物理疗法　·····················（277）

　二、手术疗法述评　·····················（285）

　三、药物疗法述评，从人类诞生、进化史探讨用药思想

　······························（286）

　四、祝由简介　·······················（290）

编后记　····························（293）

绪论　用毛泽东思想指导
原始中医学理论体系研究

　　我国中医学渊源于数万年来人类在进化过程中获得了远事记忆能力，能逐步积累生活经验之后；渊源于数千年前人们对日东升西沉、南往北来位移变化规律的认识；渊源于远古历法理论中天地定位，阴阳观念及远古太极文化的创立；渊源于远古综合科学的发展及口头文化传承之中。至殷商，人们在数千年陶文创作的基础之上，总结出"依类象形"造字原则，开创了创作甲骨文的新篇章，为方块文字的创立奠定了基础。有了文字，为追议民间远古口头文化传承史料提供了可能，为周王室创建各类礼制，开设文史馆藏，封"守藏史"，分设各类医事官员，加强与规范医事管理提供了方便之门。历史发展至春秋战国时期，由于古文字已由甲骨文、金文、篆文演绎为隶书，两周以来便有许多不留名的学者对民间远古口头传承文化进行采集、整理，方有以《尚书》为代表的尧、舜、禹史学——德治思想问世，初步反映了我国五千年文明史。至《周易》成文，又有从口头文化传承中追议"连山""归藏"者，乃至"河图""洛书"先后追议成像，分散收载于子书群中，有待学者们挖掘整理。反映我国先民早期探讨四季气象更替的"九宫八风图"被《灵枢》保存下来。从远古先民口头文化传承中逐步追议成文、成像的诸多典籍中我们能不领悟到数千年前中华口头文化的光辉与伟大吗？原始中医学事业的演绎必然孕育其中。

　　春秋管仲相齐，齐之强盛达"九合诸侯"。《管子》成书，虽有后来之士补文，但它所收载的社会科学史料、自然科学史料

1

（含医学科学史料）可谓春秋时期的骄子，不可小视。随后，老聃著《道德经》，孔丘整理《诗》《书》，治《春秋三传》，无名氏又留下《山海经》，战国百家争鸣之风无不成为原始中医学发展的沃土。

在原始中医学理论体系中，关注人类思维已被先民们放在首位。甲骨文的造字者已对人体天（〔甲骨文字形〕、〔甲骨文字形〕）[1]即人头顶（巅）进行描绘；《甲骨文合集》24956"〔甲骨文字形〕"被释为头颅，这个"头"（〔甲骨文字形〕）字与《殷虚文字甲编》507"〔甲骨文字形〕"意同。在此基础上甲骨文造字者创作了〔甲骨文字形〕[2]，这个以头颅为基础的〔甲骨文字形〕字，描述了人们进行思考时常常用手抓自己的后脑壳的行为表象，我释作思[3]。〔甲骨文字形〕、〔甲骨文字形〕、〔甲骨文字形〕、〔甲骨文字形〕（思）字证明，殷商先民曾经思考过"脑主思维"。只是因为柔弱的脑组织静静地藏于头颅之中，不如胸腔的心脏不停地搏动，因而甲骨文的造字者在200年的时间内，先后对人体心脏进行了反复解剖观察，弄清了心内有七个孔窍……完成了心脏的大体解剖。纣王"吾闻圣人心有七窍"（有学问的人用七个心眼思考问题）就建立在心脏解剖基础之上。第六个"心"字作〔甲骨文字形〕，造字者在心脏底部划了两条线，代表四条大经脉（血管），推导出"有思维能力的心脏通过四条经脉调节全身各部位的机能"，从此导致了我国经脉医学的诞生[4]。心主思维、经脉调节论史料流传至今。然而《史记·越王勾践世家》载：古有"目论"，劝谏者说："今王知晋之失计，而不知越之过，是目论也。"指出："目能见其毫毛，而不能见其睫。"《史记》"目论"之说，促我特撰《中华远古医学思想萌芽史上的轨迹——目主思维史话》[5]，说明中华远古先民早已对人体思

2

维功能十分关注。即在脑主思维、心主思维之前，尚有四千年左右的"目主思维"的认识。与此同时，八千年前的先民们对自身的疾苦必然是关注的，这就是远古中医学知识必然积累发展的动力。但是近半个多世纪以来，以"经络"（经脉医学）为代表的中医理论起源，众说纷纭，更有权威人事介入布尘，障人耳目。为促进未来中医理论的健康发展，此等灰尘，必须拂去。

一、澄清特异功能对中医理论起源·演绎中的干扰

上文已涉足于我国经脉医学的起源。但由于20世纪70年代末在我国特殊情况下刮起了气功、特异功能热，从耳朵识字、特异透视……到严新与清华大学的"外气实验"[6]，可谓热闹非凡。德高望众的物理学家钱学森院士多次参加相关会议后，将特异功能与西方研究百年"心灵研究学会"[6]（P：197）、"超心理学"等结合，提出"人体科学"概念。院士有一个良好的愿望，希望通过气功、特异功能的研究，解决中医理论中一些尚难说清的问题。1983年11月14日，钱院士听顾函森《生命信息疗法与中医现代化》报告后说："我认为，中医、气功和特异功能是三个东西，而本质又是一个东西……。气功研究，会使我们找到一把打开人体科学大门的钥匙。"1984年4月2日，在听陈信《人体科学研究最新的动态》报告后，钱院士说："关于中医理论、气功、特异功能有密切联系的观点……看来不如陈信所长提的经络、气功、特异功能有密切联系的观点更具体……。所以，气功的研究工作是打开人体科学大门的钥匙。"据巩献田《浅谈钱学森的中医观》说："钱老在1986年5月23日向香港《文汇报》记者说：'……我现在的认识认为：中医、气功、特异功能三个东西是一体的，从现象来看，最突出的是特异功能，要发展特异功能、气功、中医，使它们变成真正的理论……。搞中医、气功、特异功能，最后的结果，是引起一场新的科学革

命.'"[7]与此同时，钱老还讲"经络的实质是不存在的，有经络的理论，但是没有经络的实体"。所以钱院士还力主建立"唯象中医学"[8]。三十年前的这场特异功能热给中医理论的创建带来极大的负面效应，是我们应该逐步澄清的。在特异功能热思想的影响下，有学者认为："某些特异感觉功能发现了经络体系[9]。或者将经脉学说的诞生推向具有特异功能的古代医生——扁鹊。"[10]有学者在探讨我国先民对器官认识的途径时说："古人对解剖器官脏腑的认识，主要通过三条途径。其一……；其三，特异功能对机体的透视。"作者指出："扁鹊能够见垣一方人，尽见五脏症结。……少数特异人的特异透视能力，应该在解剖器官的认识方面发挥过一定作用。"[11]这篇文章出自中医博士之手，可见特异功能对中医学理论影响之深。甚至新世纪以来仍有学者用特异功能解返观内视，如马献军在《感悟李时珍的经络观》中说："内景隧道，惟返观者，能照察之的论点……这是他（李时珍）自我练功至高境界对经络感应的精辟描述，足以说明，练气是查知经络的唯一方法……"[12]马先生的意见，迫使我们不得不加以澄清，特撰《论李时珍返观内视与内审思维的同一性》[13]，成功地否定了李时珍的返观内视（特异感知）能力。

应该指出，钱院士自介入特异功能与中医理论的探讨后，虽经常发言支持中医、气功、特异功能三位一体，但总体上讲钱院士是十分慎重的。他多次强调："我们一定要用辩证唯物主义指导我们的工作。……我们搞自然科学的，也要学好辩证唯物主义。"1984年在人体科学的探讨中，钱院士注意到系统科学、思维科学的探讨，他强调："人体科学特别要抓着人的整体这个层面，特别是在神经系统和人脑控制下的这个系统。……在马克思、恩格斯著作里，意识、思维、精神的来源只可能从脑这个物质产生……"提出"人体是一个开放性复杂巨系统"。钱院士的这一认识，对于他本人讲是人体科学研究中认识上的一次深化；

4

对于广大研究人体科学的医家及经络研究工作者，这一认识将对今后人体机能的研究产生巨大影响。1986 年他撰《人体科学的幽灵在徘徊》批判了气功新理论中的"龙子""气场"。钱院士指出："什么气场啦，还有同志说的龙子啦，其实这些东西，没有科学实验的验证事实，是凭空想的。无非是以一个说不清楚替代另一个说不清楚，这个不能叫作科学。"[14]钟科文在《气功与特异功能解析》第 198 页载文《香港大公报》1990 年转引《健康报》刊登钱学森的秘书涂元香的一封信称："我作为钱学森同志的秘书，要郑重声明的是，钱老提倡用科学的、严格的方法研究气功现象……他反对少数人借气功之名，行骗金钱之实，更反对借气功搞封建迷信活动。"

从诸多事实分析，对于钱院士在早期特异功能热中将气功、特异功能与中医理论捆绑在一起的言论，我们应该在澄清认识的原则下，用唯物认识论理解钱院士的心情：他是在我国"经络研究"累遭失败后，希望从气功、特异功能中寻找突破口，从而提出了一些不切实际的看法。但是 1985 年以后钱院士根据辩证唯物论指出"人体是一个开放性复杂巨系统"。当今我们应该尊重钱院士的心愿，采用辩证唯物论对中医理论进行研究。钱老新创的"开放性复杂巨系统"人体理论，应成为我们研究人体科学、研究中医理论的新武器。

然而，进入新世纪以来，特异功能的幽灵仍然不散，如伍绍祖发表"认真总结经验教训，促进人体科学研究健康发展"[15]，公布"找到了新一代的特异功能者沃尔根"。伍先生力主继续研究人体特异功能。2010 年 10 月，中国科协举办第 45 期新观点、新学术沙龙，沙龙会上气氛热烈。不久又有学者们追随，推出："象思维与藏象理论的构建"[16]。作者们无端强调，人体存在天、地两个系统，并作"命门中所藏四时藏及所生五神藏图示"；无端将肝、心、肺、肾一劈为二，说"肝心肺肾属天系统，肝心脾肺肾属地系统"。正如钱院士批评龙子气场时说："其实这些东西，没有科学实验的验证事实，是凭空想的。无非是以一个说不清楚替代另一个说不清楚，这个不能叫作科学。"所以在探讨中医理论起源·演绎过程时，我们还是应该遵循钱院士的心愿，一方面排除特异功能对中医理论的干扰，一方面采用历史唯物史观深入到相关历史时期探讨中医理论体系的产生根由，用"人体是一个开放性复杂巨系统"指导中医理论研究，这是我们撰著原始中医学理论体系十七讲的根本宗旨。

二、《医学导论》中"医学起源"的观念应修改

近日有机会拜读 2011 年发给高等医学院新生的《医学导论》，该教材由文历阳先生主编，人民卫生出版社 2001 年 8 月第 1 版，2008 年 6 月第 3 版，说明本教材对高等医学界的影响是深远的。从《医学导论》全书分析，本书包括阴阳五行、藏象、经络、学习心理、大学生思维发展、学习方法、记忆理论及记忆技巧等，应该说是引导新同学学习的一本好书。

但是该书开卷讲"医学的起源与发展"，说"历史证明，自从有了人类，就有了医和药"，这种观点一下子将我的思想打乱了。我立即放下《医学导论》，思绪如潮水涌来，"有了人类"这个概念应该怎么理解？在这个词中应该包括人类进化中的断代问题，这里的"人类"是指古猿进化为猿人吗？在我国，170 万年前的元谋猿人，被人类学家认定是"直立猿人的一个新亚种"[17]，是否早在 170 万年前已经"有了医和药"？80 万年前的蓝田猿人[17]（P：9）时期"有了医和药"吗？50 万年前的北京猿人[18]"有了医和药"吗？20 万年前的广东马坝人是我国猿人进化为古人的代表，马坝古人被古人类学家根据进化特征认定为早期智人[19]，进入智人阶段的马坝人在原始生活状态下"有了医和药"吗？世界各民族医和药的起源能不加分析地讲"有了

人类，就有了医和药"吗？

　　具有世界意义的医学起源问题，是近百年来世界医史学界关注的大问题，既往各文明古国对医学起源都存在"神授说""圣人创医说"，反映了数千年来人们对医学起源的探讨过程，与医学知识必然来源于医疗实践不符。20世纪中叶，前苏联著名生理学家巴甫洛夫指出："有了人类的出现，就有了医生的活动。如果认为医学的历史是从有了文字记载时期开始，那就错了。"从后一句讲，巴甫洛夫认为，医学起源的历史在文字创作之前；医学的起源出于人们的医疗实践。此认识比"医学神授说""圣人创医说"无疑是一大进步。但前一句"有了人类的出现，就有了医生的活动"对于人类进化断代概念不清，是值得商榷的。由于20世纪50年代我国受"学习苏联老大哥"的影响，我国学者在医史著述中往往沿袭巴氏观念，如《中国医学发展简史》讲："原始人最初在采集植物充饥的过程中，也就开始发现了植物药。"[20]有学者说："有了人类的出现，就有了医疗活动。……人与兽斗争，故有外伤，外科因之而兴；没有火以前，生食而伤肠胃，内科因之而起。"[21]上述认识好似说人类出现之初，连因"生食而伤肠胃"的内科病证都能认识了。这种推论能站住脚吗？仅就20万年前的早期智人对人体内脏进行过解剖吗？他们能给"肠""胃"命名吗？《医学与哲学》于1988年第4期发表《试论医学的起源》《医学起源阶段的时间界定》《医学的起源与形成辨析》甚至将医学起源推到1400万～300万年前。医史名家何爱华不加分析地撰文指出："医学起源分期"将170万年前元谋猿人至公元前841年划定为医学起源积累时期[22]。何等武断！1991年高等中医院校参考书中也讲："有了人类，就有了卫生保健。"[23]现在21世纪头十年已经过去，在医学起源的教育中，《医学导论》再次抬出"自从有了人类，就有了医和药"，还借用"历史证明"作强证，能不令人心寒吗！《医学导论》第

2 页："……在以植物为生的长期生活体验中……也认识了某些植物毒性……例如中国人发现大黄能泻下，麻黄能平喘、止咳。"此论强调"在长期的生活体验中……"应该可取。但是作者的前提是"有了人类，就有了医和药"，如果不将远古先民在什么样的条件下，方能认识"大黄能泻下，麻黄能止咳、平喘"的前因后果讲清，能服人吗？比元谋猿人进化了120万年的北京猿人能理解大黄的泻下作用，并在临床中主动应用吗？北京猿人时期有"临床"这个概念吗？他们能认识泻下、咳喘是病态吗？北京猿人能将麻黄的止咳、平喘作用应用于临床吗？"有了人类，就有了医和药"的错误在于对人类思维进化史未做任何探讨，忽视了人脑解剖结构与人脑生理功能的渐进性进化史的认识，忽视了人脑远事记忆能力在积累原始生活经验及原始综合科学知识积累中的基础作用。人类学家将人类进化史分作猿人、古人（早期智人）、新人（晚期智人）三个历史阶段，新人除具有现代人类的体质特征外，最为重要的特征是大脑容量达1350ml左右，脑神经元达140亿左右，脑神经元内部结构进化至具有了远事记忆能力。只有这时新人们才能对积累的知识进行比较，得出新知，并主动将某一新知继续积累，完善新知，这才是原始综合科学知识中许家窑人发明飞石索，峙峪人发明弓箭，山顶洞人发明钻孔术、制造骨针的根本原因。所以只有人类进化到新人，人类才具有主动积累医事活动中的知识的可能，近5万年来的新人时期，才是医学起源的上限[3]（P：4-10）。

有学者讲："医学的起源，实际上包括了本能行为、经验医学、医学理论等几个方面的问题。"[24]并说："低级的本能行为当然要向高级发展。"这种观点混淆了没有目的的自救行为与主动寻找医治方法的界限。如早期人类手受伤后，受伤者没有目的地将受伤的手放进口中吮吸，与有了远事记忆能力之后能从既往受伤的经验中主动寻找某一嫩绿的植物叶揉一揉，贴敷在伤口上的

8

有目的的主动行为意义是不同的。只有后者对疾病的主观认识才能认识到自己有病了，与主动寻找治疗方法才具有医事活动与医学起源的意义[3]（P：8，23）。在探讨人类医学起源时，如不澄清"本能行为"与医学起源的关系，将"本能行为"列入医学起源范畴探讨，所得的结论，便会掉进"有了人类，就有了医和药"[24]的怪圈，这是我们不能同意的。

关于人类的认识水平，近代学者指出："如果说以前只能认识分子，后来认识了原子，现在深入到原子核内部，那不是人的认识问题，而是实践问题，是人的实践水平局限了人们的认识能力。"[25]这一分析正好解释了新人的认识能力，是具有远事记忆能力的新人的实践水平限制了新人的认识能力。还因在新人中，"并非人人都可以用同等的思维能力来连接他们的观念，这就是想象力和记忆力何以不能一视同仁地为每个人服务的缘故。"[26]因此，在新人中间产生了对医学知识比较关注或感兴趣的人群，当他们经历了某一次疾病过程，他们便能留心于这一疾病某些特征及与这一疾病好转有关的事件，并能较好地记忆下来。只有人类的记忆和思维能力发展到有目的地、主动地寻找治疗方法的时候，这种主动行为才具有医学起源的意义。至于说人类给肠胃命名，给心脏命名等，那是近4000年来，特别是殷商以来甲骨文的造字者们采用"依类象形"原则造字后，促进了人们对人体脏器的解剖观察、生理功能的思考后逐渐起步的。唯8000年前的河南贾湖先民在龟甲上刻下了 ◉ （目），证明他们对人体五官生理的关注：贾湖人关注目视生理，反映了我国先民遗存了中医学思想萌芽的轨迹。此一起点在数千年的文化演绎中，导致了"目论"的产生，导致了四川三星堆 ⌒ （目）文化的产生，反映了在心、脑主思维之前的数千年内还有"目主思维"的认识[5]。人类医学知识的起源与人类大脑进化规律完全一致。

三、用毛泽东思想指导原始中医学理论体系的研究

在人类社会早已存在一种思维模式，或曰思维方式。人类最早在直观思维下发明了砍砸器，经数百万年的进化，当有了远事记忆能力之后，才能将已经历的事件（个别知识）记忆下来。有了远事记忆能力，才有了原始综合科学知识的积累，才有了思维过程中的比较观念，促进了人类社会的发展。从中国远古史分析，看得见的事物莫过于一万年前的种植农业、红陶烧制的起步（玉蟾岩等遗址）；莫过于七千年前的水上运输工具、杆栏屋群落等（河姆渡）；莫过于四千年以来遍及东南西北的眼花缭乱的青铜器。近万年来人类社会的每一发展，无不反映人类思维的进步。但人类思维的进步，很难如石箭头一样被保留、被直观。人类社会的进步是人类大脑解剖结构、生理机能进化的结果。包括人类在社会进化中对社会进化规律的认识，包括社会学的进步。研究中国社会学的发展，不得不感谢两周学者的追议口头文化传承保留的《尚书》。《尚书》讲尧帝在十分艰难的情况下关心民众疾苦、衣食，组织有知识的人"历象日月星辰……敬授人时"，促进了农业，促进了社会的发展。禹王认识到"政在养民"，在此思想指导下，要求执政者们"正德、利用、厚生"，又改进国家管理制度，设"水、火、木、金、土、谷"六府，管理国家财用支出。禹王的"六府三事"，被人们编作"九歌"传颂禹王的业绩。从尧帝到禹王的思维模式，有直观，有比较，又有推理判断。禹王治水就因从"堵"改作"导"才取得了胜利。以尧舜禹为代表的我国先民思维科学的演进，亦是中医理论产生的根本原因。人类思维方法的进步，无疑是提高人类认识自然界、认识社会事务的法宝，探讨自然科学之道与社会科学之道的"道法自然"的深远哲理就在其中，她是促进社会进步的原动力，也是当今建立和谐世界的原动力。

近代思维方法自黑格尔提出辩证法以来，马克思发展为辩证唯物主义、历史唯物主义。马、恩、列的辩证唯物主义、历史唯物主义不仅适用于对社会科学史的分析，更适用于对自然科学史的分析。毛泽东主席在他的革命实践中始终贯彻着辩证唯物、历史唯物史观，他的一生，力主"改造我们的学习"。特别是建国前后，他和党中央的先辈们共同努力，在全国普及辩证唯物主义与历史唯物主义教育，努力将辩证唯物、历史唯物史观变作社会意识，他希望政府职员、科学工作者们都建立这一主观意识。建国前后的这场思维方法的大变革、大普及，使许多人受益匪浅。

1955 年青岛市的卫生部门举办"巴甫洛夫高级神经活动学说学习班"，通知驻青岛解放军卫生人员参加。那时我在青岛五号码头卫生所工作，这为我自学创造了条件。我向所长要求跟医生们一起参加每星期天开讲的学习班。讲课的老师对巴甫洛夫的条件反射理论讲得很通俗，也有巴甫洛夫与唯心论者谢灵顿的斗争史料，因此讲课中无疑贯穿了唯物主义与唯心主义认识论。后来我认识到，这些学习在我的思想中种下了辩证唯物与历史唯物史观的种子。回忆之，我非常感谢那个时代的朝气，蒸蒸日上、宣传普及真理的火红年代。火红的年代培养了我在以后的学习中注意到"分析"并养成了习惯。尤其在大学的学习中，在大学毕业以后的学习中，我都要考虑该学习内容的诸多具体问题。1982 年自学《灵枢》，后来学《素问》，认识到《灵枢》中潜藏着许多先秦医史。为追踪中国医学起源，我逐步追至考古学、古人类学、古文字学及先秦子书群中，希望从中探求医学起源的根由。现在想来，上述"追踪"，应该是在"历史唯物主义"思想指引下"追踪"的。在中国医学史的研究中，1997 年我提出："追中医理论产生之根由，查秦汉医理之真谛，方可明中医药发展之方向。"（北京·小营·中医药发展战略研讨会）后来在习撰中完成"医学知识起源新论、中医理论框架形成新论、经脉

11

学说起源及当代'经络'新论"，收载于《中国医学起源新论》之中（1999 出版）。在撰《经脉学说起源·演绎三千五百年探讨》时，表白了"穿云破雾释经络"的勇气。我在历史唯物论指引下研究远古中国医学史，认识到应以今本《内经》为界，将今本《内经》成书之前的医学史料命之曰"原始中医学"，"原始中医学"建立在丰富的原始基础医学与临床医学基础之上。将今本《内经》成书以后的中医学，称作传统中医学。不论是"原始中医学理论体系"还是"传统中医学理论体系"，都是中国先民在不同的历史条件下的原创理论。因此我们有必要进一步进行历史性分析。我个人认为，原始中医学理论体系，是一块未受社会学中君臣思想、魏晋时期玄学干扰的净土。在"原始中医学理论体系"中经脉学说是核心，是灵魂。当代误将"经络"从经脉医学中分离出来，从不同层面研究"经络"六十年，至今众说不一，其实以失败而告终，但仍有"虚体"论者及"经络是水通道"的论述，这一结果必然使中医理论失去灵魂，必然导致许多尴尬局面的出现。这便是"告别中医中药"谬说出笼的重要原因。当今有许多学者为寻找中医理论的"突破口"操劳。我希望学者们能走进原始中医学，深入探讨原始中医学理论体系，从中寻找到中医理论的灵魂并在此基础之上重新审议近几十年来许多学者在"经络研究"中留下了许多与既定之"经络客观存在"不符的，但属唯物论认识的真实史料。由此我们应该在重新审议之后认识"经络概念"的负面影响。薛崇成教授早已指出"研究经络，必须解决经络内属脏腑，外络肢节"问题。其实两汉医家在创十二经脉理论中，将足太阳膀胱经脉循行安排脊柱两侧，与脊神经关系十分密切。由脊神经分出的交感神经在胸腹腔内组成交感干，在生理学上，交感干支配着、调节着胸腹腔内所有脏器的生理机能，是我们不可忽视的。是足太阳膀胱经脉的循行特征完成了针刺疗法中远位调节功能。因此，放弃"经络概念"及其内涵，重新探讨"经脉学说"的方方面面，在原始中医学理论体系框架内构建未来中医学理论体系，是一条可通的道路，愿有关权威机构有计划地组织此项科研；愿学术界共同努力，促进中医事业光明正大地走向世界。感谢毛主席等雄才家们对辩证唯物、历史唯物史观的宣传、普及。

参考文献

1. 殷墟文字乙编，906.

2. 殷墟文字缀合，380.

3. 严健民．中国医学起源新论［M］．北京：北京科技出版社，1999：63－70.

4. 严健民．经脉学说起源·演绎三千五百年探讨［M］．北京：中医古籍出版社，2010：18－30.

5. 严健民．中华远古中医学思想萌芽史上的轨迹——目主思维史话［J］．中国中医基础医学杂志，2011（3）．

6. 冯学敏．人体密码［M］．北京：大众文艺出版社，1999：205.

7. 巩献田．浅淡钱学森的中医观［C］．载首都师范大学学报·社会科学版，2008（增刊）：61.

8. 钱学森．论人体科学与现代科技［M］．上海：上海交通大学出版社，1998：99，154，214.

9. 廖育群．从逻辑推理谈医学起源的研究［J］．医学与哲学，1986（7）：38.

10. 苏礼．扁鹊名实考略［J］．中华医史杂志，1987（1）：50.

11. 付延龄．论脏腑的实质［C］．中国中医学会博士学术研究会筹委会编．中医药博士论坛［C］．北京：北京科学技术出版社，1997：26－28.

12. 马献军．感悟李时珍的经络观［C］．钱超尘，温长路．

李时珍研究大成. 北京：中医古籍出版社，2003：1200.

13. 严健民. 论李时珍返观内视与内审思维的同一性〔J〕. 中华医史杂志，2011（1）.

14. 北京世界华人文化院通讯，世界华人，2009.12.36－39 重刊《人体科学的幽灵在徘徊》

15. 北京世界华人文化院通讯，世界华人 2009.4.36－38 页

16. 文中"象思维与藏象理论的构建""象思维是中医理论的思维方式". 中国中医药报，2010－11－1.

17. 容镕. 中国上古时期科学技术史话〔M〕. 北京：中国环境科学出版社，1990.

18. 一丁. 从我国一些旧石器文化资料看早期原始社会的发展〔J〕. 文物，1975（12）.

19. 吴汝康. 人类发展史〔M〕. 北京：北京科学出版社，1978：98－113.

20. 湖南中医学院主编. 中国医学发展简史〔M〕. 长沙：湖南科技出版社，1984：8.

21. 薛愚. 中国药学史料〔M〕. 北京：人民卫生出版社，1984：1－4.

22. 何爱华. 中国医学史分期之我见〔J〕. 中华医史杂志，1988（3）.

23. 甄志亚. 中国医学史〔M〕. 北京：人民卫生出版社，1991：16.

24. 廖育群. 试论医学起源〔J〕. 大自然探索，1986（4）：156.

25. 张恩慈. 人类认识运动〔M〕. 上海：上海人民出版社，1984：100.

26. 〔法〕孔狄亚克，著，洪洁求，译. 人类知识起源论〔M〕. 北京：商务印书馆，1989：37.

第一篇 萌芽篇 原始中医学思想萌芽史话

——中医药知识、中医理论起源概述

开篇词

人类学家将进化中获得了远事记忆能力的人类叫作"新人"，即晚期智人。此一时期大约距今5万~4万年，在中国新人的代表有许家窑人，随后还有柳江人、资阳人、峙峪人，以及距今1.8万的山顶洞人和后世的仙人洞人、吊桶环人、玉蟾岩人等。他们都在各自的时代首创了一番事业。早在1.2万年前的吊桶环人、玉蟾岩人已进入种植农业、家庭驯养、红陶烧制时期，为人类的进化（进步）做出了贡献。距今8000年前的贾湖先民们已过着定居生活，7000年前河姆渡人、半坡人首创出不同形态的房屋居住群落；以颛顼部族为首的濮阳先民们遗存"蚌塑二分日道图"，证明他们早在6500年前不仅改善了居住环境，而且已在观"日东升西沉、南往北来"位移规律中首创了"蚌塑观日法"，初步制订了分至、四维历法；春秋古六历之一的颛顼历，即源于此。按地质史料分析，近8000~3000年前地球北半球属气候温和的"温湿期"（中全新世）。此时正是世界各文明古国的发展时期，我国贾湖人、跨湖桥人、河姆渡人、濮阳人……能够在继承先祖们遗留下来的各类口头文化遗产的基础之上，继续改进造房、发明编织、印染、制井、造舟、发明尖端科学青铜冶炼、铸造……促进原始综合科学知识的发展。与此同时，必然促进了原始医治行为即原始医学事业的发展。此乃撰著《萌芽篇》的宗旨。

第一讲

原始中医药知识的萌芽、
起源及其理论的起源·演绎

本讲包含了原始中医学知识的萌芽、起源、积累及原始中医学理论的起源与演绎，已涉足于考古学、古人类学、古文字学、原始思维的相关认识。

一、原始中医学知识的萌芽、起源与大脑进化的关系

在探讨原始中医学知识萌芽、起源的过程中，我们体悟到原始中医学知识的萌芽、起源与人类进化史是不可分割的，原始中医学知识与远古中华原始综合科学知识的起源同步发展。

人类社会的发展，一般认为已有数百万年的历史。在人类社会进化史上，我们应该怎样断代原始综合科学知识起步的时限呢？学界认识存在一定分歧。前苏联生理学家巴甫洛夫关于医学起源的概念，在排除"医学神授"说后，将医学起源推到猿人早期。在当时讲，这种观念具有权威性，影响到中国医史界。有学者写道："原始人最初在采集植物充饥的过程中也就开始发现了植物药。"[1] 在此，"最初"二字是值得商榷的。因为这等于重复了巴甫洛夫的"有了人类的出现，就有了医生的活动"。难道180万年前的元谋猿人时期就有了医生的活动吗？人类学家将人类进化史分作猿人、古人、新人三个历史阶段，指出，早期猿人脑量平均为 600~700ml，有学者对 50 万年前的北京猿人头骨进行分析，结论："北京猿人平均脑量为 1059ml"。强调："人脑容量的大小，与人类智力强弱存在一定关系。"[2] 当人类进化至近 5 万年以来的新人阶段，不仅大脑容量与现代人完全一致，而且大脑新皮层迅速发展，皮层各脑区神经元内核根据生理功能不同而迅速进化，各脑区神经元网络联系迅速进化。此时的人类已具备了长期记忆（远事记忆）能力[3,4]。我国新人的代表是 5 万~4 万年前的许家窑人[2]（P：113），他们遗存了打制规范的小石球 2000 余枚，最小者约 50 克，发明了由小石球制成的可以飞打猎物的飞石索，第一次提高了狩猎能力。从人类社会学分析，由于

18

新人们有了远事记忆能力，人类社会已向较高层次发展，又因那时人类多因血缘群居，尚无家庭概念，孩子出生以后全由母亲抚养，因而"从母不知父"，所以新人早期的人类社会，如许家窑人已属母系氏族社会的早期阶段，氏族中的领头人物已初步学会了一些管理社会的某些能力。随后的峙峪人、山顶洞人在原始文化上发明了弓箭，学会了钻孔、雕刻以及绘画技术，出现了饰品，反映了1.8万年前我国先民们的原始综合科学知识水平。人们能将从直观中认识到的知识与记忆的相关知识进行比较，抽象思维能力无疑比以往任何时期都大有进步。许家窑人晚期的人们对于外伤、伤后流血、疼痛有了更多的认识，成为人类医学知识起源最早的源头，他们不仅能用手语指着流出的红色物质表示"血"，而且还能用眉头、眼神配合表示"痛"。在他们自觉与不自觉地目睹了无数次受伤、流血的情境后，有些人将伤口中流出的红色液体用"血"这一单词表示。时间长了，当多数人都能用"血"这一单词与伤口中流出的红色物联系起来发音的时候，"血"这一特定的单词就被口头文化固定下来了。同时许家窑人以来的人们还可能创造了"痛"的单词。上述医学知识大约萌发于近4万～2万年以来，逐步形成口头文化被传承下来。

从语言发展史分析：峙峪人、山顶洞人的生活都是"从母不知父"，母系氏族社会的习俗更浓。由于大脑的解剖、脑神经元生理机能的不断进化，他们继承了许家窑人口头文化中传承下来的"血""痛"等单词，还可能用"流"这个词来说明伤口中处于流动状态的血叫"流血"。原始医学知识的萌芽、起源随着人类大脑的进化、经验的积累而逐步丰富。考古工作者在峙峪遗址发现造箭的重要部件，石镞的存在，证明峙峪人发明了弓箭。"由于有了弓箭……打猎也就成了普通的劳动部门之一"[5]。原始的狩猎生产发展了，人们的活动范围扩大了，在社会交往中必然促进了口头文化的交流、发展，提高了人类的生成能力。人类捕杀各类动物，对动物体内的脏器功能已有一些直观认识。如捕杀兔时，在胃内可见到草；捕杀狼时，在胃内可见到某些动物的肉。这些现象为以后认识人类相关器官的生理机能提供了借鉴。

地质学家考古证明："大约距今一万年，地球地质历史进入全新世……全新世期间的气候变化，可以划分为三个阶段。即距今1万至8000年前的早全新世，此期属气温偏冷期；距今8000年至3000年的中全新世，此期气温属温湿期；近3000年来的晚全新世，气温属偏凉期。"值得注意的是，中全新世期间，正是世界各文明古国如古埃及、古巴比伦等地原始文化的大发展时期，也是我国贾湖文化、濮阳文化、河姆渡文化、裴李岗文化、仰韶文化、龙山文化、洪山文化……的大发展时期。此期我国原始综合科学技术迅猛发展，如种植农业、家庭驯养业、制陶业、青铜冶炼铸造业、编织业、印染业以及造房、制井、造舟等广泛兴起；尤其是河南濮阳颛顼部族、甘肃永靖伏羲部族、云梦泽西南的女娲部族，他们几乎在同一时代（6500年前）分别从事观"日东升西沉、南往北来"位移规律，分别制订八月历、十月历、十二月历法制度，特别是伏羲氏族的"天地定位"观，成为"天阳地阴、暑阳寒阴"的理论根据，成为中医阴阳理论的源头；许多远古口头文化传承的天文、历法史料被两周学者追记收载于《尚书》《山海经》以及《管子》《道德经》《晏子春秋》《淮南子》子书群中，成为两汉创建中医理论的沃土。

二、原始中医学思想萌芽与原始中医学理论的起源·演绎

关于人类思维的起源，必然与人类脑神经系统的进化联系起来思考。原始中医学知识的萌芽、起源及中医理论的起源·演绎，两者是两个层次不同的概念。医学知识的萌芽、起源，医学思想（医学理论）的萌芽起源具有同步性，它们是一对难以分

20

解的孪生兄弟。试想，假如没有"求治愈"医学思想的支配，又怎能主动关注相关医学知识（受伤过程、医事行为等）呢？现在，当我们较为深入地探讨原始中医学知识的萌芽、起源，原始中医学思想的萌芽、起源时，才知原始中医学思想萌芽、起源是原始中医学知识产生的基础；原始医学知识的逐步产生、积累，丰富了原始医学思想的内涵；原始医学思想伴随着原始医学知识的产生而产生。

原始医学知识的萌芽、起源，与人类谋生行为密不可分。当早期人类为谋生在荆棘丛中穿行的时候，当在追逐动物的迅跑中，或者在与较大猎物的搏斗中难免经受各种伤害。早期人类在受伤后，是不能理解自己受伤过程的，因而也不可能有主动医治行为。即使存在用手抚摩伤口等行为，也是一种自救本能，这一行为没有口头传承的可能。到新人时期，新人们能理解受伤。在受伤的人群中，又有比较关注者，那些比较关注自己和他人受伤的人们，才能主动从自己受伤或他人受伤的经验中寻找治疗方法。如当受伤后，采来某一嫩绿的植物叶揉一揉，贴敷在伤口上。只有这种主动行为才具有早期医事活动的意义，它所反映的知识，才具有医学知识的性质，并可经口头文化传承下来。当我们追议他们为什么在受伤之后主动采集某一植物叶揉一揉，贴敷在伤口上的时候，我们不能不感悟到那时的人们已经从过去的经验中总结出某一被揉软了的植物叶贴敷在伤口上可以止血，或者可以减轻疼痛，促进伤口早日愈合。这就是新人们的"求治愈欲"，就是早期医学思想的萌芽、起源过程。

1. 直观思维是原始中医学思想萌芽的重要途径

所谓直观，是指一种感性认识，是指人们在谋生的生活实践中通过自己的耳、目、口（舌）、鼻以及全身各皮表部位直接感觉到外界事物冷、热、尖、钝的存在，俗称感性认识。人们在各类生活环境中所感受到的直观思维是新人以来人们认识事物的总体特征之一，新人们离开了他们亲身经历的事物，就无法借用推理判断方法认识事物。直观思维的另一特征是：在直观下人们只能感知个别的表面现象。感性认识的内容建立在生活经验的积累之上，这些知识是直观的、具体的；当从多方位感知同一事物时，所获取的知识可以是多方位的、十分丰富的，是反映某一事物本质特征的基础，同时也是促进对本事物理性化认识的基础。如许家窑人以来的柳江人等，到了热天，身上长了多个疖、痈，由于谋生，仍需出去采集、狩猎，常到荆棘丛中穿行，易被荆棘或尖石刺伤。也许有一次，正好刺破了一个成熟的痈，起到了排脓的作用，不久这个痈痊愈了；而另一些痈，久久不能排脓，不能向好的方向转化。四万年以来的新人们特别是柳江人以来的新人们对这一直观认识是可以记忆的。当积累的相关经验多了，在比较认识之后产生了"求治愈欲"，产生了主动取一枚刺刺破已经成熟的痈，使之排脓，达到了治痈的目的。用植物刺挑破痈头排脓治痈的方法经口头文化传承下来是我们可以理解的。我国抗日战争时江汉平原的民众们仍用皂角树刺刺破痈头排脓。我小时候就在父辈的帮助下用皂角刺挑破痈头排脓，起到了治痈的作用。

水是人类生活必不可少的，远古人类多择居于伴水向阳的山洞，这是渴了要喝的需要，是一种本能行为。进入新人以来的新人们，在谋生的各类活动中逐步认识了水的相关性质[3]（P：21，22）。当伤口感染，经久不愈时，便可主动寻找溪流、河水，蹲在水旁洗涤伤口，其目的在于促进伤口早日愈合，丰富了原始治疗医学知识的内容。

2. 推理判断是原始综合科学知识，如制陶、冶金及原始中医学理论起步的基础

人类认识论的起源，是人类有了远事记忆能力以后在谋生的实践中经直观思维积累知识、丰富经验后的产物。这一认识的进

化过程大约经历了两万年。这是山顶洞人能够制造骨针，缝制兽皮衣服，将赤铁矿粉末撒在成年女性死者周围的根本原因。也就是说，近两万年以来的新人们当能将积累的多种知识进行比较，在比较中感悟新知的时候，人类的推理判断能力便诞生了，人类认识的事物更加丰富了。近几年又有学者在怀念钱学森院士时再次提出："经络的发现及其保健功能，涉及到中医、气功和特异功能。"要求"人体科学工体者与功能人（特异功能人的简称）合作"[6]。本来钱学森院士于 20 世纪 80 年代介入气功研究热后，曾多次表态说："我认为，中医、气功和特异功能是三个东西，而本质又是一个东西……气功的研究，会使我们找到一把打开人体科学大门的钥匙。"钱院士将气功、中医理论、特异功能三者捆一起，希望用"特异功能人"的本领如"返观内视"能力探讨"经络实体"，已给中医理论的创建产生了许多负面效应。但是钱院士后来多次强调"人体是一个开放性复杂巨系统"，多次讲"人脑是人类意识的物质基础"，要求学者们在研究工作中学好辩证法，又忠告学者们在研究工作中"不要用一个说不清楚的龙子、气场替代另一个说不清"，指出："这个不能叫作科学。"[7]钱院士的上述认识才是钱院士为我们留下的一笔精神财富，为我们研究人体科学提供了新的、与人体整体机能，特别是大脑机能相一致的科学认识与研究方向，我们应该与钱院士同步修正自己的认识。

人类的认识是向前发展的，假如新人时期的人们原始思维仅停留于直观思维下的简单感悟，不在感悟的基础之上做推理判断工作，那么，人类的思维就会停顿下来，世界上的事物就不可能向前发展。我国考古工作者于 20 世纪在江西万年仙人洞遗址及附近 800 米处同时代的吊桶环遗址均发现了红陶片。从陶片中可以看出：那时的陶器制坯法，有泥片贴塑法和泥条叠筑法，证明这些陶器制作是有规范工艺要求的。仙人洞 3B1 层遗址经 ^{14}C 测定，断代为距今 12500 年左右的遗存。也就是说距今 12500 年前的仙人洞人已经步入规范制陶多年了。我们分析，发明陶器有一历史过程。我们追议：居住在南方古百越（江浙等地）沼泽的居民，见到过茂密的森林，古树众多。见到过古树在风灾中倒下死后，有些突起的树疙瘩，成为各类动物擦痒的好地方。如野水牛、野象，在泥塘卧后，又到树疙瘩处擦痒，将泥擦于树疙瘩上，干后又擦，擦后又干，使树疙瘩上的泥越积越厚。有一天雷火引起燃烧，大火之后，先民们再到枯树处，见枯树已烧为灰烬，但在地上见到一个烧成红色的凹型物，捡起来用手指敲一敲，还能发出声音，拿在手上可在水塘取水，为喝水带来方便。先民们在这一直观过程中，不是一时一地的人们经一次二次就可理解、加深认识的，肯定经许多人无数次的反复认识过程，特别是有些先民反复留心于这一事物的观察，便于雷火之后主动寻找烧成的凹型物为自己使用。随后又在上述直观中产生"灵感"。产生"灵感"的先民们推导：树疙瘩上的泥是牛、象擦上去的，雷火烧后，枯树疙瘩烧成灰烬，而凹型泥烧作可以取水装物的东西。推导是否可以用泥做出一个凹型物，晒干后放于火上烧呢？这一"灵感"终于变成现实，第一件陶器在仙人洞、吊桶环先民的手中发明了。这一过程可看作是我国陶器的起源。

我国于 5000 年前的青铜铸造技术的发明过程具有类似的历史。尧舜时期，我国烧制陶器已有 7000 年以上的历史；先民们在制陶过程中逐步总结经验，改进陶器制作工艺，改善陶窑形态、火膛、烟道，逐步提高炉膛温度，发明彩陶，极大地丰富了人类的生活质量。在炉膛内摆放陶坯的过程中为了提高火膛利用率，将某些石块放于火膛，以利于陶坯的摆放。尧舜以来，聪慧的先祖们，在烧制陶器的实践中，在处理炉渣时，逐步发现了冷凝的金属物。这一发现，促使先祖们展开综合思考，分析窑膛内某一石块的变化与冷凝金属物的关系，在下次的装窑时，有意先

24

取某石置于窑腔内，结果证明冷凝金属物增多。在反复的实践中认识冷凝金属物与某石的关系，从而探讨冶炼、收集金属物的方法，经数代人的努力，终于导致了尖端科学——青铜冶炼铸造技术的发明，成为《大学》"汤之盘铭，苟日新，日日新，又日新"问世的重要原因，证明先商以前的若干年前，发明了青铜铸造，发明了文字，并刻于盘范上铸造出盘铭，告诫汤王自己在执政中要接受夏桀的教训。

我们思考，近万余年以来，人们在原始科学技术如此贫乏的情况下与火，与高温打交道，不会发生烫伤、烧伤吗？他们不想到预防吗？当烫伤、烧伤发生后不进行最简单的治疗吗？最初的预防知识、治疗知识不经口头传承吗？但都因在文字未创作之前医学知识等无法用某种形式保存而失传。我们必须承认仙人洞人、吊桶环人、玉蟾岩人他们不仅发明了陶器制作，而且发明了水稻的人工种植，证明他们已有能力关心、记忆、思考自身的受伤状况及其相关的外治疗法中的经验了。7000年前的河姆渡人遗存人工采集樟科植物叶一堆，学者们断定，可能为防病之用。还有杭州肖山跨湖桥遗址出土7000年前的盛有植物茎枝的陶釜——中药罐，"将杭州文明史上溯两千年"（北京晚报，2002 - 2 - 7）自新人以来原始中医学知识在不断起源、积累，原始中医理论孕育其中。

3. 相对对立概念的建立，促进了中医理论的起步

我们讲，我国先民自新人以来，在他们的生活实践中注意到某些天然物的坚柔、锐钝、曲直等性质，成为峙峪人发明弓箭的基础。在峙峪人、山顶洞人的生活实践中，他们关注到太阳、月亮、早晚、明暗、黑白等现象，特别是6000年以来的先民们在陶器制作中留下了众多陶文，如 ⿰ ⿰ ⿻ ⿻ ⿻ ⿻ ……都表明一种相对、对立观念，成为人们进一步探讨新知识的动

力，成为后世演绎作相对对立概念、进一步演绎作阴阳观念的基础。原始中医学理论中的阴阳观念，我们可在考古史料中得到佐证[3]（P：83–89）。阴阳观念更与伏羲氏族在观日视运动中创"天地定位观"，表明天阳地阴的阴阳观难分。

我国远古先民在口头文化传承中有"结绳记事"之说。结绳记事讲的是大事用大结，小事用小结。除此之外，不能表明事物的形态，不能用于观日出日落位移。濮阳出土6500年前的"蚌塑二分日道图"[8]，说明我国先民在"结绳记事"之前，还有失传了的采用某物摆出某一形象的"蚌塑记事""摆石记事"（用小石块根据某一事理摆出某一形状的记事）方法。我们将在《连山易》的揭示中阐释。濮阳"蚌塑二分日道图"中潜藏着天阳地阴暑阳寒阴观，从春秋战国子书群中分析，在原始中医学理论体系中引入了阴阳理论，广泛汲取了原始天文历法理论中的寒暑更替"冬至一阳初生，夏至一阴始发"的阴阳气息渐进性发展、周而复始观，在一个较高层次采用天人合一观组建中医理论。上述观念，当我们思考未来中医理论时仍然不可忽视。

三、殷商至两汉基础医学、临床医学理论的演绎

历史再向前行，到了殷商时期，依类象形的甲骨文字已经成功地创立，我国的基础医学知识、临床医学知识已可用文字记载，其内容已相当丰富了。殷商基础医学知识主要表现在某些生理、解剖知识。如甲骨文"目"字作 ![目], 由此产生了具有生理学意义的"见"（![见]从目从人）、"惊惧"（![惊惧]从双目，从人，描绘一人踮足，突出双目远望）[4]（P：72），"耳"字作 ![耳], 由此产生具有生理意义的"听"（![听]从耳从口）。还有"舌"字作

，"鼻"字作 𦣻 ，"骨"字作 𩨾 ……。在甲骨文中已有一个"肓"字作 𠃬 [9]，经考证这个肓（𠃬）字，是对腹腔内肝左下之网膜囊孔的描绘，网膜囊孔的上方（尸体取仰卧位）是俗称膏脂的大网膜。春秋时期疾病深浅说的"病入膏肓"就指这一解剖部位。甲骨文 𠃬 字证明。殷人对腹腔内的膏脂类网膜系统进行了解剖观察，为后世医学创消化生理之三焦理论提供了基础[10]。殷商时期甲骨文的造字者们本着依类象形原则造字，在心字（𢖻·𢖻·𢗜·𢗜·𢗄·𢗄）的创作过程中经历 200 余年，先后对心脏进行反复解剖观察，造成六个"心"字，最后一个"心"字在心脏底部描绘了几条大经脉代表了我国人体经脉调节理论经脉医学的诞生。殷商经脉医学起源后，经齐国的"人有四经"说，楚域的"十一经"说，至两汉时期在建立一系列规则后完善为十二经脉理论，达到"阴脉营其脏，阳脉营其府，如环无端"（《灵枢·脉度》）的天人合一整体观的目的。但上述规则，都属人为安排。所以在六十年前将"经络"从经脉医学中分离出来后，又视为"经络客观存在"，依此立论，经数十年的各类研究，均以失败而告终，是必然的结果。在经脉医学中，循行于脊柱两侧的足太阳膀胱经，由于脊神经的解剖学特征，保证了足太阳膀胱经"内属脏腑，外络肢节"的要求[11]。

殷商时期的临床医学有很大发展。据温少峰、袁廷栋《殷虚卜辞研究·科学技术篇》记载：现存殷虚卜辞中涉及病名者323 片、415 辞，疾病名称 34 种。其病名大部按人体解剖部位命名。分析商代临床，有一点值得注意，就是在卜辞中，很少见到治病的药物与治疗方法。如依卜辞，殷人用药物治病就成了空白。但《尚书·商书·说命上》分明讲："若药弗眩瞑，厥疾弗

27

瘳。"说明殷商是有用药治病习俗的。因此，从甲骨文分析，商时存在一部被扭曲了的临床药学史。造成商宫廷卜辞中不见药物治病的原因是复杂的，与商统治者们信奉先祖保佑，信奉鬼怪报复有关。从医学起源、发展内在规律分析，我们相信，商时的民间口头文化传承中，有关医学文化传承是十分丰富的。由于人们关心、记忆的内容受个人兴趣、观念和经验多少的影响，那些对于人们健康状况给予关注的人们一定留心于民众中某一疾病表现，治疗经验的积累，他们一定参与了民间疾病的防治，他们是殷商民间社会的天才医家。由此推之，在殷商的广大农村，必然有许多原始医学知识在传播，必然有许多留心于民众疾苦的人们自觉与不自觉地在为黎民百姓排除疾苦。但民间的医事活动是没有条件被龟卜刻制下来的。民间广大老百姓是没有条件将自己的疾苦及其治疗过程刻制于龟板之上的。我们注意到宫廷中有鱼、枣的记载，如同《五十二病方·蚖》第十治方"煮鹿肉，若野猪肉，食之饮汁"一样具有药物的意义。马堪温先生于1955年指出："尽管在医学发展中掺入了宗教巫术，也不能阻止人民在生活经验中积累起来的医药知识的进展。"1973年我国考古工作者在台西村商代遗址挖掘出土桃仁、杏仁、郁李仁及其他植物种子30余枚。有学者研究指出："不能排除台西村遗址出土郁李仁、桃仁药食同源论的可能。"因此，说商代没有用药物治病的认识是不可取的。从文化源流发展观讲：周由商发展而来，周之医药、医政制度都较完备，周如果不汲取继承商时的医药事业之长，能一下子发展完备吗？周之医药事业能凭空发展吗？周之医药文化的源头至少在夏商。

殷商依类象形的造字原则促进殷商基础医学与临床医学的发展；殷商基础医学与临床医学的发展反作用于造字，使造字者造出了如 🈁（思）字，描绘人们在思考问题时用手抓自己后脑壳

28

的行为表象，再如反映临产的字 （临产、顺产、头先露）、

（临产、难产、足先露），这些包含临床经验的象形会意文字的产生，深刻记载了殷商临产医学的进步。[12]

四、小结：中医理论起源的必备条件

1. 原始医学知识的积累是医学理论起源的必备条件之一。

2. 在中医理论起源中，原始天文、历法理论中的天地定位观，天阳地阴、暑阳寒阴、昼阳夜阴，对中医阴阳观的影响是不可忽视的，是新人以来原始综合科学知识在原始中医学理论体系中的反映；自然物候之春萌秋杀、寒则地冻水冰，一年之周而复始；阴阳合历之"损有余而补不足"，都是原始中医学理论体系中的基础医学理论。古代医家名之曰"天人合一观"。

3. 中医理论体系的起源与殷商以降基础医学中人们对"食入于胃"后对消化生理的感悟，力求了解"泌糟粕，蒸津液"的生理欲望——求知欲有关。

4. 中医理论的起源与殷商以降临床医学中的疾病命名、归类的发展演绎难分。

5. 人类原始思维方法中的依类象形、触物缘览、取象比类等象思维方法是创立原始中医学理论体系的神奇途径之一。

6. 两周先民在相关学科中创精、气、神理论，春秋战国时期医家们旁纳精、气、神理论解说中医理论，将中医理论与思（）、与"脑神"相联接，促进了中医理论的升华。

7. 汲取"圣人心有七窍（心主思维）"，结合心脏底部四条大经脉（血管），创四经调节论，演绎为每一经脉与某脏、某腑相联接的首尾相连的十二经脉调节论，反映了自然界及循环系统"周而复始，如环无端"观，指导中医临床2000余年。

参考文献

1. 湖南中医学院．中国医学发展简史［M］．长沙：湖南科技出版社，1984：8．

2. 吴汝康．人类发展史［M］．北京：北京科技出版社，1978：98，103．

3. 严健民．中国医学起源新论［M］．北京：北京科技出版社，1999：4－10．

4. 严健民．论原始中医学［M］．北京：北京科技出版社，2003：27－28．

5. 恩格斯．自然辩证法［M］．曹保华，译．北京：人民出版社，1956．

6. 华业．继承钱学森遗志努力开创生命科学新局面．北京世界华人文化院，世界华人通讯，2010：4－17．

7. 钱学森．人体科学的幽灵在徘徊．北京世界化人文化院，世界华人通讯，2009：12，86．

8. 探索、发现栏目组主编．《考古中国·贰》濮阳星图之谜［M］．北京：中国青年出版社，2007．

9. 徐中舒．甲骨文字典［M］．成都：四川辞书出版社，1989：1386．

10. 严健民．战国消化生理三焦配六脏新论［J］．中国中医基础医学杂志，2007（6）．

11. 严健民．论中医理论的魂［C］．全国第九届中医医史文献学术研讨会《论文集萃》2006：129．

12. 严健民．远古中国医学史［M］．北京：中医古籍出版社，2006：98，99．

第二讲

中医理论·天人合一
整体观之根·太极文化史话

——解《连山易》《归藏易》及在中医理论中的应用

在中国传统文化中，太极文化十分神秘，"天人合一又是一个含蕴极广的概念，就广义而言，'天'被用来指整个自然界……是一个有意志、有情感，无法彻底认识，只能顺应其'道'，与之和睦共处的庞然神秘活物。所有天人合一与天人感应的大道理可归结为一点，人如何与天共处。"[1]在此，江氏主要用先秦至两汉社会学观念理解天人合一观，在评说原始中医学理论体系的形成过程中，具有参考价值。但江氏认识，将天人合一与天人感应未加区别，是我们应该注意的。

人类认识天人关系，应该说是有条件的。首先，近万年来，我国原始综合科学知识在以往弓箭、钻孔、骨针、人工种植、红陶烧制的基础之上，又转入到彩陶制作、造房、造舟、造井及观"日东升西沉、南往北来"的规律之中，导致我国国学"太极文化"的起源，为华夏文明史刻下了重重的一笔。与此同时，人类社会学知识有了较大发展。如后世学者依远古口头文化传承追记的尧帝继承先祖"太极文化"命羲仲、羲叔、和仲、和叔创远古历法，依德治国；至大禹治国，又创建"六府三事"，厚生于民。社会学的进步，必然促进原始医学的发展。殷商时期，我国基础医学知识和临床医学知识有了较多的积累，人们已要求用医理解释临床所见。

一、天人合一观，人类必然在太阳系、地球环境条件下演进

在探讨天人合一观时，我们不能盲目地说："天有四时，地有五行，则人应有与天之四时相应的四气……人与天地相应存在着如天之无形的四时脏，地之有形的五行脏……"[2]我们不能曲解传统中医理论中的整体观。

探讨天人合一整体观，必须从生命的起源、人类进化史说起，必须将其放在大宇宙，并局限于银河系的太阳系，局限于按距太阳由近及远的次第为第三颗星（地球）上。由于这颗特殊

的星球表面存在 70.2% 的水面；由于地球与太阳的距离及地球在太阳系诸多行星共同作用的引力与排斥力的作用下绕太阳公转，又具备自转，组成椭圆形轨道等诸多特性，太阳在地球视运动中，好似太阳绕地球运行于赤道及南北回归线之间，恰好使太阳的辐射热能传至地球时，使地球表面不同区域的温度维持在 $-50℃ \sim 45℃$ 之间，使地表的不同区域、不同时间产生寒暑交替，于赤道南北广大区域有了春、夏、秋、冬四季之分，有了一定的大气压力，这就是"道之在天者，日也"（《管子·枢言》）的实质。自地球产生以来，追议最初由无机物演进为有机物，均依靠相关元素如 Na^+、K^+、Ca^{2+}、Mg^{2+}、H^+、O^{2-}……的外层电子层在有水、有相关温度、有大气压力的作用条件下，由相关元素外层电子能量经自组织原则相互结合，逐步产生了核酸类物质，为无机物演进为有机物，演进出单细胞生命体创造了最为基本的条件。其实单细胞演进为多细胞，演进为软体动物、脊椎动物、哺乳动物，都是在太阳系、地球、月球……以及地球大气环流这一特定的地表环境条件下逐步演进的。自有生命物产生以来，又经遗传与生存竞争，在适者生存的规则下不断演进，在生命的演进史上，随之出现了高等生命物——人类。有学者结合地质历史研究地表气象变化规律后得出结论说："人类是不幸的，大约在二三百万年前，当他们刚脱生于灵长类而成为智慧生物的时候，地质历史进入了寒冷的第四纪大冰期时代……"[3] "在整个第四纪二三百万年期间，至少发生了 $3 \sim 4$ 次以上的气候冷暖波动……"[4] 然而原始人类，就是在这样严酷的环境条件下接受了严峻的考验。人类在经受了一次冰期寒冷气候的严峻锻炼之后，接着便迎来了一次间冰期的温暖气候。此间植物繁茂，果实丰硕，给人类提供了相对丰厚的生活条件，促进了体质的发展[5]。人类早期的进化史，就建立在天人合一、适者生存基础之上。

关于人类皮肤器官的进化过程，我曾参照人类学家吴汝康先生的意见写下相关认识。"早期猿人皮肤角化层较厚，保暖的密毛遍布全身……冰期与间冰期冷暖波动，可能是人类皮肤结构进化的重要原因之一。从内因分析：猿人的直立行走，手的劳动，要求血液循环系统的功能相适应及其器官相应进化；在寒冷时，猿人们常常将树叶、树皮、兽皮披在身上，或捆绑在身上御寒等综合因素长期作用；尤其是间冰期气温偏高的条件下，猿人们在劳动时，常常需要剧烈地迅跑，追逐野兽，迅跑中要求机体及时产生大量的热能；有时又得静静地守候在密林丛中，等待猎物的到来。静止守候时，则要求机体产热过程减慢。人类在劳动过程中的这些生理要求长期作用于大脑，促进了大脑内部体温调节中枢的进化；与此同时，当机体内大量产热的时候，又要求与外界环境接触的皮肤加强散热过程。久而久之，人类皮肤的毛，如触毛和保暖密毛全部退化，皮肤角化层变薄，与调节体温有关的汗腺、皮脂腺逐步发达起来。这是人类由相对变温的古猿进化为相对恒温的新人的重要原因[6]。一个人（现代人）有两百至五百万条汗腺，这是任何猿猴所不及的。人在长期追捕猎物时，汗腺排出的汗水，使人体能够维持一定的温度，不致因温度过高而昏倒。"[5]

从上述人类进化史的基本条件分析，太阳系、地球……构建的环境条件对于人类的进化是最为基本的条件，这些条件中包含了数百万年来地球冰期、间冰期以及四季寒暑交替，深刻反映了人类在进化过程中必须适应地球环境，即天人合一整体观。天人合一观之根蕴藏于人类与太阳系、地球、月球、地球大气环流等这一特定的自然环境之中。今本《内经》中的所有天人合一观都与上述史料密不可分。

二、中华远古日月为易探讨天人合一及太极文化在中医理论中的应用

当人类进入晚期智人（近5万~4万年）以来，人类的思维十分活跃，特别是近万年以来，在原始综合科学知识的促进下，逐步认识到天空中那个火球与人类生存的关系，这一认识进入到一个较高层次，导致日月为易，太极文化的诞生。大约于七千年前，我国先民已利用远山景作参照观日东升西沉位移变化为出发点，引出了早期日月为易历法理论的易学起源史。《尚书》追记尧帝"分命羲叔宅嵎夷……"。《淮南子·天文训》："天圆地方，道在中央……日，五日不见，失其位也。"《山海经》："日出·入六山……"等史料都是远古先民们分别在他们的居住地选一固定观日点后利用远山景观日东升西沉位移变化首创历法理论的证据。近几十年来相关考古史料如山东莒县、诸城、安徽蒙城等地出土相同陶文 ，、 ；河南濮阳出土 M45 号墓蚌塑龙虎二分日道图；甘肃永靖出土"双龙古太极图陶钵"等，证明早在6500 年前的若干年，我国广袤地区的先民们都各自所在自己的故土选一固定观日点，每日朝（zhāo）朝东依远山景作参照观日出点，并在固定观日点东方地面与日出点的联线上摆上一石，记下当日日出点……。创摆石观日法。经若干年的观察、总结，提出周而复始的"岁"概念；明确二分二至，乃至在二分二至之间设四维（四立），分别制订出八月历法、十月历法、十二月历法，促进了农事与社会的发展。在今本《内经》中分别散载了不少相关内容。如《素问·生气通天论》"其生五，其气三"讲的是"皆通乎天气"的道理。强调："天运当以日光明。"这里的"五"，依"日，五日不见，失其位也"为据，"五"的七十二倍，即三百六十（一年）。《素问·六节藏象论》：在"通乎天

气"的"其生五，其气三"后补充说："五日谓之候，三候谓之气，六气谓之时，四时谓之岁。"就指一年有七十二个"五日"之变，与《礼记·礼运》中"三五而盈，三五而阙"的月象（太阴）理论相类。两周至两汉阴阳合历十九年七闰制历法理论中将"五日"订作一个"候"，三候（三个五日）叫作一个"气"；"其气三"（指四十五日）是八月历法的理论。"气"又分作"中气"和"节气"。春秋时期，我国历书上规定将二十四节气中的小寒，定为"节气"的起点。从小寒起，日行三十度，即三十日后为立春节。从立春起，日行三十度，即三十日后为惊蛰节……。与"节气"相对应者名曰"中气"，"中气"依冬至（小寒前十五天）为起点，冬至日行三十度即三十日后为大寒，大寒三十日后为雨水……即冬至、大寒、雨水……叫"中气"。上述历法理论均潜藏于远古蚌塑二分日道图、双龙古太极图陶钵中，潜藏于《连山易》《归藏易》易理之中。

关于阴阳合历置闰理论的产生，即依中国远古先民们观日（太阳）视运动中一年 360 日（实为 $365\frac{1}{4}$ 日）、观月（太阴）视运动，按朔望月计算，平均为 29.5 天，一年为 354～355 天。我国先民在地球绕太阳运行一周，实际依在地球观日视运动于赤道与南北回归线位移所在点参照地表物候拟定出固定的二十四节气，即立春、雨水、惊蛰、春分……计之。用太阳历计，一年二十四节气是比较固定的，如立春在每年 2 月 4 日左右……。二十四节气对太阴历讲波动较大，采取置闰月方式加以调整。方法是：将无"中气"之月定作闰月。依太阳历每年 12 个中气，19 年只有 228 个中气。但太阳历 19 个回归年有 235 个朔望月，即 19 年中有 7 个朔望月中没有中气。所以阴阳合历十九年七闰制规定：没有中气的月分是上一个月的闰月。如 2012 年，阴阳合历（农历）四月后的一个月有芒种（节气），无夏至（中气），

36

历书上将这一月定作上一月的闰月，中气（夏至）在农历五月初三。故2012年四月的后一个月置闰，叫作闰四月。《内经》中要求人们在生活中主动适应这些规律。如《灵枢·本藏》："五藏者，所以参天地，副阴阳，而连四时。"《灵枢·四时气》告诫人们："夫四时之气，各不同形，百病之起，各有所生。"《素问·六节藏象论》讲："终期之日，周而复始，时立气布，如环无端。"强调了自然之象的周而复始观，要求人们在生活中关注"自古通天者，生之本，本于阴阳"。强调医家："不知年之所加，气之盛衰，虚实之所起，不可以为工（医生）。"《素问·阴阳应象大论》开卷就讲："阴阳者，天地之道也，万物之纲纪，变化之父母，生杀之本始，神明之府。"强调"治病必求于本"。上述医理都将人们的生存置于天地运行、四时物候的大环境之中，都强调了人在生活环境中必须适应于寒暑变化即天人合一整体观。有关人体"阴阳调节论"，是天人合一观的重要组成部分，已在相关论著中探讨，不拟赘言。中医天人合一观，深深扎根于中华远古天文、历法理论之中；中华远古先祖们在长期观日视运动中创建的历法，日月为易易学理论潜藏于《连山易》《归藏易》之中，以下展开专题探讨。

三、解《连山易》《归藏易》奥秘

1.《连山易》诞生史话及其奥秘

关于《连山易》的创作年代、内容、作者，在远古民间口头文化传承中诸说难于统一，反映了《连山易》的悠久史。在《周礼》中有两文讲三易之说，"一曰连山，二曰归藏，三曰周易"。三易都指卦卜之术，没有反映远古历法理论。亦有"夏曰《连山》，殷曰《归藏》，周曰《周易》"；"《连山》为神农所作，《周易》为伏羲所作"。《连山易》的作者最常见曰"宓羲之易"。此说多用《系辞》"古者包羲氏之王天下也，仰则观象于天……"作证，乃两周之追记。在传统文化中还有"《连山易》以艮（䷳ ᵃ ᵃ ᵃ）卦为首，艮即山，两山相重，山山相连，故曰连山"。此解似有一些道理。但仍出于先周以后有了卦爻之说的追议，很难反映远古《连山易》的尊容。所以历史上《连山易》《归藏易》有书名而无文本，失传数千年，当今我们有条件整理成册。《淮南子·天文训》载："天圆地方，道在中央……日，五日不见，失其位也。"此语值得深思。1985 年春，我曾在我的住家西凉台观日西沉位移，出于好奇在西凉台取一固定点测出正南北方位，参照西远山景观日落位移，并记于专用纸上。从1985 年春至 1986 年夏坚持一年有余。1985 年 5 月底，发现五天前日落于某山南坡下，五日后，日落已向北移至该山腰了。我理解：原来"日，五日不见，失其位也"是先民们利用远山景观日东升西沉位移得出的结论。现在想来，正可用这一结论思考《山海经》《大荒东经》"日出六山"，《大荒西经》"日入六山"在《连山易》中的史学意义。结合濮阳"蚌塑分至图"，该墓在墓主人东侧用蚌壳塑龙，西侧摆塑虎，在龙虎的外侧面分别随葬一殉人；在墓主人的北方（脚下方）随葬一殉人。中国社会科学院考古研究所研究员冯时先生研究后说："墓主人正东正西随葬两个殉人，代表司掌春分和秋分的神，南边的半圆形轨道，就是春分和秋分的日道……北方的那个殉人不是正东正西方位，他的头指向了冬至这天太阳初升的方位。"[7]（图一）濮阳先民于6500 年前摆塑的"分至图"，反映了那时的天文星象理论已较成熟了，它启迪我们思考处同一时代的颛顼部族、伏羲部族、女娲部族的先民们都已在观日视运动规律方面做了许多工作。《山海经》中的"日出·入六山"恰好印证了上述史实。陈久金先生撰《天干十日考》[8]，列出"《山海经》日出，日入之六山图"具有参考价值，我们参照陈先生用圆图重组之（图二）。但陈氏

38

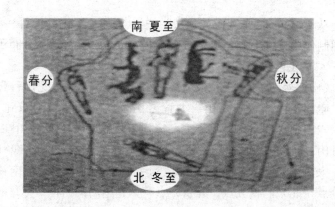

图一　濮阳 M45 号基蚌塑龙虎分至图

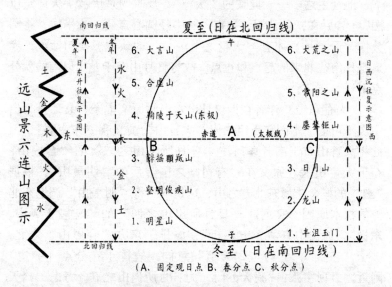

（A、固定观日点 B、春分点 C、秋分点）

图二　《山海经》"日出六山，日入六山"重组图

在日出·入六山方位上，采用右东左西，上北下南，与秦汉规则不符，我们不取。两周到两汉我国相关古文献在地理方位制图认识上从"左东右西，上南下北"说，与太极文化的演绎一致。本图制作中依此原则，冬至节布于北方子位，春分、秋分布于正东（左）正西（右）……

《山海经·大荒西经》日入六山是丰沮玉门，龙山，日月山，鏖鏊钜山、常阳之山、大荒之山，袁珂先生早有议论[9]，日入六山山次依袁珂意见不变。丰沮玉门在北，大荒之山在南，日月山在原文中强调"天枢"，我们理解此山与二分联线（赤道、太极线）有关，太阳在视运动中经日月山时，时值南往的春分点，北来的秋分点，春秋分点有如一扇门的门枢一样，故曰"天枢"。《素问·六微旨大论》："天枢之上，天气主之；天枢之下，地气主之……"此文的"天枢"，反映的是伏羲"天地定位图"（参后文）的认识，是在一圆中经圆心点画一水平线，将圆分作上天下地，才有"天枢之上……"的认识。换句话说，赤道是日南往北来的起点和止点，故将日月山布于龙山以南的秋分点附近。

《大荒东经》作者在追议日出六山时原文混杂，袁珂排日出山次不可取。本图在重组中依"大言山"前文有"东南隅"，因此将大言山布于南。袁珂注"日月所出山之二"的"合虚山"布于大言山北。原文在"有司幽之国"后的"明星山"，根据"幽"的概念应属东北方之山，这是本图将"明星山"调至东北方的根本原因。袁珂注"日月所出山之四"的"鞠陵于天山，东极"，原文中有"东方曰析"，应排于东方"合虚山"之北，关于"东极"，大约与"天枢"意同，故排于春分点（赤道）附近。袁珂主张："猗天苏门"为日月所出山之五。考虑"猗天苏门"乃"日月所生"。因此我们同意陈久金先生用"蘖摇頵羝山"代之，此山"一日方出"强调"日出"，反映了《连山易》中"日出六山"的实际。

前文我们介绍了濮阳先祖留下的M45号墓的蚌塑图中（图

一），春分点和秋分点正好与《山海经》"日出，入六山重组图"方位一致，深刻反映了"分至图"与"日出，入六山图"中蕴含我国远古历法初创时期的基本情况。只是濮阳"分至图"属我国东方之域先民首创，而"日出，入六山"之山名，据初步考证，丰沮玉门、龙山、日月山、天山等均属西北山名，很可能是居住在甘肃永靖范围的伏羲氏族先民观日视运动的遗存。

　　远古先民是怎样利用远山景观日东升西沉的？《淮南子·天文训》曰："天圆地方，道在中央……"这一远古口头文化传承中的追记，反映的是宇宙观天圆地方说，"道在中央"，这"中央"即指早期先民们在他们居住的地方选好某一固定观日点（图二 A 点），因为这一"固定点"就处于观日东升西沉，南往北来的"中央"。远古先民就站在"固定观日点"（中央）利用东西方远山景作参照，朝（zhāo）朝东观日东升位移，夕向西观日西沉点位移过程中，并可能用顺手捡起的小石块在固定观日点的东西方与日升日落点连线的相应地面摆放一石记下当日日出、日落点的。参照"分至图""日出、入六山图"，我们设计了"逐日观日东升西沉分别摆石图"（图三），在此图中，春分秋分联线（赤道），一日日道线，日东升、西沉往复线均用小石块摆出，一目了然。由此，先民们必然发现：日在极南，我国中原十分寒冷，草木凋谢；日在极北，中原地区进入暑热，草木繁茂；当日出入于正东、正西，天气平和。先民们在"周而复始"的思考中，首先得出"岁"的概念，又逐步将一岁分作春夏秋冬。与此同时，经多年总结积累，得出日南往北来一周，用石365、366 块，还因人类在生活实际中早有白天、黑夜、山泽、水火的认识，在牲畜驯养繁殖中早有公母概念。上述知识，可能都成为远古历法理论的部分内容。

　　陈久金先生在《阴阳·五行·八卦新说》中介绍我国"小凉山彝族十月历以夏至和冬至为夏冬两个新年，两个新年之间各

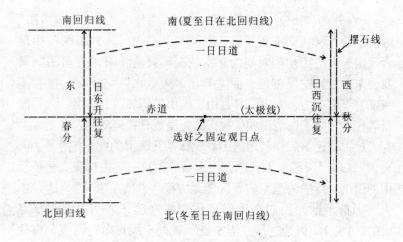

图三　逐日观日东升西沉分别摆石图

占五个太阳月，相邻两月又分别用公母称之，用来表示他们之间的变化关系"[10]。陈氏提出："在这里我们可以得到启发：中国上古最古老的十月历月名，是从《洪范》水火木金土学来的。从夏至新年开始，经水火木金土五个月，到冬至新年，再分别用水火木金土五个月，又回到夏至新年，一年十个月，分别配以公母，便成一水公，二火母，三木公，四金母，五土公，六水母，七火公，八木母，九金公，十土母。"在上文中，一二三四……属古人研究十位数的重要内容。《系辞》："天一，地二，天三，地四，天五，地六，天七，地八，天九，地十，天数五，地数五，五位相得而各有分……"（参彝族十月历月名表）被誉为《河图》。郑玄注曰："天一生水于北，地二生火于南，天三生木于东，地四生金于西，天五生土于中。"在传统文化中，又有"天一生水，地六成之；地二生火，天七成之；天三生木，地八成之；地四生金，天九成之，天五生土，地十成之"之说。在上文中一、三、五、七、九属天数，二、四、六、八、十属地

42

数；而《河图》的解释中，又说"一二三四五属生数，六七八九十属成数"。由此完成东南西北中五个方位，它们都与远古历法理论存在渊源关系。应该指出，陈氏关于"夏年（夏至、阳年）、冬年（冬至、阴年）中夏年水（一月）、火（二月）、木（三月）、金（四月）、土（五月）；冬年：水（六月）、火（七月）、木（八月）、金（九月）、土（十月）的往复排列过程，恰与《山海经》"日出，入六山"重组图示中太阳从明星山向大言山渐次移去至夏至，称夏年，太阳再从南方的大言山向明星山渐次移来至冬至，称冬年，往复一周反映一岁的全过程一致，即《连山易》创建时期的岁概念早已遵从夏年（阳年）、冬年（阴年）的认识了。（图二）

彝族五行、河图、十月历月名表

年		月名				
		水	火	木	金	土
生 数 （生年）	夏 年 （阳）	天 一（冬至）、公	地二、母	天三、公	地四、母	天 五、公
成 数 （成年）	冬 年 （阴）	地 六（夏至）、母	天七、公	地八、母	天九、公	地 十、母

以上探讨了远古先民在观日东升西沉中首创《连山易》的基本情况，我们该如何用《连山易》解十月历、十二月历呢？

（1）关于《连山易》与十月历法的关系

《山海经》日出，入六座山峰相对，日出六山，日入六山各有五个山谷，是我们用以解释十月历的根本点。如从夏年（由冬至一阳初生至夏至）解之，日出时从明星山山峰起，经36日行至整明俊疾山山峰，两山峰之间的山谷叫一月（水）（参图二）；太阳从螯明俊疾山山峰移行至辟摇頵羝山山峰，该两山之间的山谷称二月（火）；辟摇頵羝山与鞠陵于天山山谷称三月（木）；鞠陵于天山与合虚山山谷称四月（金）；合虚山与大言山山谷即五月（土）。依日入时计之：丰沮玉门与龙山山谷对应一月；龙山与日月山山谷对应二月；日月山与鏖鳌钜山山谷对应三月……；类推，每月36天。如从冬年（由夏至一阴始发至冬至）解之，太阳从大言山山峰移行至合虚山山峰，经36日，称六月（水）；从合虚山山峰经36日移行至鞠陵于天山山峰，即七月（火）；类推。依日入时计之，大荒之山与常阳之山山谷对应于六月；常阳之山与鏖鳌钜山山谷对应于七月；……日月山与龙山山谷对应于九月；龙山与丰沮玉门山谷对应于十月。所以易学早期的以研究太阳视运动规律为出发点的《连山易》，属于名副其实的"日月为易"，讲的是远古历法理论。

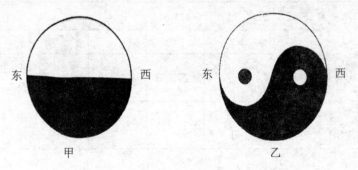

图四　江氏天地定位图（阳鱼头左旋式）

图四甲、乙，江氏天地定位图通过圆心点作水平直线将天地分开，此线恰为赤道，古人命之曰太极线，成为太极文化的源头。但图乙阳鱼头向左……（见后文解）。我们将江氏图乙修正作阳鱼头向右（图五甲），再左旋90°得图五乙，使太极曲线作

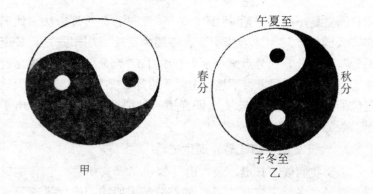

午夏至

春分

秋分

子冬至

甲 乙

图五　阳鱼头右旋式太极历法图

"ᘓ"，左下阳气渐进性增长，与"冬至一阳初生"完全一致。

（2）关于《连山易》与十二月历法的关系

用"日出，入六山"与十二月历法相配，取六座山峰作月的标志即可。依"冬至一阳初生"计之，太阳出山时，从明星山北坡下移行至明星山南坡下，经 30 日，即是一月（图二）；与之对应的丰沮玉门山也是一月；太阳出山时，再从鳌明俊疾山北坡下经 30 日行至该山南坡下，属二月；太阳从辥摇頵羝山北坡下经 30 日移行至该山南坡下，属三月……类推。依"夏至一阴始发"计之，太阳从大言山南坡下移行至该山北坡下，即七月；太阳从合虚山南坡下经 30 日移行至该山北坡下，即八月；……太阳从明星山南坡下经 30 日移行至该山北坡下，就是十二月，与之对应的日入六山均适应此理。余数 5~6 日作节日处理。

在早期以探讨太阳视运动规律为出发点的日月之学，导致了远古历法制度的诞生，史称"日月为易"，《连山易》为其代表。《连山易》可用于解释十月历、十二月历。《淮南子·天文训》"距日冬至，四十六日而立春，立春四十六日而春分，春分四十

45

六日而立夏……秋分后45日立冬"，反映的是八月历法，他们在"天圆地方"宇宙观指引下，将圆中反映"阴阳气均，日夜平分"的春分，秋分点画一水平直线时，"天地定位观"建立起来了，于是又有了上天下地、上阳下阴等太极文化的阐释，天地定位的分界线就叫太极线（即赤道，见图四甲），从而引出了《归藏易》的诞生。

2. 太极文化《归藏易》诞生史话

上文我们依"日出，入六山"探讨了《连山易》创作的时限与内涵，揭示了《连山易》的部分历史原貌。但《淮南子·天文训》《览冥训》中还有许多原始天文历法史料有待进一步澄清。根据《系辞》分析：当包羲氏们在长期观日视运动中掌握了"日月运行，一寒一暑"之后，对于"岁"的概念已经确立，又从"俯则观法于地"认识地表物候，提出山泽、雷风、水火等对立概念，并构思出：☰（乾天）、☷（坤地）、☶（山）、☱（泽）、☳（震）、☴（风）、☵（坎水）、☲（离火）诸多象形符号，深化对天地关系的认识，于是，天地定位图产生了，从而概括出："天地定位，山泽通气，雷风相搏，水火不相射。"并成为八月历法的月名。当天地定位演绎作"天尊地卑，乾坤定矣"，成为日月为易，太极文化的源头。这就是"易有太极，是生两仪，两仪生四象，四象生八卦"的全部内涵。当代学者江国樑先生根据相关史料补创"天地定位图"[11]，又将天地定位图演绎作含阴阳鱼头的太极图（图四甲、乙）。该图将阳鱼头设计向左向下，阴鱼头向上向右。假如将其左旋90°后，左侧虽为阳，但鱼头向下，阳气太重，不适于依两汉以前规则解释"冬至一阳初生"，不适用于传统太极、子午线要求；不适用于日出六山、日入六山的分析。因此我们将阳鱼头改作向上向右，再将此图作左旋90°，得"阳鱼头右旋式太极历法图"（图五甲、

46

乙），此及传统阴阳太极图。在此图中，水平太极线演绎作
"S"太极曲线[12]，将此图配以伏羲氏族的八月历月名，可得
太极"先天八卦归藏图"（图六）。图六：春分、秋分连线，就
是天地定位的分界线……

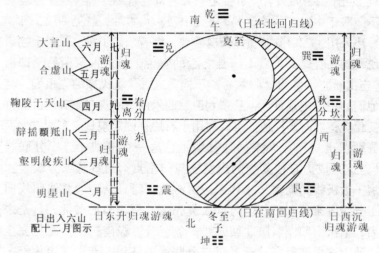

图六　太极先天八卦归藏图

我理解《归藏易》中强调的是"藏"，强调的是"日"在
南往北来视运动中潜藏着寒暑气温渐进性变化，四季物候变化的
信息。《系辞》"精气为物，游魂为变"界定了"魂"！魂是什
么？在传统文化中"魂"亦指"灵魂"，与《归藏易》内涵不
一。西汉今文易学家京房撰《京房易传》，提出："魂，阳物也，
谓乾神也。"魂指天地之精气的晷影。北魏易学大师卫元嵩撰
《元包经》，用"以地包天"首坤之理，解归魂游魂。近代学者
著《伍剑禅与章太炎论易卦归魂游魂书》指出："古说日光的阴
影称为魂，魂就是晷影的代称，于地面一年往来赤道两次，前为

47

春分，后为秋分。夏至日游极北，自是之后，渐次南归，名曰北回归线；冬至日游极南，自是之后，渐次北归，名曰南回归线；皆须经过二分之点。往来循环不已，易学上名归魂游魂。"[13] 伍、章二氏为我们解"归魂、游魂"指明了思路。《中国医易学》第81页指出："归藏者，黄帝之中天易也，首坤，坤为地，万物莫不归藏于中也。"《中天易》《元包经》均首坤，意见一致，邹学熹还采用十二辟卦等演绎归魂游魂，都有一定道理。只是上述诸说，均在有爻卦、六十四卦之后的解说，与远古原始易学即由《连山易》演绎为《归藏易》不同。远古伏羲氏族的先祖们，当他们利用固定观日点，从东六山、西六山分别观日东升西沉位移变化规律的时候，他们可以利用小石块在固定观日点东西方地面分别摆出日南往北来的往复线，在这一往复线中，二分联线（赤道）成为日往复线的出发点与归宿点；当日从二分线（赤道·太极线）向南、北移去，叫游魂；当日从南、北回归线向二分线游来，叫归魂。与章太炎先生"夏至日游极北，自是之后，渐次南归，名曰北回归线；冬至日游极南……"意见完全一致。这里涉及春秋学者对二分联线的认识。老子《道德经·三十九章》"昔之得一者，天得一以清，地得一以宁"。老子在此虽未讲明这一认识的来源，"昔"字表明，其实质讲的是当时口头文化传承中的关于"天地定位"的认识。在"天地定位"理论中，春分、秋分点之联线即"一"（太极线），将天地分作上天下地，上阳下阴，故言"天得一以清，地得一以宁"。《道德经·二十五章》解"道"时说："有物混成，先天地生……强字之曰道，强为之名曰大。"前八字讲的是宇宙自然形成观，"道"指大自然规律，在此重点指天地定位的分界线即赤道。所以又将赤道线名"大"（强字之曰大）。在《道德经》中，"一""大"是分开用的。《庄子·天下》则讲："至大无外，谓之大一。"扩展了"大一"的概念。《礼记·礼运》："是故夫礼，必本于大一。"孔颖达疏:"大一,谓天地未分,混沌之元气也。"孔颖达点明了"大一"与天地定位的关系问题。所谓"元气",是指天地定位图演绎作太极图时,太极图的中心点就是"元气"所在之点,就是宇宙,天地万物的始发之点;就是创作《归藏易》的根本点。《庄子·天下》还将"大一"解作"主之以太一";《吕氏春秋·大乐》"道也者……谓之太一"都依"大一"推演而来。《史记·天官书》中的北极星叫"太乙",称"太乙常居之"。"太乙"指星名了。在探讨天地定位、太极文化、《归藏易》的演绎实质时,"太极先天八卦归藏图"(图六)为我们提供了可以目视的"归魂、游魂"等想象的空间,它潜藏着太阳视运动南往北来周而复始,一年四季寒暑更替,万物萌藏的自然规律。《归藏易》的本质特征明矣。

关于太极的神秘感与普遍性,我拟再做揭示。当我们站在南半球或北半球地表的任何一点,只要不探讨太阳南往北来问题,你所站的这一点与太极文化无任何关系。只要你站在南北半球的某一点探讨太阳视运动规律,你所站的这一点就与远古太极文化密不可分了。我理解"我在太极之中,太极在我心中"!这就是太极文化的普遍性。因为你站立的这一点,就代表站在二分联线上,就代表赤道,就是天地定位的分界线,古人将此命名曰"天地之心也"。太阳从此点南往北来产生二分、二至。由此可见,我国远古先祖们依太阳视运动规律建立天地定位观后,游魂、归魂的认识便产生了。远古历法理论中的《归藏易》中所有知识就更好理解了。

自《连山易》《归藏易》问世以来,中华先祖们便在地球北半球这一自然环境条件下和谐生存;秦汉时期,先祖们不断创建中医理论与养生理论,天人合一观必在其中。

参考文献

1. 江晓原．天学真原［M］．沈阳：辽宁教育出版社，1911：10.

2. 象思维是中医理论的思维方式［J］．中国中医学报，2010（11）：1.

3. 王会昌．中国文化地理［M］．武汉：华中师范大学出版社，1992：22.

4. 李四光．冰期之庐山［M］．中央研究院地质研究所专刊乙种，1947：2号．

5. 吴汝康．人类发展史［M］．北京：科学出版社，1978：45.

6. 严健民．中国医学起源新论［M］．北京：北京科技出版社，1999：17-18.

7.《探索、发现》栏目组编．《考古中国》贰"濮阳星图之谜"［M］．北京：中国青年出版社，2007.

8. 陈久金．天干十日考［J］．自然科学史研究，1988，7（2）：119-127.

9. 袁珂．山海经校注［M］．上海：上海古籍出版社，1980.

10. 陈久金．阴阳、五行、八卦新说［J］．自然科学史研究，1986，5（2）：97-112.

11. 江国樑．周易原理与古代科技［M］．福州：鹭江出版社，1990：45.

12. 严健民．远古太极图"$\mathcal{S}$"曲线探源——论天地定位图演绎为太极图［J］．中华医史杂志，2012，47（1）：38-40.

13. 邹学熹，邹成永．中国医易学［M］．成都：四川科学技术出版社，1989：82，1.

第三讲

中华远古中医学思想
萌芽史上的轨迹、自主思维史话

三星堆"凸目文化"出土问世以来，考古学界的学者们进行了广泛考释，许多问题值得重视。我国蜀域"凸目文化"应渊源于远古先民"目之于色"的感知，渊源于蜀民对昆虫中诸昆虫幼虫头端的"凸目（复眼）"的神秘感与崇拜；其实质是远古先民对"目主思维"的感悟与崇拜。𤉢字之创作及蚕丛氏、鱼凫氏、开明王朝均传承了"凸目文化"精神，我国"凸目文化"值得进一步探讨。

　　今本《灵枢·根结》："太阳根于至阴，结于命门，命门者，目也。"《灵枢·卫气》："足太阳之本在跟以上五寸中，标在两络命门，命门者，目也。"《灵枢经》中追议的古人将"命门"认定为"目"，与后世"右肾命门说"及"命门，乃生殖之门"说相去甚远，我们应该怎样认识这一史料？就今本《灵枢经》而言，非汉前《灵枢经》原貌。南宋史崧于公元1155年说："谨按《灵枢经》曰：……则知相去不啻，天壤之异。但恨《灵枢经》不传久矣，世莫能究……"他指出："夫为医者，在读医书耳。""仆本庸昧，辄不自揣，参对诸书，再行家藏旧本《灵枢经》九卷，增修音释。"然而，在史崧时代，他只能根据当时的经脉医学解之，不可能将"命门者，目也"潜藏之意解说清楚的。清初张志聪在《灵枢·根结》注释中说："命门者，太阳为水火生命之原，目窍乃精气所出之门也。"张志聪等亦无条件将命门与目的关系说清。一部今本《内经》在各相关篇章中讲述目之解剖、生理、病理者，可谓不厌其烦，为中医临床眼科学奠定了基础。《灵枢·大惑论》突出介绍目之解剖观察，指出"骨之精为瞳子，肌肉之精为约束（瞳孔括约肌）……"。早已成为传统中医理论经典，我们可引以为用，但有些认识不适于固守。近百年来，我国考古工作者们挖掘出许多描绘目（、、……）的史料，最为久远者如河南舞阳

52

贾湖出土 8000 年前的龟板刻文 ，这个刻文中间的圆当指瞳孔；殷墟安阳甲骨"目"字作 ，形态众多。与殷墟同时代的四川广汉三星堆出土陶文 及其系列凸目面像、凸目铜人像、凸目面具等，都应深藏着中华远古先民对"目"的深刻认识。尤其甲骨文中的"蜀"字作 ，突出一条虫头端的凸目，它的本意应如何解之？我们不能不想一想。我国先民们在"目"的面前究竟想了些什么？我们是否可用现在考古史料、先秦史料中关于目、眸、瞳及由目演绎的 （臣）字文的内涵做一些新的探讨，做一些与人的思维功能有关的探讨。我们深知，这个设想过于大胆。我们将试求证之。

一、关于三星堆青铜"凸目文化"的考释

据《探索·发现》栏目编《考古中国·贰》中国青年出版社 2007 年载《三星堆·消失与复活》六文叙述，从 20 世纪 30 年代发现四川广汉月亮湾出土大批玉石器，随后……于 1986 年起，广汉三星堆文化始露头角。考古学家们认定，早在 3200 年前，"三星堆先民因一种神秘事件发生，致使几千件王国宝器历经损毁埋入地下"。说明三星堆文化在突然埋入地下之前曾有数百年的发展历史。三星堆文化的最大特色是以青铜凸目面像为代表的"凸目文化"，"与凸目面像同期出土的所有青铜人头与青铜面像的眼睛造型，均凸出于眼眶"。三星堆先民围绕"目"创作的"凸目文化"的动机是什么？此亦是我们追议的宗旨。

在《三星堆·消失与复活》六文中，考古学家们根据东晋常璩（公元 347 年）撰《华阳国志·蜀志》记载，"蜀侯蚕丛，其纵目"。"蚕丛氏"是蜀人的先祖之一。我国古蜀域辽阔，民

族传承复杂，如古蜀山氏、葛戟氏、氐族、古羌族等之传承关系一言难尽。古羌族历史悠久，活动范围很广，传说大禹是羌族。葛戟人生活于四川西南，四川大学林向教授曾讲过"羌葛大战"的故事，据传说，葛戟人的眼是坚目的，又说葛戟人很可能就是氐人。又有"蚕丛羌"（茂县蚕陵镇人自称）之说。总之蜀域辽阔，蜀史悠久，蜀文化现象中的"凸目文化"值得进一步研究。在《三星堆·消失与复活》六文中，学者们已经探讨过三星堆先民创作凸目文化的根由。有些观念难以苟同。我们拟从"蚕丛"探讨。

"蚕丛"中的"丛"非"虫"，"丛"作"聚集、丛集、丛生、丛林"解，是对主语"蚕"的解释。文中之"蚕"指众多昆虫的幼虫。应该指出，远古先民能提出"蚕"这个概念，能将这个"蚕"的名词固定下来并传承，不是一件易事。生活于亚热带区域的远古人类，在采集生活中对于昆虫幼虫的变态生活史的认识，不知经过多少代人的经验积累，才认识到"蚕"，进而才认识到可以吐丝的"桑蚕"的生活习性，才知"桑蚕"吐的丝纤维很长，可以利用取丝纺制。据考，古蜀人饲养桑蚕，制作丝绸的历史，可上溯至公元前 26 世纪以前（《考古中国·贰》第 39 页），四川师范大学巴蜀文化研究中心段渝教授认为："蜀域由蜀山氏到蚕丛氏，也就是古蜀人初步完成蚕桑、丝绸的早期起源阶段，进入发展传播过程。"我们说"蚕丛"之"蚕"不单指"桑蚕"，它应包括昆虫类螟蛾科、粉蛾科、蚕蛾科等昆虫的幼虫，是古蜀民在长期观察中总结出的一种崇拜概念称作"蚕丛"。如以尺蠖为代表，尺蠖蛾科的幼虫尺蠖，俗称打弓虫，它体长 4～6 厘米，头端一对凸起的双目（复眼），行走时先屈后伸。正如《系辞下》："尺蠖之屈，以求信也。"尺蠖头端凸起的双目能感受、传递外来险境，知险后能迅速逃跑。尺蠖的特性使我们想到古蜀字 𝕊（甲骨文一期《后上》九·七）、𝕊（甲骨文一期《合集》9774），它们都形象描绘了一条头端凸起双目的虫，正如"打弓虫"的屈伸之状。𩥂字虽始见于甲骨文，但我们推想，它应始创于古蜀域，它应是古蜀域先民对以尺蠖蛾科的幼虫尺蠖为代表的、能用凸起的双目思考险境、保护自己安全的崇拜。这才是三星堆先民围绕"目"创作"凸目文化"的动机。三星堆人崇拜的实质，是崇拜尺蠖、桑蚕等头端凸起的"目"能思考险境，"目"能指挥逃脱险境。于是这个民族为自己取名叫"蚕丛氏"。蚕丛氏的后代，于武王伐纣时参加伐纣盟会，西周中后期"蚕丛氏"始称蜀王，后禅位于"开明氏"，传十二世，被秦灭。"开明氏"亦意指"目明"，继承了凸目文化精神。

二、中国先民"目之于色"中医学思想萌芽的探讨

近5万年以来人类进化至新人时期，新人在体质上出现了许多新特征。古人类学家证实，自古猿进化为猿人数百万年来，猿人如在直立行走、双手劳动；在谋生中由于安全的需要，其头必然左顾右盼，促进了全身骨骼系统在脑指挥系统的指挥下的协调发展，最为重要的促进了猿人大脑的渐进性进化。新人的脑容量达到了1300毫升左右，脑神经系统在脑内各部之间产生了广泛联系，组建了较为完备的新皮层，在生理上获得了远事记忆能力，为经验的积累创造了极好条件。如中国新人的代表许家窑人中的男子汉们，由于他们关注狩猎经验的积累，发明了狩猎工具飞石索，第一次提高了狩猎的生产能力。新人们原始生产、生活经验的积累才是各类原始科学知识，包括原始医学知识、人体生理学思想萌芽的起源时期。我曾在《论原始中医学·新人早期外治医学思想萌芽概说》一文中初步探讨过我国先民关于"目之于色"的认识。如山顶洞人，他们已有可能在有意、无意中

"注意到目的生理功能"。如山顶洞人及其以后的人们从强烈的阳光下走进黑乎乎的山洞时，感到眼前一片漆黑，并本能似地摇摇头，或本能地用手揉一揉眼睛，当在山洞中闭紧双目站一会后，再睁开双眼，眼前又明亮起来。人们的这一行为，似乎在探讨"目之于色"的生理功能。当人类能够采用这种直观方式主动注意与观察自己身边的自然现象与生理现象的时候，人们对于"目之于色"的认识便深化了一步。"目之于色"这一生理现象代表了作为基础医学知识的生理学已处于萌芽状态了。中医学的医学思想已处于萌芽状态了。至8000年前的贾湖人，人工种植水稻已数千年，制陶已有较为丰富的经验，能利用白鹤的股骨制作出5孔、6孔、7孔、8孔的骨笛，对我国古典音乐做出了重要贡献。贾湖人的智力已能观察理解"目之于色"的生理功能，这是他们能在龟板上刻出 ，理解眼中有一孔（瞳孔）的原因。他们对"目"的生理功能有了更多的感知。到了殷商时期，人们不仅刻画了许多形态的目（），而且还依 创作了 （见）、（朢，即望）、（瞿、懼）等寓意很深的字。从甲骨文 （一期《宁》248页望，古作朢）分析，这个 （望）字，描绘一人站在一高物上，突出用"目"眺望、探望的行为表象，不仅表明了这"目"是可视的，而且还寓意人的心态疑惑、解惑之意，说明"目"是有思维能力的。甲骨文表示惊恐的 字，描绘了人们遇到险境时，昂首张双目的惊恐之状，何等传神！上述 、 二字，应该比较深刻地说明了造字者对"目"生理功能的认识，反映了人（当事者）在某一处境中的"目主思维"过程的认识。由此思之，从山顶洞人到贾湖先民、殷商

56

造字者们，他们早已在直观下关心自己对外界事物的感知是由"目"完成的。人们对"目之于色"（中医学思想萌芽）的认识过程，应属原始综合科学史中自然科学范畴。

中华远古追议史《尚书》记载：夏禹执政时，为完善国家体制，提出了"正德、利用、厚生，水、火、木、金、土、谷（六府库制度）惟修"。夏禹的"六府三事"，为我国远古社会学发展起了奠基作用。商汤已可刻置"盘铭"，说明由陶文演绎来的、初步规范化的甲骨文字（依类象形原则）进入大发展期。甲骨早期的臣（𦣞）字由目（𦣞）演绎而来，𦣞或𦣞字的产生，表明社会学中有了侍奉君主的，要甘心用目（用心、用脑）"全心全意"为君主出谋献策的人（臣子）。就此论之，能为君主出谋献策的臣（𦣞）子是在用"目"思考问题。毫无疑问，当原始自然科学"目之于色"的认识，转化为原始社会科学中"伏首为臣（𦣞）"，将"目"之生理功能推向社会学的时候，由此代表远古中医学思想萌芽的"目"之生理功能不仅限于"目之于色"了。臣（𦣞），潜藏着目主思维的深刻意义。

在我国古文字中采用臣字作部件组建文字者达四十字左右。这些造字都适应了社会发展的需要。如臤（qiān，谦）从目从手，表明除用"目"思考外，还善于用手操劳的人是牢固可靠的；古坚字亦作牢固解，坚从目从手从土。土属意符之一，描绘的是站在土地上（脚踏实地）用目判断事理，用手操劳的行为表象，表明脚踏实地，意志坚定；古鉴字作鑒或鉴，成语中的"前车之鉴""以史为鉴"都突出了臣（目），即善于用目阅览群书，总结前人各方经验教训，启迪后世的深刻内涵。尤其早期的鑒字，右中之"四"亦指目，这个"目"横藏于内，含潜心

（细心）研究之意，反映了古人造字的本意。古圣贤的"贤"字，上部本为"臤"，"臤"字下部加"贝"，强调了善于用"目"思考，用手操劳的人是人群中少有的宝贝，称作"圣贤"。古造字者们借用臣（𦣻）作意符组建的近四十字，无不反映了造字者们对"目"之生理功能的深刻理解。

若问远古造字者们在"目"（𦣻）"臣"（𦣻）字面前为什么有这么多的思考、认识？也许当解开眸、瞳、眸子、瞳子、瞳人的奥秘之后，方能有所领悟。远古中医学思想萌芽过程中潜藏"目主思维"过程。

三、眸、眸子、瞳子、瞳人生理学意义初探

在本节的探讨中有一个基础，就是远古先民对"目"之生理功能的关注，就是人们关于眸子、瞳子、瞳人本意认识的连续性与同一性。由于在追溯中，总感历代学者们对于"眸子""瞳子""瞳人"之关系均未能解开其 8000 年以来的原始本意，未能认识它们的连续性与同一性。故本于"求可以知物之理"（《荀子·解蔽》）精神，拟试设新径求证，盼求学者们在指导中达成共识。

试解"眸子"大约与牟难分，而牟在春秋早期已是一个多义字。我们的探讨集中于牟即眸。《荀子·非相》"尧舜参牟子"。清王先谦注："牟与眸同。参眸子，谓有两瞳之参也。"表明尧舜二帝办事十分认真。《尸子》曰："舜两眸子，是谓重明，作事成法，出言成章。"《尸子》的追议，进一步肯定了人们认为舜帝用两个眸子思考问题，说明舜帝办事认真。《荀子·大略》："……非目亦明也，眸而见之也。"此言讲：不是目能见光明，是眸子见到了物。在作为整体的"目"中，突出了眸子的作用。《孟子·离娄》："存乎人者，莫良于眸子，眸子不能掩其

恶。胸中正，则眸子瞭，胸中不正，则眸子眊。"朱熹集注曰：
"眸子，目瞳子也，盖人与物接之时，其神在目。"朱熹讲，眸
子就是瞳子。说人在看事物时，其神（思考、判断）在目（在
瞳子）。《国语·周语下》："夫君子目以定体，足以从之，是以
观其容而知其心矣。目以处义，足以步目……。今晋侯视远而足
高，目不在体，而足不步目，其心必异焉！"《周语》所论，从
晋侯的整体姿态观察，虽强调了"心"的作用，但重点放在目，
如"目以定体，目以处义，足以步目"都说明了"眸子不能掩
其恶"，《灵枢·五色》裏撷远古口头传承说："目有所见，志有
所恶。"将"目"与"志"联在一起，反映了古人认为目与志的
关系。《灵枢·脉度》："目能辨五色。"《素问·脉要精微论》：
"夫精明者，所以视万物，别白黑，审短长。"在此，《脉要精微
论》的作者虽然比较单纯地讲了眼的视觉功能，甚至指出"目
者，心使也"，但在远古人类，如贾湖人是不可能知道目的功能
是脑（心）完成的。《灵枢·大惑论》更明确记载："……骨之
精为瞳子，筋之精为黑眼……肌肉之精为约束。"又说："目者，
五藏六府之精也……神气之所生也，故神劳，则魂魄散，志意
乱。"总体讲《大惑论》说"目"是产生"神气"（神气之所生
也即思维功能志意）的部位，继承了先祖认为"目主思维"说。
但《大惑论》随后又用两汉医理进行解说，说明中医理论发展
道路的坎坷。

眸、瞳指瞳孔；眸子、瞳子即瞳人；瞳人即两人抱头对视时
所见瞳孔中的小人，对视者自己的像。"目主思维"与瞳人有
关，这是远古先民的认识。后文应再求证。

四、关于"目论"与"目主思维"的再探讨

我曾读到：古人讲过"目论"，《文选·王山·头陀寺碑

文》"顺非辩伪者，比微言于目论"，认为"目"是主思维的。《史记·越王勾践世家》："吾不贵其用智之如目。"此语建立在既往有人认为"智出于目"。反对的一方说："目能见其毫毛而不见其睫。"认为"目论"中"目"不能看见身边的睫毛，"目论"是不全面的。司马贞《史记索隐》"……尤人眼能见其毫毛而不能见其睫，故谓之目论也"。因此才有"吾不贵其用智之如目"。《三国志·吴志·周鲂传》："目语心计，不宣唇齿。"认同了古有"目语""目论"之说。追议中华远古先民七千年前的河姆渡人早已驯养水牛，试想较河姆渡早数百年的贾湖人是否已驯养过性格温顺的水牛、黄牛呢！贾湖先民在龟甲上刻下了，是否因他们在驯养牛的过程中，在牛崽坠地"牟然而鸣（刚生小牛睁开眼就叫）"的情况下，人们抱着可爱的小牛的头对视时，发现小牛眼中央那个大大的"黑洞（瞳孔）"内有一小人（瞳人·对视者自己的像），因而认为小牛眼中的"小人"可动可笑，不可思议，推论认为是小牛的目中小人指挥牛的所有活动。当人们抱着大牛头对视时，也见到牛瞳中有一小人；甚至人与人抱头对视时，亦见到目中小人。目中小人俗称眸子（瞳子、瞳人），当人类建立了灵魂思想的时候，又认为目中这个"小人"，代表了牛或人的"灵魂"。总之，远古先民崇拜"目"，创作"凸目文化"过程是复杂的，贾湖人的认识经口头传承至三星堆，三星堆先民在"小浅盘高柄陶豆"上刻下与贾湖同形的，代表了三星堆人"崇目"源于贾湖的先民。三星堆人"崇目"还有其深厚的社会基础。前文讲到"凸目文化"与蚕（尺蠖·桑蚕等）的关系，其实还有另一说。《考古中国·贰》第18页引龙晦先生话说："三星堆人相信他们的图腾与鸟有关。"龙晦在《广汉三星堆出土铜像考释》中说："古蜀国的第二代王叫鱼凫，凫就是鸟，即鱼鹰。"鱼鹰俗称鸬鹚，善潜水

60

捕鱼。《楚辞·卜居》："宁昂昂若千里之驹乎，将泛泛若水中之凫。"歌颂了鱼凫潜水捕鱼的本领。可见蜀先民在马牧河驯养可以战胜鱼的鱼鹰（鸬鹚）捕鱼，崇拜鱼鹰能在水中睁大双眼捕鱼，此亦成为"凸目文化"的又一源头。四川省文物考古研究所副研究员胡昌钰说："鱼凫氏是部落联盟的形式，过去有两支，即崇拜鱼的部落与崇拜凫的部落，两个部落组成联盟，统治了当时的成都平原。"学者们认为："蜀分别由蜀山氏、葛戟氏、蚕丛、柏灌、鱼凫、杜宇（蒲泽）、开明等诸族系的首领统治，蜀域各族先民共同创造了'凸目文化'；蚕丛、鱼凫、开明共同传承了远古蜀民的崇拜与信仰。"

上述史料可证，我国先民早已关注人的思维问题。殷商时期，商纣王根据甲骨文造字者们在心脏解剖过程中的成就说："吾闻圣人心有七窍"（有学问的人用七个心眼思考问题）。于是纣王又借机"杀比干，观其心"。商史证明，心主思维源于商，后被传统中医理论传承。关于脑主思维，商时虽做初探，但因脑组织藏于硬脑壳之内，又柔弱如泥，商民难于探讨。时至两汉，医家们虽在完善心十二经脉调节论后，仍感无法用经脉理论解释临床所见"邪入于脑，则脑转，脑转则引目系急……""伤左（额）角，右足不用"等病例的时候，医家们不仅对颅底经脉进行了解剖，记录颅底经脉（基底动脉环）为："阴蹻阳蹻，阴阳相交……"，首创蹻脉与维筋相交理论，比较圆满地解释了"伤左（额）角，右足不用"。还在开颅之后详细观察了脑回形态，依所见脑回形态，创作了原始脑字如 齿、齿、喵 等记录于《五十二病方》及相关史料中。但脑主思维，仍然未被传统中医理论传承。

现在，当我们从"目主思维"角度探讨"凸目文化"根由的时候，从《灵枢·大惑论》得知，秦汉先民完成了眼球的大体解剖，认定可大可小的瞳孔由"约束（瞳孔括约肌）"控制，点明"肌肉之精为约束"，辨别了"白眼（眼球前部）""黑眼（眼球后部脉络膜）"，强调"血之精为络"，提出"眼系"概念，讲明眼系是"裹撷筋骨血气之精而与脉并为系，上属于脑，后出于项中"。当我们认识到殷商至两汉先民用同等注意力关注心脏解剖、颅脑解剖、眼球解剖的时候，佐证了远古先民在无能力探讨心、脑主思维之前的数千年前，存在远古先民在"目之于色"的基础上探讨"目主思维"的可能性，并有"目论"之说。《灵枢·大惑论》证明，两汉医家对"目主思维"（神气之所生也）中的"目"再次进行了解剖观察。

商末至春秋，当精、气、神理论创立时，人们对人的思维、思维的物质基础进行探讨，提出了"思维"功能之"气道"说。《管子·内业》讲："精也者，气之精者也……""气道乃生，生乃思，思乃知，知乃止矣。"《管子·心术》讲："气者，身之充也……思之不得，其精气之极也。"《管子》认为，人的思维是有物质基础的，其一是"思维之精气"，其二是思维过程在"气道"内运行。讲明人在生命进行时可能产生思维过程；人通过思维弄明白事理；当弄明白了某些事理后，主持思维活动的"气"便在"气道"内暂时停止活动；当思考不出结果（思之不得），是精气用完了。应该指出，《管子》的这些认识，是从总体上讲的，未讲"脑主思维""目主思维"还是"心主思维"。虽然脑、心各有"气道"，但对于"目主思维"讲，"目"之眸（瞳）即人们可见的瞳孔及瞳孔后深不可测的通道，更可认为是"目主思维"的"气道"。所以《管子》"思维气道论"，更支持"目主思维"。

小结：我在《释命门》　［中国中医基础医学杂志，2005（7）］一文中探讨了"命门者，目也"，从多方面论证了"古人认为目是心灵之窗，观其目之眸子，就能了解心灵活动。因此将目叫命门"。现在看来，此论虽无误，但未深入，当与"凸目文化"结合，认识即可升华。"目之于色"是医学理论的组成部分，"凸目文化"的内涵——包含了"命门者，目也"，目论、目主思维深刻反映了远古中医学思想萌芽过程。

本文发表于《中国中医基础医学杂志》，2011（3）

二〇一〇年三月十四日完稿

第四讲

先民关于原始
中医学理论体系的创建问题

前文我们探讨过人类进化至 5 万~4 万年以来，新人们获得了远事记忆能力之后，便可将记忆了的相关知识、经验与近期感悟的相关知识、经验进行比较，得出新知。由此，人类的原始综合科学知识、原始医事行为、医学知识便已起步，逐步积累。新人们关注五官生理处于优先地位。

一、我国先民对五官生理的逐步感悟

1. 关于"目之于色"的感悟

新人以来，人类在生产、生活实践中逐步积累各类知识，人体五官生理知识的起步、积累便展开了。原始中医学理论的起步，可追溯至山顶洞人对"目之于色"的感悟。山顶洞人发明了钻孔术，制造骨针及贝壳类项链，有了尊母习俗……。他们的生活实践证明，当他们外出谋生，突然从烈日下进入山洞时，什么东西也看不见，他们能注意到自己站下来用手揉一揉双眼，停一会后，又可看到从山缝射进来一束光线，明确感悟到这一光线是用双眼看见的。由此，山顶洞人对"目之于色"的生理功能有了一定感悟[1]。当有这一感悟的人在逐步积累经验、尝试说明"目之于色"的基础之上将自己的感受用手势或用新创的相关语言向他人表白的时候，最早的"目之于色"的生理知识便诞生了，这一过程可能完成于仙人洞人、吊桶环人时期，被口头文化传承下来。再过 5000 年，贾湖先民已将目（ 👁 ）刻于龟甲之上[2]，表明贾湖先民关于"目之于色"的认识已是不争的事实。从我国传统文化、四川广汉、三星堆凸目文化等史料分析：自贾湖龟刻 👁 以来，已有"目论"即"目主思维"的认识，反映了我国"医学思想萌芽的轨迹"[3]。"目主思维"在我国医学思想萌芽史上传承数千年，至殷商时期的甲骨文中，才有"脑主思维"与"心主思维"之争，最终因心脏的自主搏动生理功能，被古人误定为"心之官则思"，指导中医临床两千余年。此一历史在当今中医理论中仍难拂去。

2. 关于"耳之于声"的感悟

人类对"耳之于声"的感悟应该是最原始的。因为最早在猿人时期，猿人们常用呵！啊！哎！……音素进行最初的信息交流了。但那只属本能。还因猿人们大脑的原始性，他们不可能产生长期记忆，更不可能理解"我是用耳听见呵！啊！的"。数百万年后，人类进化至新人时期，新人们对"耳之于声"的感悟虽可侧耳静听，或直立、颠足远眺、探视声音的来源及其周围环境的变化，亦难理解"我是用耳在听别人讲话"。山顶洞人……贾湖人对于"耳之于声"的经验可能在逐步积累中进展较快，特别是贾湖先民发明了骨笛，有了音乐艺术，反映了耳与大脑发育的高度一致，自河姆渡人以来，先民们对"耳之于声"的认识应该明确了。因为人类社会的发展，信息的广泛交流，生产事故伤耳的发生，中耳炎症对鼓膜的破坏等，人们在谋生生活环境中相关经验的积累，都能使人感到：以前我能听人说话，现在我听不见了……。是不是因为"耳"受伤或流脓的原因？自殷商甲骨文中明确首创一个耳（𦔮，《遗》271），又明确首创了一个听（𦕅，《遗》8502）；这个听（𦕅）字，从耳从口，代表从口中发出的声音是被我耳朵听见的，深刻反映了殷民认识到耳的生理功能是听声音的。

还有一点值得说明，自猿人以来，人类自己发出的呵！啊！自然界的鸟语、雷鸣等声音，都作为"音素"刺激人类的听神经，刺激大脑各脑区神经元内记忆核蛋白体的进化、发育，最终记忆核蛋白体进化至可以将接触到的知识进行有序编码记忆下来，此即新人时期的人类在进化中获得了远事记忆能力，能将从各类声波中传递的相关信息经耳传至大脑各相关皮层的脑神经元内编码记忆下来，促进了原始综合科学知识的发展与社会的不断进步。

3. 关于“口之于言，舌之于味”的认识

新人们的生活来源，虽许家窑人发明了飞打猎物的飞石索，峙峪人发明了弓箭，但新人们的生活来源仍然以采集为主，至山顶洞人时期已有吃不完的坚果收藏备用的习俗。当严冬到来，大雪封山，只能以收藏的坚果、狩猎的兽类为生。冬去春来，草木萌发，萌发的绿叶、嫩枝均可食用。山顶洞人们在食之之时，已从本能的弃苦涩而吞无味、甘润之品，已有经验选择瓜、杏、梅、桃；早春，因饥不择食，不论多么酸的杏梅都往肚里咽下去；夏季到来，各类鲜果成熟，已可选择甘甜可口的桃李，这些舒适的味道是难忘的。在采摘进食对比中，有一些小球形的红果，果汁甜酸味浓，这些味道，虽众人都有同感，但如何用语言表白，难度很大，还要有段很长时间经验的积累过程。总体讲，他们将这种感觉定位在口，有了最初的“口之于味”的认识，被口头文化传承下来。须知：“口之于味”是一组较为含混的词，还有“口之于言”及舌的生理功能有待认识。大约到了夏商，人们已逐步认识到舌的作用与酸甜有关，当依类象形，采用蛇吐舌之状创作出舌（，《福》26）字的时候，人们也许感悟到“舌之于味，口之于言”的不同认识了。

4. 关于“鼻之于嗅”的认识

人类对嗅觉的感知，应该说已经有万年的历史了，只是早期人类的注意力，难以关注鼻的生理。至殷商时期，甲骨文的造字者们首创一个鼻字作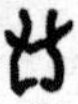，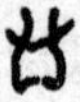是对鼻的象形描绘，其意是自，是人们在信息交流时，用手指指着自己的鼻子说自（己）之意。关于气味中香臭的臭，甲骨文作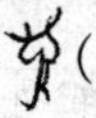（《铁》1961.3，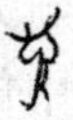，从自从

犬，与现代的臭字从自从犬完全一样），其本意应指嗅觉，描绘了犬（狗）的嗅觉较人的嗅觉灵敏，说明殷人在创"臭"字时，对犬的嗅觉观察十分细致，因此，这个"臭"字是比较生理学的反映。后世，人们在臭字旁加口作嗅（xiù，秀），意指嗅觉，好似想阐明鼻腔与口腔相通，从文字发展史讲，嗅比臭较深入一步，已约定成俗。

从殷商史料分析：目之于色，耳之于声，口之于味，鼻之于嗅的生理功能的认识，早在万年以前，人类已逐步注意经验积累，于殷商时期上述认识已趋成熟了。

5. 关于"触觉"的认识

在五官生理功能中，人们对触觉的感悟，虽然从先民们的实际生活中可以讲，起步最早，如远古人类在采集植物时，难免被刺刺着手指，但不可能理解手指皮下有痛觉感受器。至1.2万年前的玉蟾岩人，在最初的制陶实践中必须和泥，必须用手感受泥的质地、干湿度、黏稠度，必须感受到陶塑过程中某一陶器形体的要求。但人们无法理解：是我的手指在触觉到泥的性质。所以人们对人体触觉系统的感悟应该是最晚的。触觉，指人体各部位皮肤与某物接触时所产生的各种感觉，包括硬软、锐钝、刚柔、冷热、灼烫……感觉。由于人体各部皮下各类感觉感受器不同，给人们提炼出某一感觉的存在带来很大困难。人类对各种感觉的感知与生活、生产实践是绝对分不开的；生活在西北地区的先民，早在6000年前就住进了半地窖屋，在半地窖屋草筋泥投摸、烧制过程中，在随后的金属冶炼、青铜铸造中，都要与硬软、刚柔、灼烫等物体接触，特别是在烧制陶器、金属冶炼铸造中，还必须预防烧伤。但人们不可能认识到人体各部位皮下有冷热等各种感受器的存在。应该说，在现代解剖、生理学未建立之前，各部位皮肤的触觉等也是一个含混的概念。目之于色、口之于味、耳之于声、鼻之于嗅都是一个含混的概念。只有当现代解剖、生理学在实验基础之上，认识了温觉感受器、痛觉感受器、触觉感受器之后，只有当解剖、生理学证实了眼底视神经细胞的感光与传递，内耳听神经细胞的感音与传递及鼻腔嗅觉细胞、舌部各类味觉细胞的解剖观察与实验之后，人们对五官生理机能才全部认识清楚了。

必须指出，我国先民对五官生理的逐步感悟，在感悟过程中逐步提高各类认识，促进了人类在宰杀猎物的过程中，借鉴观察各类动物的相关器官形态，推导对人体解剖、生理知识深入了解的欲望，至殷商时期，促进了人们对人体脏器形态解剖、生理知识进一步探讨的追求，促进了临床医学理论的起步与发展。

二、殷商先民对生殖医学的贡献

人类单靠五官生理功能是不可能建立起医学理论体系的。从《尚书》追议的相关史料分析，我国历史发展至尧帝继承先祖们口头传承下来的相关知识，十分关注日之东升西沉、南往北来运行规律，故"分命羲仲等分赴四方观日运行，完成历象日月星辰位移，制订历法，敬授人时"，促进了农业发展。舜帝继承尧业传至禹，禹发展先祖事业，提出执政纲要"正德、利用、厚生"，在政府设"水、火、木、金、土、谷"六府，管理国家财用支出。禹还总结前辈治洪经验，改"堵"为"导"，用十三年时间疏导江河、湖水，治理了洪泛，受到民众拥戴。商史证明，商的第一代国君汤王在克夏桀之后，作盘铭"苟日新，日日新，又日新"告诫汤王自己，决心革除旧弊，日日立新为民。同时证明，先商时期人们在总结陶文的基础上，提出了"依类象形"的造字原则，即甲骨文造字有了较为规范的要求，于是由肌腱、韧带联接的"骨架"作 ，"胃"字作 反映视觉生理的"望"字作 ，反映腹腔内脂膜系统的网膜囊孔的"肓"字作

[4]。这个 ᠙（肓）字，描绘了肝左叶下的网膜囊口，都是在人体解剖实践中创作的。"肓"（᠙）字成为我国最早的疾病深浅说"病入膏肓"的重要依据。腹腔内的脂膜膏肓，还成为战国时期创消化生理——三焦府的理论基础。殷商时期的基础医学与临床医学知识还深深潜藏于相关甲骨文字的字意之中。

根据甲骨文史料分析，殷商时期的原始中医学理论体系，已在以下几方面取得了较大进展。

（1）殷人人体解剖学起步的动力是甲骨文造字原则中的"依类象形"。他们已在人类思维机能的探讨中围绕脑、心经脉调节论方面做了许多工作。

（2）女性待产、临产文字反映产科医学比较成熟。如临产之"娩"字作 𦥑（《乙》1277），描绘了接生人员的双手（𢑛）、产妇的大腿，方框内的"o"描绘的是"施生之门"，即子宫颈口。在产科文字中与孕、产、育有关的此类文字达20字[1]（P：98），说明殷商时期我国产科医学的发展处于领先地位。

（3）雄兽"去势术"的演进。我们曾讲，殷商先民对公猪"去势术"的发明[4]，如在狩猎过程中，有一些雄兽伤了睾丸，在狩猎有余的情况下，将伤了睾丸的公猪喂养着，当公猪长大，性格温顺易肥，人们对此有所感悟后，认识到睾丸破坏后对公猪育肥有利，便将喂养的小公猪睾丸有意破坏后，取得同样效果。殷人便发明了公猪的"去势术"。殷商先民发明的公猪"去势术"，被周代移植于人。西周王朝将犯罪的男性实施"宫刑"，即去除睾丸，使之失去性欲，丧失生殖能力。被执行"宫刑"的人，留在后宫使用。证明从殷商至两周，先民们认识到男性睾

71

丸的生理功能为主生殖，成为《素问·上古天真论》生殖医学的理论基础。但撰《上古天真论》的作者未能说明泌尿之肾与生殖之肾的区别，更未收集到两汉时期男性睾丸亦名肾（外肾）的相关史料。

（4）殷商先民已在临床接诊中，根据病种的增多，产生了给疾病命名、归类的要求，在给疾病命名中，思考了多方因素，已包含了病因、病证特色。殷人给疾病命名多依解剖部位，如疾肘、疾目、疾齿，反映了命名的原始性。

由此，我们断言，我国原始中医学理论体系的创立，在殷商时期已经较为系统了。但是，创建医学理论，涉及面广，由于基础医学理论如人体解剖、生理学的内涵复杂，殷民无法依系统解剖、层次解剖展开讨论。原始中医学理论体系尚待医学事业的进一步发展。两周先民在创原始中医学理论体系时，广泛汲取社会学等相关知识进行医学说理。

三、两周先民引社会学、原始思维观对人体生理功能的探讨

1. 引社会学之九州、九野创九脏理论

自甲骨文字创作以来，殷商的部分社会史、医学史都有据可考了。这是我们能将我国经脉医学史追至3500年前的根本原因[5]。西周克商纣以后，医学事业、医疗行政基本进入规范化发展阶段。如周王室制订了一整套医事设员、医政管理制度。《周礼·天官·冢宰下》记载："医师掌医之政令，聚毒药以供医事；凡邦之有疾病者，疕疡者，造焉，则使医分而治之……"周时的医分食医、疡医、疾医、兽医，还有与医相关的"酒正"。周制规定："疾医掌万民之疾病。"（含内科、皮肤科等）疾医在诊疗技术上，"两之以九窍之变（望诊），参之以九脏之动"（推考相关内脏病证）。还根据病人表现之"五气、五声、五色（望闻）"分析病之转归（死生），治疗时用"五味、五

谷、五药（草、木、虫、石、谷）养其病"。可见周时的基础医学、临床医学已有一套规范化的理论体系，特别是对内脏器官的认识已有"九脏"之说。

关于我国先民对人体脏器的认识，《尚书·商书·盘庚》追记"心、腹、肾、肠"；两周成书的《诗》《易》《礼》等均有脏器记载，综述之有九。即心、肺、肝、肾、脾、胆、胃、肠、膀胱，合称九脏。与"疾医掌万民之疾病"，在诊断时"参之以九脏之动"的基础医学水平一致。当我们追问：商周时在基础医学理论中为何用"九脏"？原来先民们认为"九"是一个大数，"九脏理论"取社会学中的"九族"（《尧典》）。《尚书·禹贡》："禹敷土，随山刊木，奠高山大川。"对国土范围提出"九州、九川、九河、九江"概念。应该指出，《尚书·大禹谟》追议大禹政绩是"德维善政，政在养民"。其执政纲要是"政德、利用、厚生"。在政府设"水、火、木、金、土、谷"六府库机构，分别管理国家各类财用支出，被誉为"九功"，又"劝之以九歌"。说明大禹执政功业深得民心。史料反映，禹选伯益继位。禹死后，伯益推让于禹之子夏启继位。夏启继承父业执政，但夏之部族有扈氏违背"六府三事"，欺压民众。所以启决心伐有扈氏。启在起兵时，宣布有扈氏的罪名是："威侮六府，怠弃三政。"与禹执政时执行"正德、利用、厚生"设"水、火、木、金、土、谷"六府之"六府三事"一致。而《尚书·甘誓》在追记中（或后世转抄中）误将"六府"记作"威侮五行"，成为近代学者探讨中医理论"五行"学说的源头，此之误也。因《甘誓》前文分明讲"乃召六卿"，即召管理六府之负责人。很明显，在此"威侮五行"，与《大禹谟》之"六府三事"脱节，成为学术史上的一大憾事。当今我们应该澄清了[6]。

我国历史，从传统文化讲自黄帝以来，由于天文、历法的不断发展，以北斗七星为天枢的观念在口头文化传承中逐步演绎，于是，对于以北斗为基础提出"天庭九宫说"，《灵枢·九宫八风》就是北斗、天枢、天庭、九宫说的证据，它建立在洛书基础之上，实际反映了洛书九宫说，为天人感应观的发展奠定了基础，同时也为人体创九脏（心、肺、肝、肾、脾、胆、胃、肠、膀胱）提供了天人合一的理论依据。但是九脏理论是一个初创的、概念不清的脏器理论，它没有说清各脏器的生理特性，没有说清相关脏器主藏（cáng）还是主泄实质。因此医学理论还必然向前发展。

2. 引社会学中天六地五十一常数创五脏六腑理论

历史跨入西周，单襄公总结六十甲子，提出："天六地五，数之常也。"（《国语·周语下》）即主张在自然数理中"弃九"，突破自然数十，依六十甲子周期演绎出天六地五十一常数概念。这一举动，在"崇九"的西周时代，可谓惊天动地。在十一常数中"天六"即六甲（甲子、甲寅、甲辰、甲午、甲申、甲戌），"地五"即五子（甲子、丙子、戊子、庚子、壬子）。天六地五十一常数，在春秋战国时期被广泛使用。如《管子·牧民》"六亲五法"。《淮南子·天文训》"五官六府"，都是天六地五的反映。《汉书·律历志》："日有六甲，辰有五子，十一而天道毕。"也是讲六十甲子的周而复始之理。人体五脏六腑理论就是在这一基础之上创建的。从有关史料分析，"五脏"词组，商鞅（前390—前338）在《算地》中讲"劳其四肢，伤其五脏"；比商鞅小21岁的庄子在《庄子·列禦寇》记载"愁其五脏，以为仁义"。此"五脏"都指人体内五个脏器，是十一常数在人体脏器生理中的反映。回顾春秋时期我国人体内脏，只有九脏，用十一常数创新医理，九脏必须发展为十一脏。也许那时的医学已从腹腔解剖中认识到"肠"的整体形态不同，在胃以下的"肠"，细长盘曲，至右下腹又变粗大，直上……解剖观察者依此将"肠"分作"小肠""大肠"等。还有腹腔的脂膜广泛存在，胃下挂着一大块，大小肠都有脂膜附着。且殷商先民早已记下⟨甲骨⟩（肓，网膜囊口）的认识。根据"谷入于胃……泌糟粕，蒸津液，化其精微"（《灵枢·营卫生会》），食物在胃肠消化后，应有吸收过程。那时的医家也许想到"精微物"的吸收过程由腹腔内的脂膜完成，因而提出了上、中、下三焦学说，将三焦立为消化系统主吸收、排泄的一腑。在此基础上，春秋战国医家将"九脏"发展为"十一脏"，可以与天六地五十一常数相配了。在十一脏中，后世先民又感悟到它们的生理功能不同，在探讨中提出："五藏藏精气而不泄，六府传化物而不藏"（《素问·五藏别论》）。十一常数在《内经》中已广泛使用，如《灵枢·本输》《素问·刺热论》《素问·六节藏象论》等均用十一经脉理论进行说理；长沙马王堆出土汉代两部灸经，也属十一经脉理论的重要证据。

3. 关于情感思维——"移情观"在创建中医理论中的影响

"移情观"是人类早期的一种共性。法·列维·布留尔称作"互渗律"[7]。当人类获得了远事记忆能力，已能关注各类生产、生活知识；特别是日之东升西沉，南往北来，周而复始，并伴之以风雨雷电、寒来暑往，万物萌杀更替，禽兽虫蛇相残，旱涝交加，福祸无常的时候；加之梦景中的先祖相见，人类生殖中的畸形降临，各类怪事，先祖们该如何解释；还有，在人类交往中，除父母、兄妹关爱外，善良者居多，当人们在困难的环境中思念亲人的时候，思念亲人们关怀、帮助、救护的时候，认识到世间存在相互关爱的"情"；当见到喂养的狗、马、驴、牛、鸡、鹅对主人的温顺、亲近，为主人效力的时候，万物有情、有灵在人们的头脑中逐步产生。结合我国史料，尧舜夏商时期，先民们已提出"以物观我，故物皆着我之色彩"的认识，其实质是讲天地万物都有生命，都有情感，是一种"移情观"的反映；这种原始思维方式，除直观思维外，还具有拟人化的思维色彩，具有类比、比拟、比照等性质。"移情"作为一种自发的普遍的对外界事物的态度，已成为新人以来的人类所特有的思维方式之一，社会意识十分浓厚。

在我国传统文化中，认为胸腹内之脏器都是有情识的。《尚书·盘庚》："今予其心腹肾肠，历告尔百姓于朕志。"《诗·大雅·桑柔》将肺肠与心并列抒发情感。《大学》："人之视己，如见其肝、肺然。"指出："诚于中，形于外。"将肝肺代表人的品德。简录上述史料，都反映了人体脏器是有情志、情感的。《庄子》多次将五脏与仁义并论，批判社会时弊的假仁假义是"多方乎骈枝于五脏之情，淫僻于仁义之行"。《淮南子·修务训》从正面讲："圣人……苦心劳形，焦肝怖肺，不避烦难。"我国秦汉医家在创医理时，就是将春秋以降人们在社会交往中逐步提出脏器情识论引入医学理论的。《灵枢·本神》："心怵惕思虑则伤神……脾愁忧而不解则伤意……肝悲哀动中则伤魂……"《素问·六节藏象论》："心者，神之变也……；肺者，魄之处也……"《素问·灵兰秘典论》："心者，君主之官，神明出焉；肺者，相傅之官，治节出焉；肝者，将军之官，谋虑出焉。"总之，秦汉医家在创医理时，将精神、魂、魄分别与相关脏腑相配，完成了人体机能调节的社会化整体观框架模式，为西汉将五行、五脏调节论引入医学理论做了准备。

4. 取象比类——创立中医理论的神奇途径

对于中医理论，我有一个基本的分析：我将今本《内经》作为探讨中医理论的标志，今本《内经》以降（含《内经》中部分内容）作为传统中医学；从远古至两汉《内经》成书以前的所有中医临床与理论（含已收进《内经》中的先秦史料）均作为"原始中医学"（已著《论原始中医学》）[6]。原始中医学的临床与理论的最大特点是与当时的天文、历法、物候紧扣，古

76

朴无华。河南濮阳 M45 号墓出土蚌塑二分日道图，及后世的《连山易》《归藏易》历法理论《九宫八风》无不与我国原始中医学史有着千丝万缕的渊源关系，成为天人合一的理论依据，其实质是，取天地之象类比于人体生理病理。如先祖们在中国的地理物候条件下，观察到"天寒地冻"的许多特征，如本来流动的河水，在寒潮到来，出现"地冻水冰"而断流，哪怕是"善行水者"，也"不能往冰"；"善穿地者，不能凿冻"，迫使水上运输中断，破坏了人们的生产、生活。秦汉医家正是在这一自然现象的基础之上认识到风寒对人体经脉、血气的影响，创建了一系列病理理论。他们观察到"天地温和，则经水（较大的河流）安静；天寒地冻，则经水凝泣；天暑地热，则经水沸溢；卒风暴起，则经水波涌而起"（《素问·离合真邪论》）等自然现象，古代医家正是依上述自然现象推断（类比）风寒侵入人体后的病理变化。指出："夫邪之入于脉也，寒则血凝泣……"又说："寒则地冻水冰，人气在中，皮肤致，腠理闭，汗不出……"认为风寒致病机理是"积寒留舍，荣卫不居"，导致"卷肉缩筋，肋肘不得伸……"。最为可贵者，古代医家进一步推导出"通则不痛，痛则不通"等三则疼痛理论，指导中医临床 2000 余年。在治疗医学方面汉代医家指出："善行水者，不能往冰；善穿地者，不能凿冻；善用针者，亦不能取四厥。"强调："故行水者，必待天温、冰释、冻解，而水可行地可穿也。"医家进一步类比指出："人脉犹是也，治厥者，必先熨调其经……"达到"火气已通，血脉乃行"，然后再进行针刺治疗。这一理论促进了秦汉治疗医学的发展。它仍然是当今五花八门热疗理论的基础。在人体生理学方面，秦汉医家依"地气上为云，天气下为雨"推导人之生理是："清阳出上窍，浊阴走下窍。"他们还用"流水不腐，户枢不蠹"推导"营卫不行，乃发为痈疽"。认识到"形不动则精不流"，当精不流时，体内的"邪溢气壅，脉热肉败，营卫不行，必将为脓"。可见，用"形不动则精不流"类比人体血气痈疽理论的建立，反映了我国先民的聪明才智。

先民们取两个相类事物比较，采用已知之象推导未知事理，是创建中医理论的一条神奇途径。

四、旁纳天地定位、天阳地阴之阴阳理论丰富了经脉调节论

我们曾论证，医学知识的起源，与同一时期原始综合科学知识的起源是不可分割的；医学理论的起源，与其他原始科学理论的起源也是不可分割的。在中国医学理论创立早期，旁纳天地定位、天阳地阴之阴阳理论，借以说明天人合一、经脉调节整体观医理是显而易见的。

我国先民阴阳观念的建立，我曾用"相对对立概念"注释将其追述较远。一是因为"阴阳观念"已步入哲学门坎；二是我国考古出土许多陶文，如 等，都表明有相互对应关系；表明先民们在日常生活中关注到上下、左右、植物的春萌秋杀、月亮的盈亏更替。早期"日月为易"易学中在天地定位观建立之后，引出"一阴一阳之谓道"成为《老子》《淮南子·天文训》等探讨事理的指南。秦汉时期，医家首先将阴阳理论引入经脉调节论，依人有四经调节论创阴阳十一脉灸经；两汉学者为适应疾病谱的扩展及临床医学的发展，在引入心包经后，将十一经脉发展为十二经脉。在十二经脉理论中已明确：阴脉归属于脏，阳脉归属于腑，提出"阴脉荣其脏，阳脉荣其腑"（《灵枢·脉度》）。由此阴脉在循行中必须与某脏相连，阳脉在循行中必须达到某腑，经如此人为规范后，使十二经脉有序循行，达到"周而复始，如环无端"，近似于描述了人体循环系统。当根据临床发展要求进一步补充"奇经八脉"，特别是汉代医家在颅底经脉解剖的基础之上，根据"基底动脉环"特征，

78

构建阴阳蹻脉理论后，比较合理地解释了临床所见"伤左（额）角，右足不用"的病例，使经脉调节整体观理论达到了无可挑剔的程度。《素问·阴阳离合论》："天为阳，地为阴；日为阳，月为阴；……人亦应之。"《素问·四气调神论》："阴阳四时者，万物之终始也，死生之本也……"都是阴阳观在医学理论中的应用。如《素问·太阴阳明论》："阳道实，阴道虚，故犯贼风虚邪者……；阳受之则入六府，阴受之则入五藏。"《素问·金匮真言论》："平旦至日中，天之阳，阳中之阳也；日中至黄昏，天之阳，阳中之阴也；……"作者将一日十二时辰用阴阳解之，深刻反映了子丑寅卯十二时辰阴阳气息的转化过程。《内经》的作者们将阴阳理论引入医理，解说人体生理、病理、疾病转归，多数恰到好处，值得我们深入探讨。

五、旁纳精、气、神理论充实经脉调节整体观理论

我国先民对于"精"的关注大约起于两周时期。从文字构成规律分析，这个精字的含义与"米"有关，"精"指米中的精微之物。推之，天地都存在精微之物。《易·系辞》："精气为物，游魂为变。""精"指日光之阴影的游移变化。《老子·二十一章》："其中有精。"将精气之物推之于自然界。《左传》及其子书群中讲"精"甚丰，将"精"引入医学。如老子讲：男孩子"未知牝牡之合而朘作，精之至也"，指男孩子的精气，导致了阴茎（朘）的勃起。《管子·内业》："精也者，气之精者也……。气道乃生，生乃思，思乃止。"《管子·心术下》又说："思之不得，其精气之极也。"在此，管子将"精气"活动于"气道"之内，作为人之思维功能的本源解之。可见管仲利用"精气"活动于"气道"之内对人体思维功能进行了探讨。

精、气、神在中医理论中是不可分割的。我国周秦医学理论中的精、气、神理论，属于精神、神智范畴，精、气、神三者各

有内涵，又有共通之处，它们相辅相成，对人体的生理功能起着重要的调节作用。《素问·上古天真论》："恬惔虚无，真气从之，精神内守，病安从来。"讲的是养生与预防医学概念。真气，指人体内的正气；精神指正常的精气，平和的神气。《灵枢·本藏》："人之血气精神者，所以奉生而周于性命者也。"这里的"血气精神"内涵丰富，一般指血脉中的营气，精微物质之气及属于自主神经调节的卫气之类的神气，都是精、气、神理论在临床的应用。在今本《内经》中，精气与经脉理论结合最密者，如"夫血之与气，异名同类……营卫者，精气也；血者，神气也……"。所以古人将精、气、神引入经脉理论，用于解释消化生理与经脉调节生理占相当的分量。这些认识限于西汉时期，他们只能推导出在经脉内的"血"有调节作用，及血中的"气"（神气）也有调节功能。他们的推导是建立在治疗医学之放血疗法、针刺疗法基础之上的。现代人体解剖、生理学，已知所有血管壁上都有自主神经分布及各类感受器的存在。人体皮下各类感受器及血管壁上的自主神经系统，有望成为"双针"学派、"钩活术"学派、"小针刀"学派……创建共同的针刺理论应该是可通的。

《国语·周语下》："气在口为言，在目为明……"《孟子·公孙丑上》："今夫蹶者，趋者，是气也。"《礼记·祭义》："气也者，神之盛也……此百物之精也，神之著也。"都表明春秋战国时期的学者们深刻认识到"气"在人体内的生理意义，医学家在创立经脉调节理论的进程中旁纳精、气、神理论，充实了经脉调节理论的内容，值得进一步总结。

参考文献

1. 严健民．远古中国医学史［M］．北京：中医古籍出版社，2006：50.

2. 考古杂志社编著．二十世纪中国百项考古大发现［M］．北京：中国社会科学出版社，2002.

3. 严健民．中华远古中医学思想萌芽史上的轨迹——目主思维史话［J］．中国中医基础医学杂志，2011（3）：261.

4. 金景芳．《中国奴隶社会史》第73页．

5. 严健民．经脉学说起源·演绎三千五百年探讨［M］．北京：中医古籍出版社，2010.

6. 严健民．论原始中医学［M］．北京：北京科学技术出版社，2003.

7. ［法］列维·布留尔．原始思维．

第二篇 拂尘篇 当今给中医理论新布的尘埃必须拂去

开篇词

2013 年 2 月上旬，当我正在审议《原始中医学理论体系十七讲》初稿时，读到冯盛才发表的《能量传递系统理论揭示经络实质》（中国中医药报，2013 – 1 – 31），作者开篇讲："针灸申遗成功后，有学者提问，针灸理论基础经络学说的经络到底是什么？笔者通过以纤维状蛋白为标本的一系列实验及理论研究，认为，经络的实质就是机体内纤维状蛋白分子内分子间的能量传递系统。"这篇文章与张维波的《经络是水通道》一样，建立在现代人体生理学研究基础之上，揭示了针刺时人体能量传递的某些原理。假如将文题改作："针刺能量传递系统纤维状蛋白分子对针刺疗效的探讨"，将有助于当今针刺基础理论的深化。但是该文错位的要点在于仍然认定"经络是客观存在的"，因而论证之；同意有"古典经络"之说；不知道《内经》中"经络词组是经脉和络脉的简称、省称"。

近日想起 20 世纪由"经脉"演绎作"经络"过程。20 世纪中叶，欧亚多个国家学者对"经络"开展探讨，日·长滨善夫出版《经络的研究》。此时不论中、外学者，对于《内经》中的"经络词组"都未能从原文本意进行研究。我国学者承淡安于 1955 年翻译《经络的研究》，在"译者的话"中写下"经脉亦称经络，我国经络学说在最古的《内经》中已有详细记载，十二经络不但把人体的各个脏器相连……。所以十二经络学说，也是古代医学中生理、病理的基础……"。毫无疑问，承先生同意了长滨善夫用"经络"一词替代十二经脉理论了。将《灵枢·经脉》十二经脉理论认定作"十二经络"了。承淡安没有想到他的解释会被随后出版的《中医学概论》重申作："经络是人体气血运行的通道……。经络包括十二经脉、奇经八脉、十二经别、十二经水、十二经筋、十二皮部、十五络脉……。构成了经络学说的正统认识……"此观念被中医药规范化教材采用。由此，两汉以前的经脉医学在强大的"约定成俗"势态下演绎作"经络学说"了，并将针刺疗效与飞来的"经络概念"结合，进一步认定作"现象是本质的显现"，进一步从哲理上强化了"经络的客观存在"。成为开展各类经络实体研究的理论基础。当今"经络概念"中夹杂的的尘埃何等之深！我国经脉医学的命运啊！

本篇中心在于为原始中医学理论拂尘，如当今"象思维"中夹杂尘埃，医学起源时限中夹杂的尘埃，返观内视中夹杂的历史尘埃，都应一一拂去。由于我个人的原因可能说理有误，拜请学界指正！

2013.3.8 于秋实居

第五讲

用"象思维助推中医经络原创研究"的思考

《中国中医药报》2010 年 10 月 14 日第 3 版刊出《从象思维发掘中医原创活动》的文章，此文是参加了由中国科学技术协会学术部主办、中华中医药学会承办的中国科协第 45 期"新观点新学术沙龙"的曹东义先生撰文。该报第 4 版报道同一内容，题曰：《象思维助推中医经络原创研究》，讨论的主题是"象思维和经络实质"。字里行间，一下子将"经络研究"再次推到我们面前。所谓"原创"，意指今本《内经》所载十一、十二经脉理论中的"经络词组"都属我国春秋时期原创"经络"内容；20 世纪虽经半个世纪的"经络解剖结构研究""循经感传研究"未果，那是因为思维方法问题；当今学者们又想到"象思维和经络实质"的关系，因而推出用"象思维助推中医经络原创研究"。这就是在总结既往经络研究经验的前提下提出"经络研究中的新观点新学说"的过程。

用"象思维"开展"经络原创"研究，这一主题假如改作"经脉原创研究"，原则上应该无误。但是学者们在探讨中，仍然将当今之"经络概念"从先秦之经脉学说中分离出来，采用既定之"经络客观存在"展开讨论，使所谓"经络原创"再次走上玄妙轨道。因此，有必要将相关问题加以澄清。

一、关于我国远古"象思维"的回溯及其临床应用

"象"的概念，两周时期的《系辞》介绍最明，出于用卦、爻符号表示自然界某一事物的变化之象。《系辞下》："是故易也者，象也；象也者，像也。"孔颖达疏曰："谓卦为万物象者，法象万物。"我国的象思维从远古走来，蕴含着深厚的中华文化色彩。

近年我在探讨中华远古天文·历法史时，借鉴诸多考古史料认识到人类自新人获得远事记忆能力后，人类的思维有一个渐进性发展过程。早在 1.8 万年前的山顶洞人时期，先民们有了尊母

习俗（将赤铁矿粉末撒在成年女性死者周围），这种思维方式建立在推理基础之上，寄托对女性长者的怀念与哀思。根据他们的思维能力我们推断：当他们突然从阳光下进入山洞，感到眼前一片漆黑，不自主地用手揉一揉双眼，当停一会后，便可见到从山缝里透进一些光线，由此逐步认识到这光是用双目看到的；由此逐步产生了最早的人体生理功能的认识——目之于色。一万年后的贾湖先民在目·视的感悟中，第一次描绘了目的"象"作

，刻于龟甲上[1]，反映了贾湖人对目之于色的理解。大约从这时起，人们进一步注意到日（太阳）对人类生活的重要影响。换句话说，人类对自然界事物的主动认识要求也越来越迫切了。因为人类的种植农业、制陶业等原始综合科学知识的积累，逐步提高了人类的思维能力。6500 年前的河南濮阳先民遗存了蚌塑二分二至日道图[2]，此图示告诉我们，居住在百濮之原的颛顼部族的先民们，早已对日（太阳）视运动的东升西沉位移、南往北来规律进行观察，并用蚌塑法（垒蚌法）记录，将春、秋分日道运行规律用蚌壳摆塑于地面，此图实质上反映的是太阳视运动位移之象，反映了最早的二分二至远古历法理论。山东莒县陵阳河出土 6300 年前的陶尊 4 件，陶尊上刻 、

，也是描绘群山巅上出太阳， 之象十分生动，被学者们

释作旦，表明日出之象。""这个"象"，当属最初的依类象形之一。我国《易》学探讨的是日月之学，被口头文化传承为《连山易》《归藏易》《周易》。传说中最早的易与伏羲有关，上述口头传承史料十分复杂，一卷难尽。《系辞》讲："天尊地卑，乾坤定矣。"这里追记的是伏羲氏族根据他们在甘肃永靖等地长期观日东升西沉位移，南往北来，寒暑交替，春萌秋杀，一年周

87

而复始的自然之象，并依天圆说抽象描绘天地定位图（江氏国樑复原伏羲天地定位图，参图四）[3]。此图上天下地，天阳地阴，属一年寒来暑往，四季更替，是伏羲氏族在观日视运动中首次将太阳东升西沉位移周而复始之象，经依类象形，固定于天、地定位图中。3000 年后，创甲骨文的学者们广泛采用了"依类象形"原则创作甲骨文字，如"耳"字描绘人耳朵作 ，"齿"字描绘牙齿作 ，"望"字描绘人站在某一高物上张目远眺作 ，所有甲骨文字都取实像作基础，再创作一个表意的象（文字），可见我国的象思维何等深动。至两周时期，《说卦》："天地定位，山泽通气，雷风相薄，水火不相射……"这一追记，讲的是伏羲创八卦符号过程，即用"一"代表天、阳，用"– –"代表地、阴，用☰（乾）之象代表天、阳；用☷（坤）之象代表地、阴；坎水（阴）之象用☵代表；离火（阳）之象用☲代表……。可见伏羲氏族先民们创八月历，伏羲创八卦图像时，象思维起着十分重要的作用。伏羲氏积先民智慧，象思维已十分复杂了。《内经》中的阴阳调节论之基础，就是取天阳地阴、暑阳寒阴之象类比于人之生理病理，阴阳理论在原创中医理论中阐明了许多原创之生理、病理，至今不可用其他理论替代。此一方法叫取象比类。所以在我国当原始综合科学知识尚不发达的情况下，人们取两个相类事物比较，采用已知之象的相关内容，推导未知事物特性是一种有效的而常用的思维方法。从这点出发，"象思维是创中医药文化的灵魂"之一。但不能理解为"象思维是中医理论的灵魂"。

我国的"象思维"从远古走来，在"象思维"的发展史上，当人们主动取已知自然之象类比于相类事物未知内涵，以求阐释未知事物本质的时候，这就是"象思维"从"依类象形"演绎为"取象比类"的发展过程。在《内经》中采用取象比类说明医理的，最典型者，莫过于《素问·四气调神大论》强调"阴阳四时者，万物之终始也……逆之则灾害生，从之则苛疾不起"。这里的阴阳四时，是建立在远古先民早已在观日东升西沉位移、南往北来规律，创立了八月、四季、寒阴、暑阳等一系列与历法理论有关的概念后讲的，是明确了"冬至四十五日，阳气微上，阴气微下；夏至四十五日，阴气微上，阳气微下"的寒阴暑阳、气候交替规律，强调人类在寒暑交替的环境下生活，只有遵循寒暑交替规律，随时根据天气变化情况加减衣被，才会苛疾不起。在探讨生理病理时，《素问·离合真邪论》讲"地有经水（较大的河流），人有经脉（将流动的河水类比于在经脉内流动的血液）；天地温和，则经水安静；天寒地冻，则经水凝泣；天暑地热，则经水沸溢；卒风暴起，则经水波涌而起"；在此作者总结出了"天地温和，则经水安静"等四种自然之象，引发经水安静转化为凝泣等展开讨论，创建了血气病理理论。作者接下去说："夫邪之入于脉也，寒则血凝泣，暑则气淖泽……其行于脉中循循然，其至寸口手中也……"后者引出寸口脉法理论之一。《灵枢·刺节真邪论》："寒则地冻水冰。（在寒则地冻水冰之时，对人的影响是）人气在中，皮肤致，腠理闭，汗不出，血气强（彊），肉坚涩。"在春秋时期，先民们用地冻水冰之象类比于血气，解释生理病理，使人一听就懂，应该是恰到好处了。再次证明利用"取象比类"（象思维）创建中医理论的神奇作用。

二、"象思维助推中医经络原创研究"质疑——兼议两汉前经脉学说起源演绎

"象思维助推中医经络原创研究"是中医学界第 45 期新观念、新学说学术沙龙的主题。这个主题，将当今之"经络概念"

再次定位于"经络是客观存在的"。试问：我国开展的半个世纪的经络实质研究，能够证明"经络的客观存在"这一定位吗？迫使我们有必要再做简要考辨。

今本《内经》中的经络词组42起，含动词意、误字衍文及经络是经脉和络脉的简称类。如《灵枢·经脉》"六经络手阳明、少阳之大络，起于五指间……"。本文"经络"二字是可以分的，"六经"指手三阴三阳之六经，经后之"络"是一个动词，含网络之意。《素问·调经论》"经络支节，各生虚实"，其中"络"指各经脉之经网络于相关支节，"络"也是一个动词。《内经》经络词组，含动词意、误字衍文7起，泛指经脉、络脉35起。《灵枢》中的经络词组，都是两汉时期"微针导脉针刺疗法"发明之后，首先将微针直接刺入经脉之内调其血气时，在解释针刺理论中出现经络词组是对经脉、络脉的合称、简称[4]。如《灵枢·邪气藏府病形》"经络之相贯，如环无端"，讲的是经脉络脉之相贯。如《灵枢·官针》"豹文刺者，左右前后针之，中脉为故，以取经络之血者"。经络之血当然是指针要刺破血管壁，使之流少量血液。《灵枢·口问》讲百病始生之病理时说："阴阳破败，经络厥绝，脉道不通……"经络当指经脉络脉之脉道无疑。《内经》中许多史料证明，我国古代医家们没有在经脉理论之外，发现"经络""原创经络"。我国经脉医学发展中的演绎过程，已在《中国医学起源新论》第130~136页，《经脉学说起源·演绎三千五百年探讨》第64~71页讨论。在21世纪已过去十多年的今天，再次提出用"象思维助推经络原创研究"，与我国医学史不符，是不现实的。

有些学者，在探讨中医理论时，总爱好将"经络"既定为"经络客观存在"。"经络"是客观存在吗？"经络"是在什么样的"象思维"指导下起源的，或被发现的？强调"经络客观存在"者无法证明"经络的起源过程"，在无可奈何时，只能重复说："经络学说的起源，也是一个无据可考的历史问题。"[5]这一说法，实际是对经络学说的质疑。我们记着了黄龙祥教授在学术沙龙会上说的"从象思维入手研究经络是一层窗户纸"的名言。有关"临床针刺有效"之医理，应结合实际从多方面探讨临床针刺疗效新理论。

当今放弃"经络"概念与经络研究是明智的。探讨经脉学说的起源、演绎过程，都有史可证，由经脉学说演绎的一系列原始中医学理论体系将成为未来中医理论的基础。相关问题在《经脉学说起源·演绎三千五百年探讨》（中医古籍出版社，2010）中做了初步回答。

以《灵枢·经脉》为代表的十二经脉理论，完善于两汉时期。我之所以用"完善"二字来界定十二经脉理论，是因为我国经脉学说有一个起源、演绎的渐进性发展过程。殷商时期的造字者们在创作"心"（🔾）字的过程中，约经200年对人体心脏进行了反复解剖观察，完成了心脏的大体解剖，弄清了心内有七个孔窍，有两组瓣膜，瓣膜有向上与向下之分；认识到心脏可在开胸后自主搏动，与生命和思维存在关连。加之当时的君主们多剖杀近臣中的直谏者，认为有学问的人"心有七窍"，推导心是主思维的。这一推导促进了人们对心脏底部几条大经脉（血管）的假想，认为有思维能力的心脏，通过心脏底部几条大经脉对全身起调控作用，于是，纣王时期第六个"心"字作🔾，就是描绘了心脏及心脏底部的几条大经脉（血管）之象，表明了我国经脉学说的起源时限。殷商以后的四百年，齐桓公时期，管子相齐，人们对心脏再次解剖验证，观察到开胸后的活体心脏的自主搏动，记下"自充自盈，灵气在心，一来一逝"，亦认为人的思维（灵气）在心。此时，正处于金文发展时期。至齐灵公铸叔侯镈、叔侯钟，镈、钟铭文之"心"字分别作 ⬙、⬙，这两个"心"字之象就是在心脏实体面前描绘的，属依类象形，继承了殷商时心脏底部四条大经脉的认识；齐景公时明确提出："寡人之有五子（五位谋臣），尤心之有四支，心有四支，故心将佚焉。"[6]讲明心脏（君位）通过四支（臣位）对全身起调控作用，故心脏本身很安闲。从桓公到景公，齐史较完整地反映了心、经脉调节论的认识过程。

应该指出，从殷商至春秋，人体经脉学说仍然处于起步时期，其概念是不完整的，经脉学说怎样与临床结合，尚待进一步探讨。这一时期在学术界，从数千年积淀的由天干、地支之象演绎出六十甲子，创历法新理论，反映自然界周而复始之象；又从六十甲子中演绎出六甲五子，组成天六地五十一常数，成为说理的工具。《国语·周语下》："天六地五，数之常也，经之以天，纬之以地，经纬不爽，文之象也。"十一常数成为"文之象"的代称。《汉书·律历志》："日有六甲，辰有五子，十一而天地之道毕，言终而复始。"汉代学者进一步强调自然界"终而复始"的意义。从春秋至两汉十一常数的应用很广，两汉医家终于将十一常数引进经脉医学，创《足臂十一脉灸经》《阴阳十一脉灸经》试探将经脉理论用于归类疾病，指导灸疗。可以讲，我国的经脉学说从四经说到十一经脉学说与"象思维"存在着一定的联系。

但是，十一经脉理论，没有反映十二月历法"周而复始"的规律，与临床医学联系不紧。为适应两汉医学迅猛发展的需要，医家们又汲取十二月、十二辟卦之十二，补入心包经脉，使经脉由十一经脉发展为十二经脉，将手足六经在臂胫周径上的循行规律人为安排其首尾相应的经气（津气）在经脉内做封闭式循行，达到"阴脉荣其脏，阳脉荣其腑，周而复始，如环无

92

端"。由此看来，经脉学说在完善为十二经脉理论之时，汲取了自然界"周而复始"之象，近似于解释了与经脉（早期经脉理论中的血管）有关的循环系统生理。

应该指出，在完善十二经脉理论时，某一阳经与某一腑相连，某一阴经与某一脏相连，都属人为安排，在实体解剖中是不可能找到依据的，且每一经脉的连续向论述方向前行，从全程讲，也是没有实体组织作依据的。但是，在十二经脉理论中总体要求"内属脏腑，外络肢节"，成为完善十二经脉理论的理论要求。而足太阳膀胱经脉在脊柱两侧循行，针刺临床实践中又总结出背俞诸穴可调整相关器官功能，不久又补充督脉、夹脊穴。结合今天的脊神经解剖、生理知识，用足太阳膀胱经脉解释十二经脉理论中的"内属脏腑，外络肢节"是可通的，因为足太阳膀胱经脉在脊柱两侧的循行范围，恰是脊神经中的相关神经纤维穿入胸腹腔，组建交感链，调节胸腹腔各脏腑器官功能。从这一点讲，我国的经脉学说反映的是自主神经调节功能。经脉学说的演绎过程也是有据可考的。

三、玄妙乎"象思维与藏象理论的建构"兮

《中国中医药报》2010 - 11 - 1载文《象思维是中医理论的思维方式》，作者们在开卷探讨中，从我国早期数理、易学出发，探讨"象思维"与中医学理论体系，论点论据基本合拍，读之受益匪浅。作者们在第三个小标题"象思维与藏象理论的建构"中指出："古代医家应用象思维方法，结合粗略的解剖知识建立了藏象理论，对人体脏腑的形态性质、功能等进行了全面的认识与探究。"原则上讲，这些认识与历史基本一致。

但是作者们在"象思维"的美名下笔锋一转，指出："天有四时，地有五行，则人应有与天之四时对应的四气，称'天系统'，地之五行对五藏，称'地系统'。"又说"人与天地相应，

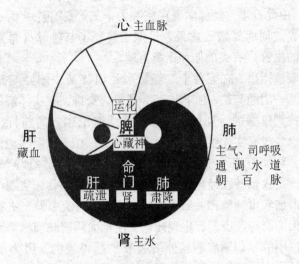

图七　命门中所藏四时脏及所生五神脏示意图

存在着如天之无形的四时脏，地之有形的五形脏的天地两套系统"。并设"命门中所藏四时脏及所生五神脏示意图"。并强解曰："天系统的四时脏即时相脏，含肝、心、肺、肾；地系统即为主藏五神的形体五脏肝、心、脾、肺、肾。"恕我不再往下录了。

　　在这套新理论中，其一，作者们无端新创天、地两套系统；其二，又将肝、心、肺、肾一劈作二，说肝、心、肺、肾属天系统，肝、心、脾、肺、肾属地系统；其三，四时脏和五神脏都藏于命门之中（图七"命门中所藏四时脏及所生五神脏示意图"）。作者们是在"象思维"的美名下展开建构的。不知"天之无形的四时脏"取天的什么"象"推演？命门中所藏四时脏又是什么"象"？命门在人体何处，何以能藏象？作者对应该是直观的"象"概念都不可确定，还能引出什么"象思维"的正确结果吗？这幅"命门所藏象图示"是无端捏造？还是故弄玄虚？

94

在这套新理论中，将天阳地阴分作"天系统和地系统"有何意义？五脏中的肝、心、肺、肾应该一劈为二属天，又属地吗？古人讲脏腑如《素问·金匮真言论》"阴中有阳，阳中有阴；心在背为阳中之阳，心在五脏属阴"何等英明，否之无理。在《内经》中"命门"有二说。一说"命门者，目也"，一说"命门在肾位"。考之"命门者，目也"，反映的是远古中医学思想萌芽阶段目主思维史[7]。"命门"在两肾间，历代争议无止。其实命门在甲骨文 🐘 （娩）字中早有反映，商人描绘接生之"象"的双手、产妇大腿，方框之内的小圆图便是"命门"（子宫颈口）。深刻反映了甲骨文造字者"象思维"的本意。我国医家早已将命门界定在"直肠之前，膀胱之后"，认定为"施生之门"，即女性的子宫、子宫颈口。看来用象思维建构藏象理论的作者们对"象的概念"，对取象的方法还需要进一步了解，切不可无端捏造"命门所藏四时脏五神脏图示"误导读者。在科学技术发达的今天，"象思维"已不是唯一的发展中医理论的良策。尤其不应在既往某些玄学的基础之上再做玄之又玄的解释，影响中医事业与时俱进的发展。

我们应该如何创建未来中医理论呢？在重建中对于已经过了时的早期医理应抱什么态度呢？许多学者在研究后指出，研究医学起源、形成和发展的历史演进，深入地理性分析和对历史的严肃反省，明确中医学的发展方向是我们的责任。大同市精神病院许浩然在《中医思维方法浅谈》中早已指出："中国古代的解剖知识，决不像有些人想象的那么落后和无知，它是中医生理、病理、治疗学说的形态学基础，也是古代医学家辩证思维的起点。""唐宋以降发展的病理学说……以致中医学现在仍以模糊定性为重要特征……因此，我们现在吞食的是中医封闭发展的苦果……中医要发展，必须打破过去封闭的体系。"[9]许先生的见解是不可低估的。何裕民先生在《差导、困惑与选择·代结束语》指出：研究中医"严谨性的途径和方法，那是把中医学放回到它所赖以生存和发展的文化背景中……借助科学哲学等学科知识，对中医学做多维度、全方位的考察。……理性告诉我们，要发展中医学，历史的、现实的和科学的抉择只有一个，那就是变革旧范式，重建中医理论的新体系。"何先生指出："变革和重建，必定会有所失……但重建中失去的大多是陈旧过时了的东西，宛如清创，必须剔除坏死腐败的组织。"

我国先民最早表明自己使用象思维者，如贾湖人描绘 代表目之象；伏羲作"天地定位图"是在利用东、西方远山景作参照物长期观日东升西沉位移、南往北来年复一年地垒石观察，并感悟到在日之东升西沉位移的规律中伴随着地面的寒往暑来、春萌秋杀；观察到日东升西沉在北点时我国为暑热，日东升西沉在南点时我国阴寒；认识到暑热与阴寒之间中间时段为气候温和期。当时的伏羲们并不知道赤道、南回归线、北回归线，但将这种天地之象用"天地定位图"固定下来。贾湖人、伏羲们的上述行为叫依类象形，甲骨文的造字者们将"依类象形"定作造字规则，为中华方块字的发明创造了奇迹。后来依类象形进一步演化为"取象比类"。取象比类讲的是人们在思考问题的过程中根据两个对象的某些相同属性，如水与血都是可以流动的，人们取水在寒冷地冻水冰之时，河流冰封，交通阻塞之象，类比于人在受寒邪侵袭之后，推导出"寒则血凝泣"。这种取象比类，当然是十分生动的。两周、两周以后我国取象比类思想十分活跃。如《诗》中的"战战兢兢，如临深渊，如履薄冰"，《论语·为政》的"人而无信，不知其可也。大车无輗，小车无軏，其何以行之哉"，描绘人在社会生活中讲求信用的重要性。我国古代医家们在原始科学技术知识、人体解剖知识、生

96

理知识贫乏的情况下，借用"象思维"创造了许多有益的医学理论，至今不可无故弃之；关于一些过了时的理论，如"子午流注"之类与人体生理不符，当今探讨针刺疗效，"子午流注"不可取也。对于原始中医学理论体系中的"旧范式"都应变革和重建；对于原始中医学理论体系中许多光辉之作我们都应探讨、阐释，使之发扬光大，为创未来中医理论做出新的贡献。

2010 年 11 月 15 日于秋实居

参考文献

1. 考古杂志社，编著. 二十世纪中国百项考古大发现[M]. 北京：中国社会科学出版社，2002.

2. 探索、发现栏目组，主编. 考古中国贰，濮阳星图之继[M]. 北京：中国青年出版社，2007.

3. 江国樑. 周易原理与古代科技[M]. 福州：鹭江出版社，1999：45.

4. 严健民. 中国医学起源新论[M]. 北京：北京科技出版社，1999：130 – 136.

5. 廖育群. 从哲学推理谈医学起源的研究[J]. 医学与哲学，1986（7）.

6. 晏子春秋. 景公从畋十八日不返国晏子谏第二十三.

7. 严健民. 中华远古中医学思想萌芽史上的轨迹、目主思维史话[J]. 中国中医基础医学杂志，2011（3）.

8. 严健民. 释命门[J]. 中国中医基础医学杂志，2005（7）.

9. 许浩然. 中医思维方法浅谈[C]. 全国第二届唯象中医学，学术讨论会论文集（浙江奉化），1990.

第六讲

虢"中庶子医论"考辨

——澄清经脉医学起源的时限

"中庶子医论"概念，是根据司马迁在《史记·扁鹊仓公列传》中搜载虢中庶子曰"上古之时，医有俞跗，治病不以汤液、醴酒、镵石、桥引、案扤毒熨，一拨见病之应，因五藏之输，乃割皮解肌，决脉结筋，搦髓脑，揲荒爪幕，湔浣肠胃，漱涤五藏，练精易形"提出来的。两千余年来，司马迁的上述搜载并未引起医史学界的关注。近世，在研究"经络实体""经络敏感人""经络感传"之后，因各类经络研究无果，使人感到"经络概念"的虚无缥缈，在学术界提出了"经络是什么"的问题。有学者根据司马迁评议："至今天下言脉者，由扁鹊也。"认为在中医史学上扁鹊是一位不可忽视的人物。因而学者们逐步转向以"脉"为内涵的经脉医学的探讨。有学者提出返观内视与经络的关系，使自己走上了特异功能邪说。绝大多数研究经络的学者根据自己的研究提出了五花八门的看法，至今难于达成共识。有学者放弃经络概念后，在探讨经脉医学起源时，抓着出土汉画像石与"一拨见病之应"（《韩诗外传》《说苑》），采用虢中庶子的口实论证经脉医学的起源问题，说我国经脉医学起源于五千年前的黄帝、扁鹊、俞跗时期。但因根据中庶子医论，很难直解经脉医学起源的上限，于是将"经络密码""俞跗密码"等莫须有的概念强加于经脉医学。持此观念的学者如刘澄中、张永贤两位教授，他们参加我国经络研究几十年如一日，付出了不少心血。两位学者近年在海峡两岸出版与虢中庶子有关的经脉医学数卷，大者洋洋近百万言[1]。书中引当今中医学术界各学派研究经络的论著十分翔实，相关研究资料可谓浩如烟海，为我们保存了这个时代中医学术百家争鸣的盛景。两位教授于 2007 年出版《经脉医学与经络密码的破译》[2]（以下简称《破译》），因该书的核心在于根据虢中庶子医论展开讨论，讨论中对于我国经脉医学起源的结论有误，我们只好根据《破译》的有关内容做些考辩，希望能与刘、张二位教授求得共识。

100

一、根据我国原始医学史料考辨"中庶子医论"的可信度

《破译》第一章依 1958 年山东两城山出土东汉画像石为据，撇开刘敦愿先生的研究"石上浮雕着从前未发现的一种神话体材"不议，直引《汉书·艺文志》之《泰始黄帝扁鹊俞跗方》指出："黄帝是假托。"在排除黄帝之后，认定《扁鹊俞跗方》中的"扁鹊应指俞跗之前的泰始扁鹊，也就是轩辕时扁鹊"[2]（P：5），又说："观察此画像石，被称为大古扁鹊的岐伯，其中以右手握持受术者的右（左）手，而左手举持着一个捧状物者，很可能是在以石制的鍉针进行一拔的操作而致气……"并肯定"岐伯（大古扁鹊）占脉行医的神话失传了，但《岐伯占脉行医图》画像石流传下来"[2]（P：5）。由此刘、张二氏依《泰始黄帝扁鹊俞跗方》及东汉画像石经一番移花接木后，完成了"大古扁鹊的岐伯"医事，结论说：他"在经脉医学上的地位是不可或缺的"使命。由此，将我国经脉医学的起源时限上溯至"大古"（公元前 2600 年前的轩辕黄帝时期）[2]（P：256），又将扁鹊与岐伯捆绑在一起。我们知道殷商以前我国文字未创立，"大古"时代的民间口头文化传承中与医学有关的人物如黄帝、俞跗、伯高、雷公、少师、少俞、岐伯、扁鹊，还有伏羲、神农都属综合性人名，其时间断代也是很难界定的。有关原始医学知识的起源、经脉医学的起源，我们早已论述[3,4]。但是《破译》的作者反复引《韩诗外传》《说苑》等论证岐伯、俞跗是上古的真人真事，说《史记扁鹊仓公列传》"恢复了大古有岐伯、俞跗的历史本来面目"[2]（P：7）。作者在此采用不确切的传闻，难于论证医史。

西汉初年燕人韩婴于汉文帝（前 179—前 141）时立为博士，韩婴治诗兼治易，撰《韩诗内传》四卷、《韩诗外传》六卷。南宋以后仅存《韩诗外传》，载"……中庶子之好为方者，

出应之曰：吾闻上古医曰茅父，茅父之为医也，以莞为席，以刍为狗，北面而祝之……"。可见《韩诗外传》的这则记载，分明是巫祝之言，刘、张未用作医史的证据。但于《破译》第104页引《韩诗外传》《说苑》论之，又据元本《韩诗外传》补曰"搦髓脑，爪荒莫"句论之。指出今传本《韩诗外传》误为"搦木为脑，芷草为躯"。说明今本《韩诗外传》有多个版本，内容不一，刘、张二氏是知道这一情况的。

西汉中晚期刘向撰《说苑》失传，至宋，经曾孔复辑为二十一卷，言"中古之为医也，曰俞跗。俞跗之为医也，搦髓脑，束肓莫，吹灼九窍而定经络……"。曹东义在《神医扁鹊之谜》第211页指出，"按以上十三字"，旧作"搦木为脑，芷草为躯，吹窍定脑"。曹东义指出，刘向原文讲的是巫医之举，说明早期是用木刻一个人头形，用白色的芷草扎一个草人的躯体，然后再做"吹窍定脑"的动作，本来刘、张二氏在论证中不应该将此巫祝之举用于说明远古医史的。

关于司马迁撰《史记》，记录"中庶子医论"，可！因他是在搜载当时的民间口头文化传承及相关文稿，不加斟酌地汇集成文。司马迁在中庶子医论中，囊括了先秦医史中的许多概念，如镵石、毒熨、决脉、髓脑、肠胃、五藏等，都归入"上古"。东汉班固（公元32—92年）在《汉书·司马迁传》中评司马迁"是非颇谬之人，论大道则先黄老，而后六经"。班固对司马迁的评议，值得我们深思。19世纪20年代日本学者中荃谦在《扁鹊传正解》中指出："此文原是假医事以论其道……文士不辨之，错认为古之医事以修饰之，司马迁亦不辨之，从而润色之……"中荃谦指出，司马迁对传说之词不加辨识使用，司马迁的意见是不可取的。当代医史名家李经纬教授为《神医扁鹊之谜》撰序时指出："司马迁在撰写《史记·扁鹊仓公列传》时，所搜到的有关资料，显然不够详细和丰富，这给后世研究扁鹊的史学家和医学家们留下了许多疑点。"历代学者们的相关认识，是我们在研究扁鹊事迹时必须考虑的。

《韩诗外传》称俞跗为中古，《说苑》亦言"中古俞跗，吹灼九窍而定经络"。依《破译》第256页，中古（中世）指春秋至秦。说春秋时"定经络"（经脉），应该是可信的。因中世（春秋时期）起源于殷商的我国经脉医学在齐桓公至齐景公时期多次反映，齐景公讲"寡人之有五子，犹心之有四支，心有四支，故心得佚焉"。齐景公将他的五位谋臣比作心脏底部的四条大经脉，强调的是"人有四经调节论"[3]（P：58–61）。与齐景公同时代的孔夫子崇尚人身血气三阶段说：《周礼》中的"以咸养脉"，都属当时的经脉医学理论，成为秦越人扁鹊可能掌握视诊——色脉诊法的基础。两汉时期色脉诊法演绎为"相脉之道"，才有了切脉之寸口脉法问世。

现在的问题是：刘、张二氏撇开众多相关医学史料，强解"俞跗是上古新石器时代晚期的名医"[2]（P：144）。代前言说："扁鹊秦越人通过长桑君的秘授而得到俞跗的真传。"又说："汉代古墓中出土的脉书、脉人都属这个秘码。"强调："解读俞跗密码的钥匙，则隐藏在失传了的循行性感觉的走行图案之中。"

首先，"扁鹊秦越人通过长桑君秘授而得到俞跗的真传。"据《史记》长桑君对扁鹊曰："我有禁方书，年老……乃悉取其禁方尽与扁鹊，忽然不见……"司马迁并未阐释禁方书中的任何内容，扁鹊何以能从长桑君秘授中得到俞跗真传？退一步讲，长桑君在司马迁笔下是春秋人，长桑君从何处得到黄帝时俞跗的真传？长桑君秘授给扁鹊的真传内容是什么？从轩辕黄帝到长桑君的二千多年间，只有民间口头文化传承，无文字可以记载保留，俞跗的真传何以能保留传承下来？我国远古医学理论的起源应在何种条件下产生？中庶子所言："上古俞跗"掌握了五藏之输吗？四千多年前的俞跗能"割皮解肌，决脉结筋"吗？我国

103

人体解剖学史料虽证明殷商时期已完成人体心脏的大体解剖，但对尸体的较为系统的解剖，殷商无能，且《灵枢·经水》"若夫八尺之士，皮肉在此，外可度量循行而得之，其死，可解剖而视之"。此文尚不能直接证明两汉已有人体系统解剖。西汉末年，王莽命"太医令与巧屠"配合，才完成对王孙庆的尸解，做到"用竹挺导其脉，知所始终，言可以治病"。这次有准备的人体解剖资料，可能成为《灵枢·脉度》《灵枢·肠胃》《灵枢·平人绝谷》等许多文章的相关依据。我国基础医学中的人体解剖学，虽起步于殷商，但经千年的演绎，经验的不断总结，到两汉时期才获得较大发展。殷商以前，无史料可证我国人体解剖学已经起步。五千年前不可能有肠胃、五藏、髓脑等解剖学名词问世。所以司马迁笔下的中庶子医论是不可信的。

二、《史记·扁鹊仓公列传》中的相关医学史料必须澄清

纵观刘、张教授在《破译》中的认识，总体讲，作者的目的在于论证经脉医学的远古。代前言讲："扁鹊去了，但他给我们留下了破译古代经脉学说的俞跗密码……俞跗密码的破译，也就是经络迷彩或经络密码的破译。"在此作者为书名点题了。作者好似想在全书中用"经络密码"作为主语替代"俞跗密码"，强化"经络密码"的现实意义，达到树立"经脉医学——高等临床神经学与循行性感觉"的目的。但在全书中多用"俞跗密码"，难见"经络密码"及其相关概念。不知作者如此处理的心态如何。假如离开代前言的点题，很难从全书中认识到作者在各篇中是在"破译经络密码"。

关于《内经》中的"经络概念"，古人是否在经脉学说之外单独创立了"经络学说"呢？我们已在《中国医学起源新论》中做了澄清。所以我们不能认为两汉医家既讲经脉学说中的经脉、络脉，又讲"经络学说"。在两汉医家眼中"经络"词组未

104

从经脉医学中分离出来。当今"经络"概念是20世纪中叶因发端于德、俄、日等世界性经络研究。那时我国正处于百废待兴，中医临床的针刺镇痛、针刺治疗聋哑激励着中国人，特别是承淡安翻译日本《经络的研究》在"译者的话"中声称："经脉亦称经络，我国经络学说在《内经》中已有详细记载，十二经络不但把人体的各个脏器相连……"随后《中医学概论》重申"经络是人体气血运行的通道……"。由此两汉以前的经脉医学，在强大的"约定成俗"的势态下演绎作"经络学说"了。由此开展"经络研究"数十年，均以探讨经络实体及生理为主线，偏离了秦汉经脉医学的正确轨道，故均以失败而告终。不切实际的"经络概念"已经产生了许多负面效应。因此我曾提出"废止当今之经络概念"[5,6]。

1. 艾灸与经脉医学起源无关

《破译》第33页立题："艾灸引发的热致循行性感觉状如流水。"文中说：艾灸的出现在先……古代医家把艾炷放置在病家的腕、踝部点燃，热致循行性感觉的走行便会忽而慢、忽而快……因而有十二经水之说，这说明此种感觉的循行是立体的。刘、张二氏在此将艾灸的使用时限定位在5000年前，说"远在五千年前便发现了循行性感觉或感觉循行现象"，并用"灸法的出现在先……"证之。此一认识，难与我国灸疗史一致。邵虹先生于1983年在《新中医》第4期发表《灸的历史研究》，文中依春秋史料为据，指出："艾火之前，很可能是采用了干草、树枝诸种木柴作燃料来作熏灼烫等方法来消除疾病的。"邵虹将艾灸临床史定位于春秋前后。在邵虹先生的启迪下，我曾根据《灵枢·经筋》足阳明之筋治疗面神经麻痹的史料及《五十二病方》中的"令病者背火炙之"等十九条史料结合康殷先生《文字源流浅说·医术》第566页关于 𤇾（炙）的探讨，撰《论古老的火灸疗法》[7]。2004年重撰"远古火灸疗法史"[8]及"春秋战国灸疗史"[8]（P：128－130）。在上述考著中最古老史料为甲骨文，仅3300年左右，证明远古火灸疗法早于灸疗约4～6百年。这里涉及燔、炙、灸之不同。段玉裁《小笺》云"燔与火相著，炙与火相离"成为辨别燔炙的重要理论依据，成为解释"令病者背火炙之"的火灸疗法之施治方法的依据。关于灸与艾有关，正如刘、张二位所说，是将艾炷放置于病家的某一皮表进行灸疗。我国用艾的历史有两点可取，一是《庄子·让王》讲越国无君，是因王子搜不肯出任越君，跑到山洞藏起来。越人请子搜出任，只好"熏之以艾"。二是《庄子·盗跖》介绍孔丘老先生去劝柳下跖不要当盗跖，与柳下跖舌战，孔丘老先生舌战不过柳下跖，吓得"出门上车，执辔三失"。孔子回鲁国对柳下季说："丘所谓无病而自灸也。""越人熏之以艾"说明春秋时期民间有用艾的习俗。孔夫子讲的"无病而自灸"，喻自讨苦吃，讲的是灸疗早期的瘢痕灸。秦汉时期的《五十二病方·颓》第十二治方："取枲垢，以艾裹，以灸颓者中颠，令烂而已。"就是讲的瘢痕灸。在《五十二病方》中还用灸作为手术的麻醉手段，如《五十二病方·疣》第一治方："取敝蒲席若籍之弱，绳之，以燔其末，而灸疣末，热，即拨疣去之。"《孟子·离娄》讲"七年之病，求三年之艾"已是战国时期的认识了。上述史料证明新石器时代晚期的先民不可能认识到用艾炷置于体表点燃后引发出循行性感觉。关于《灵枢·经水》中"十二经水"的断代，重在"十二"。我国先民是重视"数"的，禹王执政崇九，有"六府三事"为证。《尚书·禹贡》记有九河、九江、九州、九川、九泽，都只讲九。至春秋时期，崇尚天六地五，即六甲五子，定为"十一常数"。医学中的"五脏六腑"、马王堆出土的十一脉灸经就是十一常数在人体脏腑理论、经脉理论中的应用。十二经脉理论出于两汉医学大发展时期。十二经水之说只能出于两汉。所以希望用十二经水论证灸疗史出于 5000 年前也是缺乏史学意义的。五千年前不可能有"十二经水"之说。

2. 我国新石器时代没有医家

《破译》中多次强调"大古扁鹊的岐伯行医"[2]（P：5），说"事实是，俞跗乃是上古操一拨循行脉法为人诊病的伟大医家的代表"[2]（P：8）。认定俞跗是我国五千年前的医家。据学者们考证，此说与我国历史不符。马堪温[9]教授于 20 世纪 90 年代考证，引孔夫子讲："人而无恒，不可以作巫医。"论证孔子时代巫与医尚未分开。《左传·昭公元年》有医和，《左传·成公十年》有医缓；《周礼·天官》设医师之职；《说文》解"医治病也"，均证明我国医生的出现在两周。且甲骨文中，殷商史中只有巫祝，没有医家之说。马先生指出："医生的出现，取决于社会的需要、社会发展的条件以及医学本身的发展。"5000 年前（夏禹以前）我国原始综合科学知识虽有较大发展，但人们的认识能力还十分有限，对许多事物缺乏分析、综合，主要因为实践经验不足。尤其医学本身的发展，先民们尚无人体解剖与追求生理知识的要求；称作第二信号系统的文字，黄帝时期仅见于陶文，医学知识无法在口头传承以外传播。因此黄帝时期的医学知识仅限于外伤、外治的口头传承。根据诸子史料证明，两周才有专职的和、缓及医师之职。大古有"扁鹊的岐伯行医"。误矣！

3. 原始中医学理论"五藏概念"产生于春秋战国时期

关于五脏，"上古之时，医有俞跗，因五藏之输……"，本属春秋民间口头文化传说的追记。但刘、张认为上述记载，是"新石器时代晚期的史料"。《破译》第 7 页立题："俞跗一拨脉法的神奇"。文中说："一拨见应……只可能是'脉口'或者是

'五藏之俞'。"我们讲："五藏之俞"的前题是有"五藏"。5000年前的大古时期，我国基础医学中有没有"五藏"名词呢？我们的考证是否定的。"五藏"在胸腹之内，属在解剖观察中对相关器官功能的了解后的命名，在此需要原始生活知识的不断积累，特别是需要原始解剖、生理知识，包括动物解剖知识的积累及原始临床医学知识的积累。我国考古史料证明，近万年来，我国制陶工艺虽已发展为彩陶，已可观日之东升西沉位移规律，并用蚌塑法垒石法记之，制订出最初的二分二至历法，[10]……在剖杀猎物时，很可能对猎物的内脏有了一定的感性认识，但是他们多依直观积累知识，他们还不能理解肺与呼吸的生理意义，还不能理解胃与食物的消化吸收关系，更无法理解尿来源于肾。因此，5000年前的先民们没有"脏器"的概念，更无"五脏"的概念。为澄清扁鹊秦越人的医术，为探讨长桑君有何等医技，我曾将历史定位于长桑君、秦越人、赵简子、孔夫子时代，从那一时代的子书群中搜集相关脏器，结果只有心、肺、肝、肾、胆、脾、胃、肠、膀胱九脏。在甲骨文中有心、胃；《尚书·盘庚》"今予其心腹肾肠"；在《诗经》中肺、肠、脾与心合用，常用于抒发情感；《大学》"人之视己，如见其肝肺然"；《周礼·疾医》"参之九藏之动"；均证明西周时，人体内脏只有"九脏"之说。但在九脏中没有脏和腑的划分。春秋时期的基础医学知识如此，大古俞跗怎能"一拨定五脏之俞"呢？"五脏"名词首见于《庄子》。《庄子·在宥》："愁其五脏，以为仁义……"《庄子·骈拇》："骈枝于五脏之情者，淫僻于仁义之行。"《庄子》两文都建立在当时的"五脏情识论"基础之上，批判社会现象中的假仁假义行为。《素问·六节藏象论》："形藏四，神藏五，合为九藏以应之。"在《灵》《素》的多篇文章中都未能将脏腑概论统一下来，刘、张二氏强调新石器时代晚期有"五藏"之说，此言虚矣。

4. "脑"字的创造是两汉先民继承先祖脑论开颅研究的结果

《破译》第8页讲"……使循行性感觉的走行路线……趋止于头部，也就是定脑"。刘、张想将"搦髓脑"转释为5000年前的现实。刘、张二氏于2005年在台湾出版《经脉医学与针灸科学》清样本第183页引用我搜集到春秋以后不同时期的21个"脑"字[3]（P：66）（其中有两汉前的六个原始"脑"字），论证大古新石器时代晚期"吹窍定脑""搦脑"，说"这二十一个脑字与新石器时代晚期的'吹窍定脑''搦脑'等记载是一致的"。在此我要声明，我国秦汉时期的先民们分别创作的

𡿺、𡿺、𡿺等原始"脑"字，只能证明我国先民开颅直观脑回阴影，并依脑回阴影创作出从上、从匕、从山、从止的原始"脑"字，是秦汉先民们完成的。这一伟业殷商、春秋先民未能完成，但殷商、春秋先民们遗存下来的相关文字知识、医学基础知识是秦汉先民们的智慧。由此，我们断定，5000年前的岐伯们、俞跗们绝对不会有开颅、搦脑、定脑的可能。我们希望不要用秦汉时期及其以后的"脑"字为大古俞跗们还魂。更奇者，刘、张说："定脑也含有定五藏"的意思。说"在病者生前，看到循行性感觉有趋止于头，判断它是入于脑，则死后搦脑；生前看到感传入于某藏、某腑，其死，则漱涤而求索之，结果找到了与所入的幕位相应的藏府上有病灶"[1]（P：185）。刘、张二氏讲的这一死后追踪调查的方法，在我国无史可证。我们只可从西方19世纪中叶找到原型。1861年医学家、生理学家Broca氏在临床发现能听懂别人的语言，但自己的语言表达困难，发音不清，属失语症。在患者死后追踪尸解，发现病人脑左额叶后部有病损区，此区后称Broca氏区，这类失语症叫运动性失语症。1864年Wernicke氏又发现能讲话、有听觉的患者，听不懂别人和自己讲的话，往往答非所问。后追踪尸解，发现脑病损部位在

颞叶后部，后来该区叫 Wernicke 氏区，这类失语症叫感觉性失语症。我们要问：19 世纪中叶的科学技术，在 5000 年前可能实施吗？

在《破译》中，刘、张二氏为解"俞跗密码"也好，为解"经络密码"也好，采用艾灸论证我国经脉医学起源于 5000 年前；说我国新石器晚期已有操一拨循行性脉法为人诊病的医家；强调上古俞跗已完成"五藏之俞"；又想将"吹窍定脑"转释为真实，力求用近代脑生理学、脑解剖方法证之，可见刘、张二氏在此真的"挖空心思"了。刘教授"经络密码的破译"观，影响了刘教授的学术威望。

在我国悠久文化、医史学面前，我们应该采取什么态度与方法研究之？这里应该记着毛主席的两条教导！即："……人的认识，主要依赖于物质的生产活动，逐渐地了解自然现象……。人类社会的生产活动，是一步又一步地由低级向高级发展……即由浅入深，由片面到更多的方面。"其二，"你对那个问题不能解决么？那么，你就去调查那个问题的现状和它的历史吧！……"当代学者任继愈先生在《老子新译·绪论》中说："我们不能替代古人讲他们自己所不知道的东西；不能替代古人发挥到他们自己还没有达到的地步。"毛主席叮嘱：人的认识，是一步又一步由低级向高级发展，即由浅入深……。点到了自然科学和社会科学的发展规律。任继愈先生劝我们在探讨历史问题时，不要替代古人讲他们不知道的东西。何等通俗！在研究相关历史时，对于实有其人的老子如此，对于传说中的俞跗，切不可将俞跗现代化了。5000 年前的俞跗们不可能完成"五脏"的解剖、命名，更不可能完成"定脑"。

三、秦汉与经脉医学起源相关的一些问题

前文我们论证由于原始综合科学知识、原始医学知识起源、

发展诸方面因素的影响，5000 年前的中华先祖们没有发明"经络学说"。"秦始扁鹊，也就是轩辕扁鹊"属远古口头文化传说，"扁鹊"应属综合性人名。我国秦汉经脉医学，乃是原始中医学理论体系的脊梁。数十年来由于经脉医学与当今之经络概念有关，因此备受中医学术界关注。有关认识，可谓众说纷纭。

在探讨我国经脉医学起源后，于秦汉时期裹撷的内涵实质时，我们应该回到秦汉时期医家们首创相关医学理论时的认识基础之上进行。关于经脉医学的实质，我自己的体会如下：

1. 殷商甲骨文造字者为造"心"字，在依类象形原则指导下，对人体心脏进行了反复解剖观察，经近 200 年的时间，殷人终于完成了心脏的大体解剖，知心内有七个孔窍，有两组瓣膜，瓣膜有向上与向下之分，纣王时期已将人之思维能力赋予心脏。在此基础上意识到心脏底部几条大血管的生理作用，所以，第六个"心"字作 ，描绘出心脏底部的几条大血管，意指有思维能力的心，通过心脏底部几条大血管对全身各部位起调节作用。从此，我国经脉医学诞生了。

2. 从殷商至两汉我国经脉医学走上了渐进性发展道路。春秋齐史表明："凡心之型，自充自盈，灵气在心，一来一逝。"（《管子·内业》）说明齐桓公时期，有人观察到活体心脏解剖。随后齐灵公时两个金文"心"字作 和 。齐景公时又讲："寡人之有五子，犹心之有四支，心有四支，故心得佚焉。"景公将自己的五位谋臣比作心脏底部的四条大经脉调理全身。至《淮南子》："夫心者，五藏之主也，所以制使四支，流行血气。"以上所见，我国经脉医学之根，在于对心脏底部几条大血管的描述。秦以后经脉医学的发展将跳出"四经"说。

3. 我国经脉医学的发展遵循由低级向高级的发展规律。秦汉医家跳出"四经"说，在采用经脉归类疾病的探讨中，汲取

111

十一常数作理论基础，创《足臂十一脉灸经》《阴阳十一脉灸经》时，经脉循行的方向，多依四肢浮见于皮表之下的静脉为基础进行描述，多为向心性循行[3]（P：182）。有学者说："理应把它认作提出经络（脉）路线图的主要依据。"[11]经脉向心性循行理论在《灵枢·本输》《灵枢·根结》《素问·阴阳离合论》等篇中均有反映。当经脉学说向十二经脉如《灵枢·经脉》发展时已具有新特点；如双向循行，与脏腑相配，如环无端；如经脉循行已有一些经脉（血管）解剖所见作基础；面部经脉的"入上齿""入下齿""脾足太阴之脉……循行内侧白肉际，过核骨之后。""肺手太阴之脉……起于大指之端。""从臂内上骨下廉，上肘中，行少阴心主之前。"等等都是对某一局部血管走行的描述。随后《灵枢·寒热病》"在项中两筋间，入脑乃别，阴蹻阳蹻……"更是在颅底经脉解剖中利用颅底动脉环创阴阳蹻脉的理论基础。

4. 在经脉医学中，秦汉医家根据某些器官所见解剖特征，创立了"系"的概念。"系"大约具有"以末求本"或"以上缀下"的自成体系认识。如心系、肺系、肝系、目系、睾系等，都属经脉学说在创建过程中的重要内容。从心系讲：指进出于心脏的动静脉，也就是甲骨文中心脏底部代表四条大经脉的两条线（ ）。包括两汉时期的"出属心系……复从心系却上肺"（手少阴心经）的小循环系统；"从心系上挟咽，系目系"的头面、颅底经脉；"起于中焦……上膈属肺，从肺系……入寸口"的前臂经脉；肝系见于《灵枢·论勇》；睾系见于《灵枢·四时气》；其中目系又名眼系（见《灵枢·动输》）；《灵枢·大惑论》说："裹撷筋骨血气之精而与脉并为系，上属于脑，后出于项中。故邪中于项……则随眼系以入于脑。"指出"眼系"是病邪入于脑的重要途径。其中目系（眼系）见于《灵枢·经脉》《灵枢·经别》《灵枢·寒热病》《灵枢·动输》《灵枢·大惑论》五文。
我们分析：目系包括"上属于脑"的动静脉、视神经及淋巴系统。而处于肺门部位的"肺系"，除进出肺部的小循环系统外，尚有大循环的支气管动静脉。小循环主气体交换，大循环主营养供应。肺门部的重要组织迷走神经、交感神经、气管、支气管、淋巴管等在此构成肺系。由此，系都与经脉医学挂上钩了。所以从经脉学说中的"系概念"分析，经脉医学的实质也是复杂的。

5. 针刺疗法的理论与实践建立在经脉医学的基础之上。《内经》中的针刺疗法，从"微针导脉"之日起，就要求将针直接刺入经脉（血管）之内。如"……视其虚经内针其脉中，久留而视，脉大疾出其针，无令血泄"（《素问·调经论》）；"刺涩者，必中其脉，随其逆顺而久留之……已发针，疾按其痏，无令血泄，以和其脉"（《灵枢·邪气藏府病形》）。用微针导脉，是两汉医家总结刺破血管壁的放血疗法中常有"刺跗上中大脉，出血不止，死；刺阴股中大脉，出血不止，死；刺臂太阴脉，出血多，立死"（《素问·刺禁论》）的悲惨教训后提出来的，因此针刺疗法早期的理论基础就是"欲以微针通其经脉（血管之内），调其血气"。《素问·三部九候论》："经病者，治其经，孙络病者，治其孙络。"同样反映了针刺疗法早期的针刺理论（经络理论，其实质就是经脉、络脉理论的简称）。血管壁上伴随着自主神经系统，针刺血管壁，必然调节自主神经系统。

两汉医家根据临床医学发展，及时调整了针刺疗法，如："脉之所居，深不可见者刺之，微内针而久留之。""取分肉之间，无中其经，无伤其络。"针法的诞生，很快将"微针导脉刺法"改进为"直内无拔针……乃出针，复刺之"的刺法，后世又发展为取穴位刺法，中国针刺疗法的神奇作用和针刺理论与时俱进，潜藏其中。在创建未来针刺理论时，自主神经调节论在针刺理论中不可忽视。

四、刘澄中教授的学术思想及其贡献简录

前文从三个方面展开讨论，否定了"俞跗密码"，在此不得不感谢刘澄中教授为经脉医学事业积累、保存了许多宝贵史料。刘澄中教授1957年毕业于大连医学院，留校任教。历任神经、精神病学教研室主任，附属医院神经科主任，自20世纪70年代起，被选入"经络现象研究"工作及攀登计划自然科学基金项目"经络现象研究"承担者。刘教授是中国针灸学会及经络研究会创会第一届委员会委员，东北针灸经络研究会创会秘书长，中华针灸医学会（台湾）荣誉研究员，《医学与哲学》杂志第一届特邀编委，刘教授还在国外相关机构任职。最为可贵的是，刘教授能在"经络研究"中根据自己的研究及许多学者的研究结果、相关史料进行综合分析，跳出"经络是客观存在"的概念，修正为"经脉医学"，创"经脉医学的科学原理、高等临床神经学与脑科学"概念，将我国经脉医学的研究推到另一个顶峰。五十余年来刘教授与经脉医学结下不解之缘，在他的经脉医学论著中搜载了当今"经络研究"的许多宝贵史料，为我们探讨经脉医学内涵提供了借鉴。如《经脉医学与血脉论孰是孰非》中，引蔺云桂研究员"以泛经感传阳性者为实验对象，在其躯干的侧面，在前起足阳明胃经，后至足太阳膀胱经之间的区域内，在其间各经脉的间隙中取十个非穴位点施加刺激，结果均可引出上至头，下至足的全程感传，相互邻接地分布在足阳明脉、足少阳脉、足太阳脉的相应皮部中"[12]。同文引张文亮先生关于十例泛经感传研究文"……在其手足两条经脉的间隙中各取两个点……其结果除一点为阴性外，均可引出全程的感传，且均各与十二经脉并列行走，互不干扰"[13]。该文还引头针发明者焦顺发"在一个肢体上施行'多株密植式'的施压而不顾及经脉循行线的位置，则最多者，压40个点，能出现40条循行线，而多为互

114

不融合，且成平行状态分布"[14]。刘教授的上述收载对于我们了解全国学者在泛经脉感传者的研究中忠实记下他们观察到的"经脉感传线循行特征"十分宝贵，说明所有感传线的循行特征是直线纵向行走，且互不相干扰。对于这样的实验结果，我们应该如何解释呢？还是让我们引刘澄中教授搜载的资料探讨。《破译》第88~89页搜载"经络实质假说"20余条，其中：《中国中医药报》于2005~2006年曾陆续刊载关于经络实质的假说，刘教授引出5条，其中有"经络是生命间隙维""经络是传输人体生物电的低电阻功能线路""经络的物质基础是生物直流电"。刘教授指出："最近的则有电渗流（EOF）假说与案数演化简式假说。"[2]（P：89）。刘教授又指出："假说越来越多，越说越玄。""经络是什么的回答，多种多样，等于没有回答。"我们之所以转录上文，是因蔺云桂等学者循行性感传特性的介绍为纵向直走，互不干扰。使我们想到在四肢、躯干、皮部的感传可能相当于直线传递的"直流电"，相当于直线传递的"低电阻功能路线"，或者"电渗流"等。使我们想到两汉先民在四肢周径创十二经脉理论属人为安排为直线行走。总之，今后对于在四肢、躯干相关皮部施加刺激引发的直线行走的感传循行线的生理学原理，还有进一步研究证实、求得共识的必要。我们还盼望能与中医学术界、临床医学界学者们求得共识。在经脉医学实质的探讨中应该参阅国内外许多相关史料，如本德（Bender）氏"两点同时刺激的手面试验，知觉延伸"阐释经脉医学中的临床现象，还应明确十二经脉中足太阳膀胱经脉循行范围与脊神经的关系恰好可以阐释"内属脏腑"的客观性。

"经络"词组、"经络概念"是当今特殊条件下从秦汉经脉医学中分离出来的，"经络"不可能"客观存在"。我们希望在废除"经络客观存在"后，采用秦汉经脉医学理论，树立足太阳膀胱经脉内属脏腑，自主神经调节论用于临床，逐步促进中医事业的大发展。在未来中医学理论的创建中，还应涉足于中医形态学与时俱进的探讨、创建问题；涉足于中药理论中单味中药、复方中药新型药理的逐步深入的探讨问题。我们期盼后来之士的不断努力。

参考文献

1. 刘澄中，张永贤. 经脉医学与针灸科学［M］. 台湾：知音出版社，2005.

2. 刘澄中，张永贤. 经脉医学与经络密码的破译［M］. 大连：大连出版社，2007.

3. 严健民. 中国医学起源新论［M］. 北京：北京科技出版社，1999.

4. 严健民. 经脉医学起源的必备条件［J］. 中华医史杂志，1992（2）：86-90.

5. 罗山. 世界优秀学术论文（成果）文献［M］. 世界文献出版社，2005：721-722.

6. 严健民. 经脉学说起源·演绎三千五百年探讨［M］. 北京：中医古籍出版社，2010.

7. 严健民. 论古老的火灸疗法［J］. 湖南中医学院学报，1993（2）：52-53.

8. 严健民. 远古中国医学史［M］. 北京：中医古籍出版社，2006.

9. 马堪温. 历史上的医生［J］. 中华医史杂志，1986（1）.

10. 探索发现栏目组主编. 考古中国贰、濮阳星图之谜［M］. 中国青年出版社，2007.

11. 何宗禹. 马王堆医书中有关经络问题的研究［J］. 中国针灸，1982（5）：33.

12. 蔺云桂，等．经络敏感人的感觉研究，全国针灸学术经验交流会议资料选编（一）福州，中华医学会福建分会 1980：30.

13. 张文亮．经线间隙区域感传与十二皮部关系探讨，第七届全国经络研究学术讨论会，黄山，1993 – 11.

14. 焦顺发．经络感传现象的初步研究·经络敏感人［M］.北京：人民卫生出版社，1979：155 – 192.

第七讲

李时珍"返观内视"新解

——论返观内视与内审思维的同一性

[提要] 李时珍在《奇经八脉考》中引张紫阳道士在《悟真篇》上的"内景隧道，惟返观者，能照察之"后，写道"其言必不谬矣"。这一史料给当今探讨者留下了想象的空间。甚至指出："李时珍说过，经络隧道，若非内视返观者，是难以说出道道的。"又有学者说："这正是他（李时珍）自我练气至高境界对经络感应的精辟描述。"上述认识与李时珍的学识水平不符，给当今探讨中医理论带来负面效应。力求澄清之。

关键词：内景隧道　返观内视　内审思维　同一性

一、关于返观内视与恍然而得其要领者的"悟"（灵感）的概述

明医药学家李时珍继承家学，采撷众说，潜心究讨医药之隐奥，是一位勤思博学的学者。他除著《本草纲目》外，尚有《脉学》《奇经八脉考》传世，其著述之艰辛与成就，影响当今中医药界。然历代学者论理中医理论之文，浩如烟海，尤其魏晋以后，道家佛儒养生之法渗入中医理论，互作发明，强解生理病理，致使医理玄奥，有些理论难于达成共识。以脉学发展论之，起源于殷人对心脏及心脏底部经脉解剖的认识，从心主思维促经脉医学的诞生，到春秋齐国继承发展为心有四支（人有四经调节论），至两汉才有十一经脉说，随后完善为十二经脉理论，总括探讨人体经脉"内属脏腑，外络肢节"的调节问题，逐步应用于临床。但两汉医学迅猛发展，十二经脉理论难于解说临床所见"伤左（额）角，右足不用"[1]；难于阐释"夫子之言针甚骏（放血术），能杀生人，不能起死者"[2]；分布于上下肢的十二经脉在前胸后背缺乏统领。于是两汉学者又有任、督、维、蹻诸脉提出，分散于《灵》《素》之中，使临床医理有所深入，但欠规范。

120

1. 当代学者们新添的迷雾

根据明神宗三十一年（1603）张鼎思《重刻脉学奇经八脉考·序》讲：李时珍经考证后，认为《脉诀》非王叔和著，"特条列而证之"。由此李时珍考证的以往脉学诸书五十余种，汲取名家精粹，著《脉学》和《奇经八脉考》，目的在于阐释诸说，达到"脉理尽，而病无不察，可以穷吾治之之方矣"。众所周之，魏晋以来，道家养身方术对医学的影响是不可低估的。当代学者宋知行先生对李时珍的学术思想进行研究后指出："李氏对道家方术之类，素来颇不苟同。"[3]然而李时珍独在《奇经八脉考》"阴蹻脉"的叙述中，采用北宋道士张紫阳撰《八脉经》介绍八脉起止，引"凡人有此八脉，俱属阴神，闭而不开，惟神仙以阳气冲开，故能得道"为据，指出："而紫阳《八脉经》所载，稍与医家之说不同。"但在此李时珍未能阐明"不同"之内容，尤其在引张道士"内景隧道，惟返观者，能照察之"的时候，突然指出"其言必不谬矣"！近代学者林如祥亦在未能探明张紫阳"内景隧道，惟返观者"的前提下，肯定了道教"内景隧道，惟返观者，能照察之……"属于气功与特异功能范畴。指出："这就是说，只有练气功到一定程度的人，才能看得见人体经络系统的存在。"[3]（P：1065）

据马献军《感悟李时珍的经络观》[3]（P：1200），马先生指出："'内景隧道，惟返观者能照察之'的论点……这是他自我练气至高境界对经络感应的精辟描述，足以说明练气是查知经络的唯一方法……以至于揭示人体生命奥秘都必须把对气功的锻炼放在首位。"两位先生将练气功到一定高境界时可以看见自身体内经络的存在。此一观点应该是受到了"中医、气功和特异功能是三个东西，而本质又是一个东西……气功的研究会使我们找到一把打开人体科学大门的钥匙"[4]的影响。在此两位先生将练气功强加于李时珍了。我们认为，两位先生对《奇经八脉考》

的研究忽视了两点：其一，忽视了李时珍在撰《脉学》《奇经八脉考》时查阅了大量相关医籍。其二，在论阴蹻脉时重点采用道士张紫阳《八脉经》时，指出了道士之说"稍与医家之说不同"。但随后又说"其言必不谬矣"。李时珍表白的"其言必不谬矣"的本意尚待澄清。从李时珍这段上下文分析：李时珍没有练气功，更不是"他自我练气功的高境界对经络感应的精辟描述"。他只是在照抄张道士"惟返观者，能照察之"之后，轻易写下"其言必不谬矣"。更奇者，刘力红在《思考中医》[5]（P：14，15）指出"李时珍曾经说过，经络隧道，若非内视返观者，是难以说出道道的"。刘力红在此完全将李时珍的观念篡改了。刘力红接着说："内视返观，就是典型的内证实验。具备了这个内证能力，经络穴位都是看得见的东西。"为了说理，刘力红抬出名人杨振林："心明便是天理。"刘力红指出："心明实在的就是已经具备了内证实验这么一种状态，心明就可以内证，就可以返观，经络隧道就可以一目了然。"刘力红将中医理论的产生推向练气功而产生的"内证法"，否定了医学理论与临床实践的关系，我们能同意刘力红的胡诌吗?! 在中医界仅有一位德高望众的名家于 2005 年 11 月 11 日至 13 日在北京召开的第二届中医药发展大会上盛赞刘力红的《思考中医》，盛赞刘力红的内证实验，并说："我有一个朋友，50 多岁，他长期打坐练功。近十年来，出现内视返观功能，他清楚地看到经络路线及内脏。"[6] 这位名家轻易赞同他的朋友在打坐练功时，看到了经络线及内脏是经不起历史考验的。当今特异功能理论家柯云路在《发现黄帝内经》第 417 页说："根据现代人气功修练的体验……气功修练是发现人体经络的一个更微妙的手段……以特殊的内视或者说特异感知功能，透视到自己体内经络体系的存在……。也可以透视到他人体内经络系统的存在。"[7] 当今学者新添的诸多玄念，大约都受到"中医、气功和特异功能是三个东

122

西，而本质又是一个东西……"的影响，结论："气功修练是发现人体经络"的观念，切不可再次干扰中医理论。对于"然内景隧道，惟返观者，能照察之"之说，我们希望能逐步释解。

2. 从传统文化史料中解"悟"、解"灵感"

张紫阳，名张伯端（984—1062），全真道南宗五祖之一，字本叔。他专心修道，详习天文·历法、地理、医卜诸课，体悟较多。自称在成都遇异人，授以金液还丹诀。紫阳习医理丹术，著《悟真篇》，论述内丹修练之道教、禅宗、儒学三教一理思想。在《八脉经》中，对《灵》《素》中分散之任、督、维、蹻、冲、带脉之起止点根据他自己对病证归经提出自己的看法。因此成为李时珍考证阴蹻脉的重点时，照抄了张道士的"内景隧道……"。然在《悟真篇》中，一个"悟"字，为我们理解张道士"内景隧道，惟返观者，能照察之"提供了依据。《说文》："悟，觉也。""悟"作领悟、明白、了解、恍然大悟解。在佛学中的"顿悟"、慧然独悟、心领神悟都探讨悟。说明"内景隧道，惟返观者……"是张道士在探讨医卜之理时，因研究较为深入而产生了对阴蹻脉的循行应与十二经脉循行相互贯通的认识，提出"八脉者，冲脉在风府穴下……阴蹻脉在尾闾前阴囊下，阳蹻脉在尾闾后二节……。八脉者，先天道之根，一气之祖……"。由此便可说明"蹻脉为病"之"恍然大悟"的结果，构成了《悟真篇》的重要内容之一。对于悟的理解，南宋大儒朱熹在《中庸章句·序》中认为，二程解中庸，"是以大意虽明，而微言未析"。于是他"即尝受读，而窃疑之，沉潜反复，盖亦有年，一旦恍然似有以得其要领者，然后乃敢会众说而折其衷……"[8]。朱熹介绍他对中庸之道的究读过程，即由"沉潜反复（潜心反复思考）"究读而"恍然似有以得其要领者"。这就是朱熹在究读中庸之道的"悟"。我们能理解张紫阳的"悟"与同一时代的朱熹在"沉潜反复"究读中庸之道的"恍然而得其要领者"的"悟"是一致的，他们都是在学习前人知识中获得了新的感知与体悟。换句话说，张道士正是在打坐中思考他自己的临床经验，在探讨疾病归经时提出了八经脉起止点的新认识。对此，古人曾用豁然贯通、豁然开朗、通晓领悟表述。春秋末学者子思在《中庸》中指出，人们在事理面前要"审问之，慎思之，明辨之"，强调"有弗思，思之弗得，弗措也"（措，处置、搁置），要求人们在思考问题没有结果时，也不要放弃、搁置下来。他要求做到："人一能之，己百之；人十能之，己千之。果能此道，虽愚必明。""明"即"悟"。上述史料都从不同角度探讨了人之思维，指出人们在思考中只要不断探求某一事理，都能"虽愚必明"，都有"恍然而得其要领（悟出新知）"的可能。这些"明""悟""要领"在什么地方实现的呢？古人提出了"思维气道说"。《管子·内业》讲思维时说："精也者，气之精者也……气道乃生，生乃思，思乃知，知乃止。"《管子·心术》讲："思之不得，其精气之极也。"可见《管子》讲"精""精气"是"思"的物质基础。当"内景隧道"与"思维气道"是讲同一思维过程；当将"思之不得，其精气之极也"认定在大脑之内的时候，我们便可将"恍然而得其要领"，将"豁然贯通"，将"虽愚必明"，将"悟"（恍然大悟）一并与当今常用之"灵感"结合解之了。《词海》对灵感的解释是："灵感是一种自己无法控制的创造力高度发挥的突发性心理过程。即对文艺、科学创造过程中由于思想高度集中、情绪高涨、思虑成熟而突然发出来的创造力。……其实，灵感的产生，是创造者对某个问题长期实践、经验积累和思考探索的结果。灵感在一切创造性劳动中都起着不可轻视的作用。"上述解释与朱熹"沉潜反复"研究《中庸》后"恍然而得其要领"，悟出新知的精神是一致的。当我们对大脑机能进行了一系列研究后，我们认识到"灵感"是大脑机能的一种显性表现形式。

124

一个人灵感的产生是有条件的，是有物质基础的。其条件是，某人产生的灵感必然与他的兴趣有关，与他近期思考的、研究的内容有关。车工产生的灵感与他思考改进车床等有关；采矿工人的灵感与采矿环境条件有关；地质工作者的灵感与他当前研究的地矿内容有关。当我个人较为深入地学习、思考人脑机能记忆、思维、运动，拟撰"记忆、思维、运动试说"的时候，当具体思考与大脑机能相关问题的时候，分别产生了一系列灵感。如我曾读到有学者研究动物脑机能，指出："动物在记忆过程中表现为脑内核蛋白含量增高。"[9]有学者提出"记忆基因"之说。在数日之后的一个清晨我突然感悟：人脑的记忆、思维是脑神经元内一种记忆核蛋白质完成的。[10]这种具有记忆（编码知识）能力的蛋白质，不同于具有遗传能力的"基因"，不能叫"记忆基因"。因父辈的知识是不会遗传给子代的。故我提出将具有记忆、编码知识能力的蛋白质叫"记忆核蛋白"为好。关于人与人之间知识的传送与记忆，我感悟到："音素、脑神经元生物电脉冲谐振传递"，可以表述从对方的语言叙述（音素）刺激受听者的听神经传至听觉中枢神经元产生一系列生物电脉冲传递至其他诸多脑区神经元，在传递中各脑区神经元记忆核蛋白体又存在谐振。我的上述灵感产生的条件，是我走进原始中医学探讨就读到殷商先民已在思考人脑思维，又读到出土于秦汉的三个原始"脑"字（）[8]，这些"脑"字从上、从匕、从山、从止，都是两汉先民敲开头盖骨后，观察脑回形态后根据脑回阴影描绘的。与此同时，两汉先民还对颅底经脉（血管）进行了解剖观察，根据颅底动脉环特征记下了："……在项中两筋间，入脑乃别，阴蹻阳蹻，阴阳相交，阳入阴，阴出阳，交于目锐眦。"（《灵枢·寒热病》）从而首创了蹻脉理论与维筋相交理论，比较圆满地解释了临床所见"伤左角，右足不用"的病例。是先民们的聪慧引导我关注大脑机能的相关文章，提高了我对大脑机能的兴趣。几十年来逐步读到与脑机能有关的文章，加深了我对大脑机能的认识。这就是条件。如果讲基础，就是我在大学老师们的教导下学习过人脑解剖、脑生理知识，以及心理学相关知识。特别是美国启动"脑的十年"以来，国内相关报刊中的报道脑机能的"小文章"促我又积累了一些新知识，并于2008年出版《论脑及脑机能》，提出了"内审思维"等假说。较为深入地探讨内审思维内涵，有利于我们探讨"返观内视"的实质。

二、揭示人脑生理机能的重要内涵——内审思维

我在《人脑机能——记忆、思维、运动试说》一文中根据自己的体悟提出了"内审思维"概念[10]，我认为：

1. 自人类获得了远事记忆能力以来，每一个人都有内审思维能力；一个人不论是否识字，他的"内审思维"都建立在字、词、句记忆基础上，建立在他所接触到的相关知识的广泛记忆之上。每一个人在思考各类问题时包括农民种地，都必然发生"内审思维"。如洼地积水，只能种稻；如幼儿搬娃娃家时他必然围绕他所玩的内容思考相关问题。内审思维的特点就在于不出声地思考相关问题。

2. 在"内审思维"中有多少中枢神经元参加呢？大约语言中枢、听觉中枢、视觉中枢、思维中枢以及所有各脑区记忆了相关内容的神经元都要参加，在内审思考某一问题的过程中各脑区相关神经元都要经反馈与负反馈传递，相关记忆核蛋白体上编码的相关知识都可能有解码、补充、重组、再编码记忆的过程。它是当今巨型计算机难于表述的。

3. 在内审思维中，有时存在一些特殊的瞬间应急效应，都必须在大脑思维调控中枢指挥下在瞬间完成，包括指挥运动中枢

参与调控。如一个人在迅跑中对前方各类险情的瞬间判断、预测与瞬间决定行为举止。

4. 从书写过程讲，内审思维的实质是围绕一个书写目的，将已贮存的与书写有关的文词知识体系进行解码及新组知识的编码、记忆。在书写过程中，内审思维包含着对所有相关资料的哲理类比、分析、综合、推理判断等。纸上书写文章的修改过程，也是脑内进行内审思维，将原有知识进行解码、修改、补充再编码记忆过程。当完成再编码记忆后，一些不必要的资料（记忆垃圾）被消除后，这时候整个头脑便感到了轻松和愉快。

5. 内审思维是极其复杂的，大脑和全身是一个完整的网络系统，是人类长期在太阳系、地球、月球……这一特定环境下接受各类环境因素综合刺激、适应、进化过程中获得的；人体脑内的思维网络就在不断地接受综合刺激中得到"训练"，发育完善，形成了一整套适应环境、学习、记忆及内审思维网。

6. 内审思维无所不在，人类第二信号系统获得的信息知识，成为内审思维的重要物质条件。如当我们记忆一个人时，这个人的音容相貌、音频、音色、音质、音调、特异举止、生活嗜好、性格品质——被记忆在各相关脑区。三十年后当我们突然从电话中听到他的声音，或者突然在街上听见他与别人交谈，或者远距离见到他的身影、步态、手势都可能使我们突然记起他的名字，调出与他有关的全部"资料"：面目、眉睫、口唇、耳垂、政见、事业、交际、家境。上述"资料"都是从三十年前的记忆中在瞬间被调出来的。

7. 内审思维的敏捷，还表现在各类"外交式"的谈判之中。参加谈判者，总要代表各自一方的利益，在内审思维下选择最为恰当的词句，表述自己所要争得的利益……。在内审思维过程中，运动中枢还要指挥某些运动肌群，用声调、手势、姿态配合自己的语言表述，他们或慷慨激昂，或欢欣鼓舞，或得意忘形，或悲愤交加。内审思维的敏捷性在外交式的场所下显得何等的激烈与必要。

内审思维揭示的方方面面，为我们理解脑生理机能的复杂性增加了理解的层次、深度与广度，使我们理解了在内审思维的基础上产生的顿悟与灵感的客观性。

三、关于返观内视与内审思维的同一性

近几十年来，各国学者对脑科学的研究都十分关注。以往脑科学研究认为，人脑活动方式是线性的，像表格一样，人们讲话或听到别人讲话，是一个字一个字地进行，认为语言交流是线性的。托尼·布赞在《运用你的大脑双侧》中指出，近年科学研究表明，人脑具有很大的多面性。虽然以往认为语言从一个人传向另一个人，必然成线性。问题在于"人们在讲话、听话时，脑子里是用什么方式处理这些语言的呢"？布赞回答："它决不是线性的，决不像一张顺次开列的表格。你可以默想一下，当你把某一种思想讲给别人听时，你脑子里的思维活动方式和你的语言表达方式两者有多大的差别。你一定会发现，当你说出一串话的时候，脑子里马上又继续进行着分拣、筛选等一系列极其复杂的活动。同理，听你说话的人也决不是像吸面条一样单纯接受你的话，他脑子里也同时注意你的上下文，以便准确地理解你的意思。"布赞的上述分析，其实讲的就是内审思维中相关知识在记忆核蛋白体的解码、重组、表述及编码、记忆等问题。

有学者在分析心理知觉时曾说："他的预感来自内心深处一个微弱的声音，这声音提示他们：'怎么办'？"这位学者讲的"内心深处的微弱声音"，必然是被脑内听觉中枢听到了的，心理学界曾有"内部言语"之说，"所谓内部言语，是一种对自己发出的言语，是自己思考问题时的言语活动"[11]。其实，在人

128

们的生活中碰到相关事件之后，常常在听觉中枢有一个细小的声音在促你思考相关问题，只是这一现象被人们忽略不计了。心理学家认为，新生儿生下来就有了一种语言获得装置，即听力系统。这是人类头脑在进化过程中获得的一种包括听觉、语言、思维、运动在内的极其复杂的系统。六岁左右的孩子，由于生活经验的积累，已有他自己的"内部言语"，这一"内部言语"就表现为"内心深处的微弱声音"。孩子上学以后，常有朗读（看着书本读出声）、默读。默读是一种看着书本不读出声的阅读。默读依靠内部语言进行。还有默诵。默诵，是在不看书本的情况下，复记已经记忆了的课文，并在大脑内暗自吟着课文，这种暗自吟着课文的声音是听觉中枢可以听见的。在学生时代，默诵是强化知识记忆的一个重要形式与手段；默诵在研究生中，在各类科研人员中常常使用。

我现在正在默诵《道德经》四十二章。在我的脑内，我听见了"道生一、一生二……"，如果是另一个人在朗读时我听见了"道生一、一生二……"，这一声音来源于外界，是内耳听神经细胞受到刺激后传送至我的脑内听觉中枢的。而现在是我在默诵时听到这个小声音。这个声音不论它怎么样的微小，但被我听出来了，它应是被我的听觉中枢感知的。那么这个小声音的声源在哪里呢？毫无疑问，这个小声音的声源在我的思维中枢及与思维中枢有关的、所有脑区内的许多脑神经元内双螺旋链记忆核蛋白编码的、关于记忆了"道生一、一生二……"知识的解码与重组后，反馈于听觉中枢时被听觉中枢感知。小学生还有背诵。默诵与背诵的区别在于背诵时必须启动语言中枢、运动中枢，必须下令胸腔肌群、舌咽肌群、口腔肌群进入运动程序，将"道生一、一生二……"用读出声音的方式背诵出来。而默诵，不需要启动语言中枢、运动中枢，不需要与发音有关的各类肌群的运动。我体会：我的默诵过程是在我的脑内"返观"检查我已经记忆了的知识的结果。其实，对某一事物的"思维"过程，也是一种不出声的，包含着推理判断的内审思维。

假如我是在默诵我已经学习过的心脏的解剖生理知识，或者默诵肝、胆解剖生理知识，我就不仅从内部语言中听到了心、肺、肝、胆相关知识的信息，而且还会在视觉中枢激起相关兴奋灶，看见相关器官的解剖部位、解剖结构，看见心脏的"自充自盈，一来一逝"的搏动规律，及对相关生理病理的回索。这应是我对心、肺、肝、胆的"返观内视"。假如是默诵"足太阳膀胱经脉"，我会记起此脉"起于目内眦"，在循行中"挟脊，抵腰中，入循膂，络肾，属膀胱"。结合脊柱两侧的诸多神经我会进一步"内视"到由脊神经穿入胸腹腔，组成交感干，再发出许多分支，调节胸腹腔所有脏器。这也是我在大学学习过的，这些回忆也是我的"返观内视"。李时珍抄录的"然内景隧道，惟返观者，能照察之"很可能就是善习天文、历法、医卜诸课的张道士对自己打坐时默诵他的相关认识过程，即对八经脉起止点根据他自己的临床经验，按经脉归类疾病等认识重新探讨八经脉起止点过程的记录。由此推之，返观内视与内审思维讲的就是同一概念了。张道士的"返观内视"就没有神秘感了。李时珍的"其言必不谬矣"也没有疑义了。

古人在思考问题的过程中所讲"返观内视"与我们研究的内审思维具有同一性。古人所讲的"恍然而得其要领""豁然惯通""虽愚必明"都是古人在思考相关问题时的感悟，上述诸多经典文词的内涵与当今"灵感"是完全一致的，我们在探讨"返观内视"时，应该认识到它与"内审思维"的实质是一致的，切不可将"返观内视"推向虚无缥缈的特异功能。

参考文献

1. 《灵枢·经筋》.

2. 《灵枢·玉版》.

3. 钱超尘，温长路. 李时珍研究大成 [M]. 北京：中医古籍出版社，2003：221.

4. 钱学森. 人体科学与现代科学纵横观 [M]. 北京：人民出版社，1996：119.

5. 刘力红. 思考中医 [M]. 桂林：广西师范大学出版社，2006.

6. 刘澄中，张永贤. 经脉医学·经络密码的破译 [M]. 大连：大连出版社，2007：89.

7. 柯云路. 发现黄帝内经 [M]. 北京：作家出版社，1998：417.

8. 严健民. 中国医学起源新论·朴素的脑调节论 [M]. 北京：北京：北京市科学技术委员会主苏. 科学技术出版社，1999.

9. 严健民. 论脑及脑机能 [M]. 武汉：湖北科学技术出版社，2008：67－70，136－143.

10. 严健民. 人脑机能记忆、思维、运动试说 [J]. 北京：北京科学技术委员会主办，科技潮，2001（11）.

11. 全国九所综合性大学. 心理学（修订本）[M]. 桂林：广西人民出版社，1984：338，405.

本文发表于《中华医史杂志》2011（6）

2011 年 9 月 1 日重修

第八讲

"经络是水通道" 辨析

张维波先生研究"经络"已数十年，见解之更新有独到之处。他于 1993 年出版《经络是什么》一书，第 65 页答案："经络是一种存在于组织间质中的，具有低流阻性质的……多孔介质通道。"补白曰："经络是一种组织液通道，可简称作经络的低流阻通道假说。"书中将"经络"与组织液通道混同。2009 年作者将《经络是什么》修订作《经络是水通道》再版[1]，该书第零章说："经络是低流阻的组织液通道。"解释说："组织液的主要成分是水，组织液的通道就是水通道。""绝大多数细胞、血管之间都有一段距离，水如何从毛细血管流到细胞旁？这就是经络的功能。经络是气通道……气就是组织液……。因此，经络就应该是让组织液流动的地方。……经络是低水阻通道。即经络是水通道。"强调，这一认识"正合了本书的书名，岂不美哉"[1]！（P：6）看来作者对这段论述没有任何顾忌，是十分满意的。但是，当我们考虑到创建未来中医理论的探讨，必须澄清与"经络概念"相关问题的时候，对于"经络是水通道"的认识，我们不能袖手旁观，必须力求澄清之。

一、辨析张维波拼凑的"经络、水通道理论"

《经络是水通道》这本书，如果主题是在秦汉经脉医学基础之上，即承认人体经脉调节理论的前提下阐释人体组织间质中的体液生理，这本书不仅资料丰富，而且不少章节内容与体液生理相符，应该说是一本好书。可惜作者在主题前，就将《内经》中"经络词组"这个"经"念歪了。我们不得不加以辨析。

1. 借助"古典经络"概念救不了"经络、组织结构间质"说

为了从《内经》中找到"经络"与水通道的关系，张维波从"古典经络溯源"入手，说："最早的经络著作是 1973 年在马王堆出土的《马王堆帛书》……"[1]（P：40）在此，公然将十一脉灸经认定作"古典经络"了。在引"足阳明温（脉）"

循行后说："《足臂》和《阴阳》告诉我们，人体有11条脉，每一条脉都有特定的空间部位和路线，这就是经络的第一特点。"随后承认："总之，经脉是古人在实践中观察到的。"此语反映了秦汉医学发展史。但作者在引《阴阳》《脉法》中的"气"概念作铺垫后，又引《庄子·养生主》庖丁为文惠王解牛的故事说："……技经肯綮"句中的"经"是"经络"！指出："经络是身体的自然纹理间隙。"[1]（P：42）这就使人感到奇了。《庄子·养生主》中的"技经"，分明指与肌骨相联的肌腱、韧带，我释作"遇到筋骨盘结的地方，我就顺着骨缝，小心用刀，刀尖微微一挑，盘结的筋骨就解开了"[2]。而张维波硬性转释为"间隙、空隙"，再释作"经络"。由此完成了"经络是身体的自然纹理间隙，而不是血管"[1]（P：43）的认识。但是作者又说："由于经络是运行血气的通道，没有经络的运输，血气就不能发挥作用。因此，血气的功能就是经脉的功能。"[1]（P：52）可见作者在书中既用经络概念，又用经脉概念，作者对经络的实体功能提出了两种看法。读者应何去何从？在第52页我们读到"经脉与血管"的关系，作者说："很多人认为脉指血管。但遍览《内经》，并无一处明显地指出经脉就是血管。"此一问题容后文再议。张在《内经》中实在找不到"经络、气、组织间隙"的文词，便用《灵枢·营卫生会》大做文章，说：从《内经》中的大量描述看，经脉主要指营气之道。……营在脉中，卫在脉外"。文中撇开"人受气于谷，谷入于胃，以传于肺"及"中焦亦并于胃中，出上焦之后"，独引"此所受气者，泌糟粕，蒸津液，化其精微，上注于肺脉……"经反复移花接木后说："'诸脉之浮而常见者，皆络脉也'中的络脉（与血脉）是同一类东西，故后者常称作血络，但与深不可见的经脉不是同一种东西。经脉行血气的功能可能主要指血气运行，即经脉的通畅是全身血气流动的动力学条件，而非血液直接流动于经脉之中。"张强调："不这样考虑，我们就无法解释血脉与经脉、血与营气在定义上的明显差别。"[1]（P：53）原来张维波认识经脉医学中的根本点是将血脉与经脉看成是两个东西了。以上意见我们很难达成共识。回到《灵枢·营卫生会》，"此所受气者，泌糟粕……"，讲的是"人受气于谷，谷入于胃"后，才有谷在胃内"泌糟粕，蒸津液，化其精微"的消化过程。在古人看来，谷经消化后的津液才能"上注于肺脉"。古人根据什么条件讲胃内的津液物质可"上注于肺脉"呢？这应该是根据《灵枢·经脉》手少阴之脉"起于心中，出属心系，复从心系却上肺"的经脉循行基础之上的认识，反映了秦汉医家在某些经脉解剖所见经脉循行基础之上，推导消化生理的认识。应该指出，"复从心系却上肺"是秦汉医家在心肺的经脉解剖过程中发现了小循环，秦汉医家是在利用小循环解释化其精微的物质是经小循环"上注于肺脉"的。张维波企图将胃肠消化生理与血、营气说成是"全身血气流动的动力学条件"借以阐释对古典经络学的认识，论证"经络是气通道"，这一目的能达到吗？《灵枢·营卫生会》讲的是谷入于胃后，在胃肠内消化作营气，营气被脂膜系统（三焦）吸入血液后，再经心脏"上注于肺脉"。可见"血气流动的动力学"应在心脏，不能证明"经络是气通道"。

研究经络的刘里远教授于 1997 年出版《古典经络学与现代经络学》，前言指出："古典经络学是指以《黄帝内经》为主的先秦经络理论对与经络有关的阴阳、气血理论……总结：找出与现代生命科学共同之处……"[3]对此，我们的评议是："刘先生首先将秦汉人体经脉调节理论称之谓'古典经络学'就存在概念误解……。这一更变，还因为当代在长达 50 余年的'经络实体研究'中，'经络'一词，已成为气功可以感知的感传现象的代词，已成为软组织中的'原浆整体机能'的代词；已成为'人身虚体调控系统'的代词等。"[4]我们不希望 20 世纪 50 年代

136

由承淡安先生翻译日·长滨善夫《经络的研究》在"译者的话"中写下"经络是人体气血运行的通道……",经《中医学概论》及中医药规范教材再三转载、肯定。在这一强大的"约定成俗"势态下,肯定"古典经络概念的权威性。从而,否定了秦汉经脉医学的原文本意,否定了传统中医理论的魂"。可喜的是,刘里远教授在阐释古典经络学时,完全采用《内经》中的经脉医学的实质论证"古典经络学",说:"在古人眼里确实把血管当经脉,或者说把看见的血管当作感觉到的经络……。在功能上自然把血管的功能几乎全部等同于经络功能……"[3](P:91)关于"经络的实质",刘先生指出:"经络不可能是小到只有显微镜才能看见,应该是肉眼可见的宏观组织。"[3](P:52)又指出:"脉,很容易使人想到人体中的脉首先是脉管、血脉、血管。《灵枢·经脉》《灵枢·邪客》中描述了肺手太阴之脉和心主手厥阴心包络之脉的立体走行与血管走行完全吻合。"[3](P:477)在第475页刘先生明文写道:"经络本是《黄帝内经》中经脉和络脉的总称,在国家科委的攀登计划里,名为'经络研究'……似乎经络就是经脉,经脉似乎就是十二正经加任督二脉……。经络的研究应该是经脉和络脉两大的方面,实际执行中,只研究经脉,而没有研究络脉。说明现代经络概念不大清楚。"从上文看来,刘里远先生虽然承认在古人的眼里确实把血管当经脉,经络本是《内经》中的经脉和络脉的总称,但又将经络概念从秦汉经脉理论中分离出来,而且一再肯定"经络实体"的客观存在。对此论点,从中医经脉医学理论演绎的历史长河中分析,不论古今,都是不可取的。中医理论中的人体经脉调节理论,才是中医理论的灵魂。张维波对刘里远教授关于"经络"认识中应该吸取什么样的教训?古典经络概念救不了"经络、组织结构间质"说。

2. 气功发现经络不可取

关于经络与气功的关系，张维波步他人后尘，说"气功与经络的关系是非常密切的。李时珍说：内景隧道，唯返观者，能照察之"。指出："这种内视经络的现象在现代气功实践中曾有发现。扁鹊服长桑君药后，可视见墙另一边的人，并能看到病是在腠理、血脉还是在脏腑，似乎就属于外视经络"[1]（P：71）。张还声称："笔者自己曾有过亲身体会。"他说："气功的实质之一，就是通过意识调节经络的一种锻炼。"[1]（P：97）"气功内视时可以看到奇经八脉……气功锻炼的主要内涵是对经络和气的锻炼。"[1]（P：223）"在李时珍的《奇经八脉考》中有'内景隧道，唯返观者，能照察之'的记载，说明了气功内视时，可看到《奇经八脉》。"[1]（P：225）我们不同意张的看法。关于李时珍在《奇经八脉考》中引张紫阳《悟真篇》"内景隧道，唯返观者，能照察之"之后表白"其言必不谬矣"的认识，已被现代某些学者释作李时珍练气功时内视到经络，而在20世纪末的特殊历史条件下，气功又与特异功能混同，故某些学者的认识、张维波对返观内视的认识破坏了李时珍的学术成就。我在《李时珍返观内视与内审思维的同一性》[5]中做了澄清，请张先生赐教。用气功、特异功能，或者"返观内视"能力发现经络，都是当今某些人给秦汉经脉医学，给扁鹊、给李时珍新布的尘埃，我们必须拂去。

3. 从古至今无人给"经络"下过确切的定义

为了解释经络、间隙、水通道，张维波给经络下了定义。说："经络的古典定义是在《内经》中首次出现的（未点明出处）……之后没有提出更新的经络定义。"[1]（P：50）作者从五个方面用3000余言进行讨论，说："经络的定位还包括经络系统的其他成员，如十五络脉、十二经脉、十二经别和奇经八脉等。""古典经络包括两个方面，一是特定的循行路线，二是功

138

能。路线的最早描述源于《马王堆帛书》的两部灸经，在《黄帝内经》中更完善。……清楚完整的（经络）定义，始见于《黄帝内经》（未点明出处），此后再没有新的定义，现代人没有必要再对经络下新的定义。"[1]（P：58）"经络的定义……涉及解剖定位概念、气血概念、阴阳概念、脏腑概念以及疾病概念，它们共同构成了经络的内涵……"[1]（P：60）张先生的上述认识是给经络下的定义吗？学术常识告诉我们，某一定义只能围绕某一概念进行。难怪刘澄中教授在《临床经络现象学》中指出："一个太宽泛的定义，是一种不确切、不正确的义定。"[6]关键在于今本《内经》中未见"经络的定义"。秦汉时期我国医学正处于大发展时期，《内经》中的《经脉》《经别》《经水》《经筋》都非出至一时一人之手，每一文都各有侧重，古人并未将相关文章归入"经络学说"。我们在探讨秦汉医学时，不能将古人未讲的话强加于古人。对于刘澄中教授从七个方面探讨当今"经络定义"的文章我们不可不读。当"经络"词义从秦汉经脉理论中分离出来的时候，"经络"一词便成空壳了。在"空壳"中寻找实体，行吗？"将一只空壳拿来统领当今经络研究中发现的所有生理现象，冷静点想，它的结局应在预料之中。"[4]（P：77）

4. 经络结构学与流体动力学能救经络水通道吗？

张维波的思想在于说明经络是组织液通道。于是抬出了"经络结构学与流体动力学"，说："在实际组织中有很多大大小小的低流阻通道，它们实际上就是由疏松结缔组织组成的一些间隙结构。"[1]（P：99）这话本来不错。人体组织内的间隙结构，就是由疏松结缔组织构成。但张说："这就是经络结构。"后文撇开《灵枢》十二经脉理论不用，又说："经脉是最长的连续纵行的低流阻通道，在经脉线上的若干地方间隙更大，并有一些朝各个方向的短程结构，即所谓的浮络和孙络……"请读者注意，在张维波笔下，《内经》中的"经脉、浮络、孙络"概念与内涵

139

完全变味了，与秦汉医学中的经脉调节理论绝然无共同之点了。这是我们不能容忍的。张维波的"总之，经络无论是经脉、络脉还是孙络，都是一些流阻较小的通道""经络是一种存在于组织间质中的具有低流阻性质的能够运行组织液、化学物质和物理量的多孔介质通道，经络为一种流体通道，本假说可简称为经络的低流阻通道假说"。本文开篇曾指出，如果是在秦汉经脉医学基础之上阐释人体组织间质中的体液生理，不愧为一种理论。但用其解释起源于3000年前的人体经脉调节理论是不可通约的。请将"经络组织间隙"说收入张先生自己的金匮、玉版为好。

二、澄清经脉医学的原始概貌

1. 李志刚先生解经络及针刺原理

近日有机会读到李志刚先生发表于《中国针灸》2012年第9期的一篇短文《通过剖析"流动的组织液就是经络"一说认清经络的本质》，文中说："研究经络的教授通过实验性研究，提出：经络就是流动的组织液，或就是低阻抗组织通道。"指出："此结论不科学。"李先生指出："①组织液无处不有，不仅存在于组织细胞中，也存在于组织间隙中，任何地方的组织液都始终处于流动状态。②组织液自身不会加速流动……。组织间隙不可能成为经络通道。组织间液不会循经流动，更不能承担起经络活动的重任。③如果说流动的组织液或低阻抗通道就是经络……，由于支配穴位处的神经离开脊髓后是贴着皮下深筋膜循行到穴位处而进入肌组织中，切断皮下深筋膜必然切断支配穴位处的神经，切断刺激反应，故经络的真正物质基础是肌肉和神经，而不是深筋膜，更不是组织液……"李先生在文中提出大小十个问题进行解说，不妨请张维波教授读一读。因为《中国针灸》就在您的身边。

李志刚还发表《穴位经络探秘说》[7]，说"针灸作用的传入

140

途径是：感觉器—传入神经—中枢；针灸作用的传出途径是：①神经反射性通路；②神经反射通路→体液性通路（显然体液性通路只可能出现在腺器官到终效应器官之间）。从这一研究结果可知：针刺后的感传活动基本上是一种神经反射活动……"结论说："针刺经络活动就是以神经反射活动为主体的活动。肌肉、血管和内分泌等活动作为效应性活动或后续活动是整个神经反射活动的部分活动，经络学实质上就是神经分支学。"当我们在探讨经脉医学、针刺疗效的医学理论时，对于李志刚先生的上述两文，我们都应该认真学习。

2. 《马王堆帛书》中讲的是十一经脉理论

这里有一个重要问题，就是张维波跟踪近70年来我国中医学术界关于经络的词义问题，说："经络路线的最早描述源于《马王堆帛书》的两本灸经，在《黄帝内经》中更为完善。"首先应该说明，在两部灸经中未见"经络"词组，不能认为《足臂》《阴阳》中讲了"经络学"。《足臂》中的"温"字，《阴阳》中的"脈"字，都是秦汉医家们在撰著中依经脉（血管）的解剖所见创作的象形文字。请不要将"温"写作"温"[1]（P：40），"足阳明温""温"（脉）字从水，从纵目、横目（皿），水指脉中的流体，纵目、横目（皿）指管腔内存在瓣膜，深动地反映了血管内壁的形象。但是张维波在第46页说："帛书中所用的两种脉字，都含有"目"的成分，暗示与眼睛的观察有关。"（顺插一句，张先生在第40、46、53页都将"温"写作"温"）。张先生的分析与秦汉医家创"温""脈"的本意相差甚远，可谓张冠李戴：《阴阳》中的"脈"字，从纵目、从辰，是经脉分支为络脉、孙脉的形象，其象形意义应该清楚了。所以两部灸经中，讲的都是用十一经脉归类疾病的理论。

有关马王堆两本十一脉灸经在经脉医学史演绎过程中处于什么地位或阶段，下文都有简介。

3. 今本《内经》中"经络"词义简释

关于《内经》中的经络词组之本意，我曾多次探讨[8,9]，只能认识到学者们指出："经脉、络脉简称经络""经络是经脉和络脉的省称"[10,11]是对的。刘里远教授指出："经络本是《黄帝内经》中经脉和络脉的总称。"[3]（P：475）在当今中医理论的研究中，我们应该首先就"经络"的上述概念达成共识，放弃《内经》经脉医学以外的"经络学说"概念，回到秦汉经脉医学的理论之中。这是我在《经脉学说起源·演绎三千五百年探讨》中专立第二篇《穿云破雾释经络》用十一章反复阐释、专著《一位医师的提案、秦汉经脉理论研究获重大突破、经络学说的实质是经脉学说，当今"经络概念"可以废止》的根本原因。

由于张维波一再强调："经络的定位还包括经络系统的其他成员……"以下再就《内经》中被学者们认为与经络相关的文章是否讲了"经络学说"做些探讨。在《灵枢·经脉》中，只在"五气绝"后补经脉理论时说："诸脉之浮而常见者，皆络脉也，六经络手阳明少阳之大络，起于五指间……"这里的"六经"指手三阴、手三阳六经，经后之"络"是一个动词，讲手六经的经脉分支网络于手阳明、少阳经的大络脉。文中接下去讲十五络脉，在十五络脉中未见"经络"词组。《灵枢·经别》《灵枢·经水》《灵枢·经筋》三文中均未见"经络"词组。《灵枢·经别》指出："十二经脉，以应天道。"（以应一年十二月）随后简介"足太阳之正，别入于腘中……"。从文词看，此文较《灵枢·经脉》晚出，属十二经脉的补充或曰后起之学派，未讲"经络学说"。《灵枢·经水》开卷："经脉十二者，外合于十二经水……""十二经水"指中国境内的十二条河流，是采用天人合一观对十二经脉的一种类比。文中羼入了"若夫八尺之士，皮肉在此，外可度量切循而得之，其死，可解剖而视之……"，成为秦汉医界有人体解剖史的又一证据。《灵枢·经水》

142

全文未讲经络学说。《灵枢·经筋》中"足太阳之筋，起于足小趾，上结于踝……"。一个"结"字表明某筋"盘结"（附着）于某骨某处，这是解《灵枢·经筋》的关键。由此解释"脊反拆，项筋急，肩不举"等相应肌肉、肌腱的病证。所以《灵枢·经筋》是依十二经脉循行范围为准，讲解相关肌腱、韧带生理、病理的专著，不应理解为"经络学说"之一。

关于十二皮部，见《素问·皮部论》，文中"……欲知皮部以十二经脉为纪者，诸经皆然，阳明之阳，视其部中有浮络者，皆阳明之络也"。说明古人在此将人体体表依十二经脉循行范围划分十二皮部，指出："凡十二经络脉者，皮之部也。"此句应解读作："凡十二经（之）络脉者，皮之部也。"此处的"经络脉"讲的是经脉理论。关于奇经八脉，在《内经》中可见任、督、冲、带、维、蹻分散于《灵》《素》，独《灵枢·五音五味》讲"经络之海"。明·李时珍作《奇经八脉考》于冲脉项下记"冲任皆起于胞中……为经络之海"。似乎《奇经八脉考》中讲了"经络"，从上下文分析：此文取材于《灵枢·五音五味》，重复了"经络之海"。但应指出：《灵枢·逆顺肥瘦》讲"冲脉，五藏六府之海"。《灵枢·动输》《灵枢·海论》《素问·痿论》均讲："冲脉者，十二经之海。"可见《奇经八脉考》中"冲脉……为经络之海"，原引《灵枢·五音五味》，此文之"络"是一个衍文，所以《奇经八脉考》亦未讲"经络学说"。

此外，《素问·经络论》正文讲"阴络之色（在解剖过程中见到分肉之间的'阴络'含动脉、静脉神经纤维的分支）应其经（与经同色），阳络之色（皮表之络脉）变无常，随四时（寒暑）行也"。所以《素问·经络论》是专解络脉之色的。值得一提的是《素问·通评虚实》，此文主解人体虚实之证，如"络气不足，经气有余""经虚络满""经满络虚"；该文约1200字，而"经络"词组六用，在治疗中讲："刺手太阴经络""取手太阳经络"，文中经络联用，应属后世的抄误。前后文证明"经络"实指手太阴经脉、手太阳经脉。可见《素问·通评虚实》"经络词组"六用，未离开经脉医学。

4. 我国经脉医学起源·演绎四阶段说

我国经脉医学起源·演绎大约可分作四个阶段。殷商时期我国原始医学进入较快发展时期，如女性孕产医学、男性去势术、临床疾病分类都促进了人们思考"人之思维，人体调节"的相关问题，促进了甲骨文的造字者们在依类象形原则下展开对相关问题的探讨。那时人们在残杀奴隶的过程中，已经知道"心有七窍"。纣王讲"吾闻圣人心有七窍"，意指有学问的人用七个心眼思考问题。即将人的思维功能认定为心藏了。此一认识成为甲骨文创作第六个"心"字作 的依据，造字者在心脏底部划了两条线，代表了四条大经脉（血管），表明有思维能力的心脏通过心脏底部的四条大经脉对全身起调节作用，成为我国经脉调节论起源的上限，即经脉医学起源的第一阶段。春秋齐鲁先民继承了"经脉调节论"，齐灵公时的叔侯钵铭，"心"字作 ，叔侯钟铭文作 都描述了心脏底部的四条大经脉。齐景公明确讲："寡人之有五子（五位谋臣），犹心之有四支（四条经脉），心有四支，故心得佚焉……"[11] 西汉《淮南子》指出："夫心者……所以置使四支，流行血气。"《素问·阴阳别论》"人有四经十二丛"都属经脉调节论的第二阶段即"人有四经调节论"。第三阶段指由四经演绎作十一经脉调节论。《国语·周语下》："天六地五，数之常也，经之以天，纬之以地，经纬不爽，文之象也。"说明我国学术界由崇尚九进入到崇尚十一常数时期。十一常数是从六十甲子中总结出六甲五子，称"天六地五"。十一常数成为当时的说理工具。周单襄公、顷公时提出的敬、忠、信、

144

仁、义、智、勇、教、孝、惠、让为人治国的十一行为标准，就是十一常数的运用。秦汉《足臂》《阴阳》十一脉灸经就是依十一常数阐释医学理论的代表。十一经脉在《内经》中亦有反映（略）。十二经脉理论属于经脉医学发展的第四阶段，产生于两汉时期。两汉学者们进一步制定了"阴脉荣其藏，阳脉荣其府""手之三阴，从藏走手；手之三阳，从手走头；足之三阳，从头走足；足之三阴，从足走腹"，补手厥阴心包经，完善为十二经脉理论。此时的经脉循行范围在有限的经脉循行解剖基础之上做了大量人为安排，这是我们应该面对的事实。

那么，经脉调节论如何指导临床？在秦汉我国放血疗法处于盛行时期，由于医家们逐步认识到放血疗法之害大于利，总结出"夫子之言针甚骏……能杀生人，不能起死者"，吸取了"刺跗上中大脉，出血不止死；刺阴股中大脉，出血不止死；刺臂太阴脉，出血多立死"的教训，于是在可以制造微针的条件下，提出了"欲以微针通其经脉，调其血气"的认识。从此，在人体经脉调节理论诞生千年后被进一步用于临床，促进了"微针导脉，调其血气"针刺疗法的诞生。我国针刺疗法创立的早期就是将微针直接刺入经脉之内、调其血气的。如《素问·调经论》："血不足，则视其虚经，内针其脉中，久留而视，脉大疾出其针，无令血泄。"随后在临床中发展为"取分肉间，无中其经，无伤其络"的、具有取穴性质的针刺疗法。

5. 近世经络词义的演绎

回顾20世纪50年代以来"经络"概念的演绎过程，那时中医学术界在未澄清《内经》"经络"词义的情况下，承淡安先生于1955年翻译出版日·长滨善夫《经络的研究》时，在"译者的话"中声称"经脉亦称经络，我国经络学说在最古的《内经》中已有详细记载。十二经络不但把人体的各个脏器相连……所以十二经络学说也是古代医学中生理、病理的基础……"。毫无疑问，在此，承淡安先生同意长滨善夫的认识，将《灵枢·经脉》篇中的"十二经脉"认定作"十二经络"了。随后，人民卫生出版社于1958年出版《中医学概论》[12]，重申："经络是人体气血运行的通道……经络包括十二经脉、奇经八脉、十二经别、十二经水、十二经筋、十二皮部、十五络脉以及若干浮络孙络的总称，其中以经脉在脏腑、头面、四肢之间逐经相传，构成了带有关于经络学说的正统认识……是一个具有特殊的调控功能的体系。"此一观念，随后的中医药规范教材从之。由此，两汉以前的经脉医学在强大的"约定成俗"的势态下，演绎作"经络学说"了。这是我们在医史面前很难接受的。但是60年前我国广泛展开了"经络实体研究"。当时的哲理基础，借用了"现象是本质的显现"（列宁），说"临床所见经络的疗效（现象）是经络本质的显现"。由此推导出："在人体经络是客观存在的。"张维波在著述中继承发展了这一认识。[1]（P：51.59）将"经络学说"发展至水通道了。我想张先生是应该反思的。

三、奇闻：长时间的梦境引发的"内语言"会使肌肉持续兴奋，缩小肌间隙构成的经络通道，影响经络的功能

这个标题，虽立了"奇闻"，但是我实在难以从第229、231页[1]提取"水通道"精神实质写下一个概念清晰的标题，我虽对此文细读十数次，总感该文语无伦次。我只好慢慢梳理以下奇闻。

关于"内语言"，作者在声称"从事过一段时间的脑神经生理和心理学的研究"后，逐步介入到与脑生理、病理有关的论述之中。将弗洛伊德的"情节"、潜意识拿来与《内经》"心主神、肝主魂、肺主魄……"进行探讨，指出，弗洛伊德认为："人的心理受潜意识支配。"但很难从张文中理解：梦境中的

"内语言"与弗洛伊德的潜意识有什么关系。在作者转入"中国的武术、气功锻炼很强调意念的运用"解释："……这种意识主要指本体意识，即一种与体觉相对应的体觉想象、气功的意守丹田、意念接气等，都属这种意识。"不知作者是否在此意指体觉想象与潜意识的关系，强调了潜意识在气功锻炼中的作用。在解"感觉意识"时，将他的硕士研究生研究视觉生理的论文抬出来说："更常见的是眼肌的紧张性粘连，疲劳的病变……"从简要介绍中知这是一篇与眼解剖结构相一致的，采用实验研究视觉生理、病理的好文章。奇怪的是，作者将眼、耳形态不同的视、听机能采用类同式解说，对于听觉提出"耳动能力"。说："虽然人类进化基本丧失了有意识的耳动能力，但不自主的耳部肌肉兴奋，调节着听力空间定位，当想象一个声音时，耳肌通常处于近似强直性紧张……"[1]（P：231）说："长期处于噪音环境下思考问题，很可能造成听力下降、神经性耳聋。就是因为耳部肌肉群长期紧张，造成肌肉粘连和调节耳肌空间定位的神经反射弧衰弱。"我们同意长期噪音对听力的损害，但长期噪音对听力的损害与耳动肌群无关。张强调："内语言同样可以造成与语言活动相关的肌肉群兴奋……长时期的、大量的内语言会使肌肉持续兴奋，缩小这些肌肉间隙构成的经络通道……"[1]（P：231）。到此张维波的落脚点清楚了。可谓千方百计将梦境引发的内语言能"引起耳部肌群粘连，影响肌间隙构成的经络通道"从而降低听力功能的目的达到了。但是：

1. 张维波从人类进化史说：人类进化……

张维波从人类进化史分析说："虽然人类进化基本丧失了有意识的耳动能力，但不自主的耳部肌肉兴奋，调节着听觉空间定位。"我理解张先生"人类在进化中丧失了耳动能力"，其与人比较的对立面是兔、驴、马之类的长耳朵动物。这些动物在生存中之所以需要"耳动肌群调节外耳道的方位"，是因为它们四足向下，头的运动受限，为了生存，所以它们的耳动肌群非常发达。人类耳动肌群退化是因为人类直立行走，人类在外出谋生中由颈椎的灵活性与颈部肌群的调控完成；人能左顾右盼捕捉信息，所以人类耳动肌群退化。我们分析张维波的观点：人类由耳动肌群调控外耳道的听觉空间定位的认识，与人耳郭、外耳道等解剖、生理机能不相符。人类的听觉系统：声波经外耳道传至鼓膜，由鼓膜将声波传至内耳听小骨，听小骨由三块十分精巧的锤骨……组成听骨链，听骨链接受声波后，将各类不同声波所载的信息传至听神经、蜗神经，再传至大脑皮层的颞横回、颞上回及不同声波所载的不同信息内容，分别传递至相关的许多脑区的神经元内的记忆核蛋白体经编码、贮存、记忆下来。这才是人类脑神经网络与听觉有关的部分内容。可见张维波说："梦境中长时间大量的内语言会使（听觉系统）肌肉持续兴奋，缩小肌肉间隙构成的经络通道"引起听力下降与人类听力系统解剖、生理机能不符，全都属于奇闻。

2. 关于人脑的"内语言"及其脑生理学基础

人类的大脑是一个极其复杂的网络系统，用钱学森院士的话说"人体是一个开放性复杂巨系统"。我理解"开放性"就指"五官"收集各类信息都归入大脑网络系统处理。从脑解剖生理学讲，脑组织大脑皮层有侧重分管视、听、记忆、书写、思维运动等的脑区，各脑区神经元内的记忆核蛋白结构都分别贮存着许许多多相互交织的信息，如听觉中枢听见"太极湖"这个词："太极湖"这个词包含的信息有太极湖在什么地方，太极湖与太极图有无关系？如果有，太极图的形象在哪个脑区。太极图代表着远古的什么文化，它与远古历法有关吗？如果有，远古先民是怎样在观察自然界中注意太阳的，又怎样演绎作太极图的？这许许多多的围绕太极湖扩展开来的知识便是一个体系，与这个体系相关的所有内涵都贮存于所有交织着的脑神经元内。美国心理学家塞尔弗利奇在研究知觉、认知时，将脑神经系统的不同机能形象比作许多小鬼（我释作小人）。他说：在人脑中有许多负责不同使命的小鬼（人），如特征性小鬼（人）、决策性小鬼（人）、认知性小鬼（人）……。在认字方面，特征小人中又有负责水平线的、负责垂直线的……各种小人分别完成自己的任务。负责水平线、斜线的小人发现 A 这样特征的字时发出呼叫，引起认知小人的注意认识了 A 这个字……[13]。塞尔弗利奇强调的是"脑内常有一个呼叫声被其他相关脑区感知"。《心理学》知识告诉我们"闭目沉思（内部注意）"讲的就是思维过程，思维本身由无声的内部语言进行，人类在思维过程中就是"自我默语"。这样的"默语"是自己脑内发出的微弱声音由自己的听觉中枢感知[13]（P：191，277，405）。小学生的"默诵"与此同理。我在脑生理研究中提出"内审思维"[14]，近期撰著的《李时珍返观内视新解》都探讨过内部语言与内审思维的关系[5]。但张维波强调："做一个恐怖的梦时……由内语言变成外语言，长时间的大量的内语言，会使肌肉持续兴奋，缩小这些肌肉间隙构成的经络通道……"[1]（P：231）。生活常识告诉我们，小说家们、各类老师们、各类科学工作者们，包括张维波自己，每时每刻都在"自我默语"地思考相关问题，大脑皮层各相关脑区的脑神经元都在接受各类"内部语言"。小说家们、科学家们……张维波自己并未因长期思考相关问题时内部语言的刺激而引起听力下降。张先生的此类推论不属于"奇闻"吗？

四、我国经脉学说与血管的关系

前文我们留下一个悬案，张维波说："经脉与血管的关系，很多人认为脉指血管。但遍览《内经》，并无一处明显指出经脉就是血管。"现在该回答了。

首先要问：张先生曾引用过"欲以微针通其经脉，调其血气"[1]（P：44），怎么就不能从"通经脉、调血气"中理解经脉中有血呢？《灵枢·九针十二原》中还讲："持针之要，神在秋毫，审视血脉，刺之无殆。""刺络脉者……急取之，以泄其邪，而出其血。"难道还不能从"审视血脉，刺之无殆""刺络脉，出其血"中认识到刺破血管壁的放血疗法吗？《素问·调经论》是讲述经脉治疗原则的。文中讲："病在脉，调之血。""血不足者，视其虚经内针其脉中，久留而视，脉大，疾出其针，无令血泄。"假如在此还不能认识脉与血脉、血管的关系，再看看《素问·刺禁论》："刺跗上中大脉，血出不止死；刺阴股中大脉，出血不止死；刺臂太阴脉，出血多立死。"张先生能不能从诸多刺经脉放血的惨痛教训中理解经脉中有血，经脉就指血管呢？张先生能再读一读《灵枢·血络论》吗？读后能理解经脉与血管的关系吗？

两汉我国针刺疗法诞生早期，便是按"微针导脉"的要求直接将微针刺入经脉（血管壁）之内调其血气的。《素问·三部九候论》"经病者，治其经；络病者，治其络"成为将针刺经脉之内的理论依据。《灵枢·邪气藏府病形》："刺涩者，必中其脉，随其逆顺而久留之……已发针，疾按其痏，无令其血出，以和其脉。"《灵枢·官针》："豹文刺者，左右前后针之，中脉为故。"还有"……视其虚经，内针其脉中，久留而视，脉大疾出其针，无令血泄"。上文都应该证明了经脉就是血管，经脉中有血。

我们一再探讨经脉医学至殷商起源以来经历了四经说、十一经脉说，于两汉完善为十二经脉理论，要求每一经脉直线行走，依次首尾相连，某一经必与某一脏或腑相通，达到调节该脏或腑生理功能的目的。所以《灵枢·经脉》中十二经脉在循行中存在大量人为安排。这是两汉时期基础医学、原始综合科学知识都十分原始的历史条件所决定的。这是我们应该面对的事实。我们应该感谢两汉的医家们在创建医学理论中汲取有限的人体解剖生理史料，结合临床针刺效应，发挥创造性思维完善了人体经脉理论，这是中华先祖们在人类医学史上的一个伟大创举。今天当我们探讨经脉医学及其理论时，我们应在经脉医学产生的历史条件下依有限的人体解剖所见经脉循行为基础，顺应十二经脉循行范围解释相关临床效应。在此想起了张维波先生的号召，在引用这个号召时，我们只将张先生用的"经络"改作"经脉"。他说："经络（脉）研究者们首先要虚心地拜我们的老祖宗为师，认真地学习古典经络（脉）理论，研究它的形成过程和后人的注释，不要根据是否符合自己的假说，就说古典经络（脉）理论某某处是精华，某某处是糟粕，不能根据自己的需要随意取舍，修改古人的理论，更不能因为自己找不到经络就说古人是胡说八道。"[1]（P：58）张先生的号召与任继愈先生"只要把具体研究的对象放在当时的历史条件下来考察，是可以做出科学判断的"[15]论述完全一致。可惜张维波自己在研究秦汉经脉医学时违背了自己的高论，将秦汉学者所创经脉调节论中"经脉、络脉、孙络"全部修改作"水通道"了。我们承认 20 世纪 50 年代以来，我国参加"经络研究"的许许多多学者们，本着辩证唯物史观，忠实地记下了"研究"中的许多生理现象，留下了依"经络属客观存在"，只能依研究资料解说"经络实质"的非正常结论。所以解释"经络现象"的"经络假说"丛生。我们应该认识到，只要我们换个思考，重新审视学者们忠实记下的研究资料，如孟昭威的自主神经说，其他学者的经络量子观、经络中枢论，还有刘里远教授的一系列研究成果，蔺云桂先生的循行性感觉线的特性研究[16]，焦顺发先生的"多株密植式互不交叉的循行线研究"[17]，还有李志刚先生指出的"经络学实际上就是神经分支学"[7]，刘澄中教授的经脉医学的科学原理、高等临床神经与脑科学等都可参阅。在重新思考中，将有可能加深对秦汉经脉医学的认识。假如我们在此能与张先生求得共识，以下我就建议：由有条件的权威部门组织相关力量，重新审阅既往研究经络的相关资料、相关假说，进一步综合分析，以求确立阐释秦汉经脉医学、针刺疗法的古今理论，在"继承不泥古，发展不离宗"的总原则下创当今新型中医人体调节理论、针刺理论。在中药药理研究方面，许多学者于近几十年做了不少工作，如青蒿素的药理成就、临床推广可谓代表，陈可冀院士的呼吁不可忽视。2012年中国中医科学院已组建设编60人的"中药资源中心"，该中心设"中药资源科学技术研究部"等三个部、"中药分子研究室"等九个研究室。中医药界的这一重大措施，将大力促进中医药事业的发展。中医药事业走向世界，当属势不可挡。

2012 年 12 月 1 日于秋实居

参考文献

1. 张维波. 经络是水通道 ［M］. 北京：军事医学科学出版社，2009.

2. 严健民. 论原始中医学. 从《庄子》看庄子时代的医学概貌 ［M］. 北京科技、新疆科技出版社，2003.

3. 刘里远. 古典经络学与现代经络学 ［M］. 北京：北京医科大学、协和医科大学联合出版社，1997.

4. 严健民. 经脉学说起源·演绎三千五百年探讨 ［M］. 北京：中医古籍出版社，2010：71.

5. 严健民. 李时珍返观内视新解 ［J］. 中华医史杂志，2011（6）.

6. 刘澄中. 临床经络现象学 ［M］. 大连：大连出版社，1994：352 - 360.

7. 李志刚. 穴位经络探秘说 ［J］. 中国中医基础医学杂志，2011（6）.

8. 严健民.《灵枢》"经络"词义浅析 [J]. 中医杂志, 1984 (11).

9. 严健民. 中国医学起源新论·今本内经经络词义研究 [M]. 北京：北京科技出版社, 1999：130 – 137.

10. 李鼎. 经络学 [M]. 上海：上海科技出版社, 1984.

11. 管遵惠. 经络学说的理论及临床应用 [M]. 昆明：云南人民出版社, 1984.

12. 南京中医学院, 编著. 中医学概论 [M]. 北京：人民卫生出版社, 1959.

13. 全国九所综合性大学《心理学》教材, 编写组编. 心理学 [M]. 桂林：广西人民出版社, 1982：248.

14. 严健民. 人脑机能记忆·思维之谜 [J]. 北京市科学技术委员会主办, 科技潮, 2001 (11).

15. 任继愈. 老子新译·绪论 [M]. 上海：上海古籍出版社, 1985.

16. 蔺云桂. 经络敏感人的感觉研究. 全国针灸经验交流会议资料选编（一）. 福州中华医学会福建分会, 1980：30.

17. 焦顺发. 经络感传现象的初步研究——经络敏感人 [M]. 北京：人民卫生出版社, 1979：155 – 192.

第三篇　殷商至两汉中医器官形态解剖史

开篇词

在第一篇中，我们围绕中医学思想萌芽从多方面展开讨论，曾根据考古史料将思想萌芽史追溯到 8000 年前贾湖先民遗存于龟甲上刻文 （目），理解贾湖先民已在既往民间口头传承文化中注意到五官生理的探讨。这一思想，经数千年的传承，于广汉三星堆时期，三星堆先民演绎作"凸目文化"，殷商甲骨文字学家们在依类象形原则下创作甲骨文，在与人体解剖、生理有关的文字创作中做了许多工作。如甲骨文中突出心脏解剖，创心主思维及心脏底部的经脉（血管）调节论，又探讨脑主思维，创作出一个"思"（）字，尤其在甲骨文中反映"目"（

）的文字形态多样，又依，创作出"见"（）等字，反映了中医学思想探讨中的多元性。两周时期，在原始口头文化传承及相关追记史料中，人们仍在思考目中眸子（瞳人）的神秘（眸子即目中有瞳人），创"目论"（目主思维），强调："命门者，目也。"似乎强调是眸子在主思维。但是两周先民总结出："目能见其毫毛，而不能见其睫。"认识到"目"不能看清身边的事物，成为春秋先民否定"目主思维——目论"的证据。所以近 8000 年以来至 2000 年前，我国先民对于人体思维功能的探讨，可谓思绪万千，促进了人们对人体思维功能的漫漫求索之路。是殷商先民分别探讨了脑、心主思维问题，最终确立了"心主思维"及"经脉（血管）调节论"，影响中医事业3000余年。

现在当我们探讨原始中医学理论起源之根由时，我们很自然地想起了七年前贲长恩教授等发出的呼唤中医形态学研究，呼唤与时俱进。

从今本《灵枢》《素问》及相关子书中挖掘与中医基础理论有关的人体脏器形态解剖学史料是我们责无旁贷的责任。

第九讲

原始中医学心、脑形态解剖学史

一、殷商时期的心藏形态解剖学史

《中国医药报》2005 年 6 月 25 日发表解剖学家贲长恩教授等《中医形态学研究呼唤与时俱进》的"呼唤"，指出："中医学要发展必须先求得中医形态学的发展。"这一认识聚集了半个多世纪中医学术界及世界各国爱好中医学学者们的心血，应该说是至理之言，或曰："点向了中医药现代化的要穴。"我听从呼唤，拟从以往认识的基础上，对今本《内经》成书以前的原始中医学中的心、脑、肾、脾、三焦等脏器的形态学分别进行讨论，以求教于中医学术界同人斧正，并求得早日共识。

我国是人类发祥地之一，也是人类医学的发祥地之一。医学是研究人体疾病发生、发展、治疗过程的科学，研究医学必然贯穿着探讨人体的解剖结构、生理病理。许多史料证明，我国医学知识发展至殷商时期，已可分作基础医学与临床医学了。从我国考古史料分析，早期的基础医学知识，主要反映在人们对耳、目、鼻、口生理功能的探讨。到殷商时期，由于原始医学知识的迅速发展，如女性孕育医学的发展，男性"去势术"的发展，人体腹腔脂膜之膏、肓（ ⭒ ）的认识等，都与人体解剖知识有关，都属原始基础医学范畴。与此同时，殷人对巅顶、头颅功能的探讨，创作出一个从头颅（ ⊕ ）、从手（ ⭒ ）的"思"（ ⭒ ）字，说明殷人探讨过脑主思维。从殷商先民在 200 多年间先后创作六个"心"字分析，殷人在宰杀牲畜、奴隶主杀戮奴隶的实践中对人体胸腔内心脏的自主搏动与生命的关系有所感知，可见殷人要求创作一个"心"字也就迫在眉睫了。

从人体解剖学分析，在我国由于特定的历史条件：即甲骨文字的创作，迫使造字者们在连续 200 余年创作"心"

158

（ㄓ、ㄨ、ㄩ、ㄐ、ㄩ、㽝）字的过程中，有目的地对人体心脏等胸、腹腔器官进行了反复解剖观察。因此，我国的人体解剖学史应从殷商时期算起。以下我们对相关"心"字做些分析，希望说明殷人通过解剖弄清了对人体心脏形态学的总体认识，完成了心脏的大体解剖。

《殷虚文字乙编》第738号卜辞："贞，屮（有）疾ㄓ（心），唯有跎。"这个"心"字作ㄓ，描绘的是尸体仰卧位，开胸后所见于胸腔中心脏的部位。"ㄨ"才是胸腔中的心，仅用一竖将心尖部的左右心室隔开。其他"心"字都是将心脏从胸腔取出，剖开心脏，观察心内结构。早期描绘的ㄩ字，没有注意心内瓣膜，随后造字者们注意到了心内瓣膜，分析主动脉瓣和肺动脉瓣的人将心内瓣膜朝上描绘，分析房室瓣（三尖瓣和二尖瓣）的人，将心内瓣膜向下描绘。殷商时期，人们在解剖心脏时，还注意到心内有七个孔窍。商朝的末代君主纣王在听了近臣比干的直谏后曾讲："吾闻圣人心有七窍。"意思是说"圣人"即有学问的人用七个心眼思考问题，于是借机下令"杀比干，观其心"，验证心脏是否真有七窍。说明殷商时期将人之思维功能赋予心脏了。

现代医学告诉我们，心脏内部的七个孔窍是左、右房室孔，上、下腔静脉孔，肺动、静脉孔及主动脉孔，说明商纣时期"心有七窍"的结论是正确的。对于心脏底部的血管父已爵画了两条线作（㽝），我们称之为"抽象描绘"。其实心脏底部于心包膜之外的血管有四条，即左颈总动脉、左锁骨下动脉、无名动脉与上腔静脉。在心脏底部画两条线（㽝）代表心脏底部

159

的四条大经脉，强调的是能主思维的心脏，通过四条经脉对全身起调节作用。这一史料证明我国人体经脉调节理论起源于殷商。

500年后，《晏子春秋·晏子谏第二十三》有一段记述：齐景公（前547至前490年在位）外出打猎，十八日不回朝主事。晏子劝景公回朝主事。齐景公回答晏子说："寡人之有五子（五位谋臣），犹心之有四支，心有四支，故心得佚焉。"这个"佚"字作"安闲"解，就是说齐景公及其同时代的人们知道心脏的底部有四条血管（经脉）与全身相连，支配全身各部位的活动，全身各部位也自觉与心脏活动相协调，所以心脏就很安闲平和。齐景公在此借当时的医学理论即"人有四经调节论"比拟朝政，说人体心脏有四条经脉调节全身各部，心脏自己安然无事。"我有五位谋臣为我主事，调理朝政，我有什么不放心的呢！因此，我可以不回朝主事。"景公的话，为后世提出"心者，君主之官"作了伏笔。齐景公讲的人有四经调节论，在《素问·阴阳别论》保留下来说："人有四经十二丛。""十二丛"是两汉学者们的认识。"人有四经"属殷商春秋遗存。为说明春秋、战国时期人们对心脏、经脉、心包的认识，我们还应该回顾以下史料。《管子·内业》记载："凡心之型，自充自盈……一来一逝，灵气在心。"《管子·内业》的这一记载当然是有人体活体解剖作基础的。到齐灵公时期，齐灵公先后铸造叔侯镈和叔侯钟，它们铭文中的"心"字分别作 ⛎、⚓，1977年在河北平山县出土"中山壶"和"中山鼎"，壶、鼎铭文中的"心"字均作 ⚓，这个 ⚓（心）字，无疑是从 ⛎ 隶化而来，它突出了从心脏发出的四条经脉对人体的功用。即心脏底部的两条线隶变为四条线，心尖部又下延一条线，意指下腔静脉。而心脏本身则只占很小部分了。就是说，人们认识下腔静脉对全身同样起调节作用约

160

在公元前 400 年左右：从齐景公到"中山壶"时期人们对下腔静脉的进一步描述又经过了 200 年左右的时间。中山壶铭文的

𑁇 （心）字，《说文》从之。古人对心胞的认识，《庄子·外物》曾讲"胞有重阆，心有天游"，强调心在心包膜之内自由跳动。两汉时期的《灵枢·胀论》用"颤中、宫城"解读心包，指出："颤中者，心主之宫城也。"认识到心包膜对于心脏和心脏底部大血管的保护作用。到了《灵枢·经脉》创十二经脉理论时，对"心系"的认识又在解剖过程中有所发展。如"肺手太阴之脉……上膈属肺，从心系横出……""心手少阴之脉，起于心中，出属心系……其直者，复从心系却上肺……"。"复从心系却上肺"讲的是心肺之小循环。可见，两汉学者已用"心系"阐释对全身起调节作用的经脉学说部分内容，并用之探讨生理、病理，指导诊断与治疗。这就是"人有四经十二丛"的本意。

综上所述，殷商时期，造字的人们利用奴隶主们在斩戮奴隶和战俘时，对人体心脏进行了反复解剖观察，探明了心脏的大体解剖。但由于那时解剖心脏的标本都是斩戮后的尸体，全身血液流尽，心脏内根本看不见血液（水），这是众多的造字者在描绘"心"字时都没有"水"痕迹的原因。因此，殷商时期的人们认为心脏是一个空腔脏器，不知心脏与血液的关系，只知"心有七窍"，这"七窍"似指具有思维能力的"心眼"。"吾闻圣人心有七窍"，是说圣人（身边有学问的大臣）用七个心眼进行思维，所以足智多谋。传统中医理论中的"心之官则思"来源于此。"诸血皆属于心"当是秦汉之交或两汉时期的认识了。

自殷商起，心脏就是一个内外形态清晰的重要器官，并由心脏、心脏底部的经脉构建了最初的心、经脉调节理论，于两汉时期发展为十二经脉理论，指导中医临床 2000 多年。

二、秦汉时期大脑、颅底解剖及其相关认识

秦汉时期，我国医学事业与其他原始科学事业一样，在百家争鸣中迅猛发展，先后有许多古医书问世，反映了原始中医学概貌。关于大脑，殷商人们对头颅、思维已有推断，成功地创作了一个"思"（🧠）字，它是描绘人们在思维过程中常用手抓后脑壳的行为表象。秦汉时期，医家们从临床中已经观察到"伤左额角，右足不用"（《灵枢·经筋》）的病例，《素问·脉要精微论》已提出"头者，精明之府"的设想。可见起源于殷商时期的"心之官则思"的观念不论是殷商时期还是两汉时期都曾经动摇。这是促进经脉学家们关心人脑解剖的重要原因。秦汉时期医家们又迫于对人脑生理功能的思考，对人脑及颅底进行反复解剖，不仅创作了六个原始"脑"字，而且还因在颅底经脉解剖中加深了对颅底经脉的认识，创蹻脉理论，将十二经脉理论推向深入，逐步补充奇经八脉理论，丰富了秦汉中医理论。

1. 从原始"脑"字推断人们对大脑进行解剖，创建大脑形态学的认识

我国秦汉时期，许多文字工作者们认识到有必要造出一个"脑"字，于是他们对脑的形态给予了关注，先后进行了多次颅脑解剖，便有了许多"脑"字的初文问世。1973年，长沙马王堆出土一批汉代医帛、竹简，其中《养生方》中的"脑"字作"出"，《五十二病方》中的"脑"字作"出"和"击"，1975年，在湖北云梦睡虎地出土的秦墓竹简《封诊式》中及后来安徽阜阳出土的汉简《万物》中的"脑"字均作"击"。这些"脑"字都是距今2200年前后的原文，没有受到后人的修饰，代表了"脑"字创立早期的字形，它们都强调从匕、从上、

从山、从止。为何"脑"字的初文从匕、从上、从山、从止呢？现代解剖知识告诉我们，人脑表面呈沟回状排列，如筷子（箸）粗细，有起有伏。当我们面对人脑左右外侧面细看时，紧靠"额中回"的前下方沟回阴影便是一个十分清楚的"山"字形；从前额面看"中央后回"的沟回阴影也有"山"字形，或者"上"字形；在人脑表面寻找"止"字形阴影较难，但"匕"字形阴影极为普遍。所以上述"脑"字（击、峃、峃）都是不同的造字者打开颅盖骨后各自从不同角度、面对脑组织表面形态特征进行抽象思维后概括描摹的产物，不属讹变。在传统文化中保存了一些"脑"字，如《周礼·考工记·弓人》中有"脑"字作"剉"，《墨子·杂守》中的"脑"字作"剉"，这两个"脑"字存在讹变是没有疑问的，因为隶刀除了说明春秋学者采用金属物敲开颅盖骨便于观察脑回形态外，与脑组织形态没有任何关系。但这两个"脑"字"从止"，保留了"脑"字创立早期的特征。特别是"考工记"中的"剉"字，用两个"止"字相叠，深刻描绘了大脑沟回叠加的特征。在《说文》中，"脑"字作"𢇶"，许慎指出："𢇶，头髓也，从匕，匕相匕箸也。"许慎收集的"脑"（𢇶）字，除从人（人）外，"𢇶"则是依颅顶外形抽象描摹的。这个"脑"（𢇶）字的形态描绘的是颅骨（囟门）及头发，应该说也是一个"脑"字的初文。许慎讲：脑字"从匕，匕相匕箸"应如何理解呢？《说文·竹部》："箸，饭敧也。"即今之吃饭用的筷子。所以"匕相匕箸"，是说脑组织像吃饭用的筷子那样排列着。从许慎收集的"脑"字（𢇶）和他的注释分析，其字形以描摹头顶外形为主，而注释则重在解释颅内的脑组织表面形态特征“从匕”，两者似有分离之嫌，说明他的取材来源不一，他本人又未见过脑组织表面形态特征及其他“脑”字的初文，所以他在“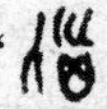”字条下将“匕”写作“人”（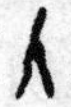）旁，又说“从匕”，说明许慎在“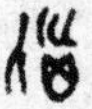”字面前存在内心矛盾。

古人对人脑的解剖部位已有认识：《灵枢·海论》对脑组织的解剖部位划了一个界限，指出：“脑为髓之海，其输上在于其盖，下在风府。”意指颅腔内的脑组织，其上达颅盖骨，其下在风府穴以上。换句话说，风府穴以上的脑组织属脑，风府穴以下与脑组织相连的脊髓属髓。这一事实还说明，那时的人们已知道脑与脊髓是相连的。秦汉医家已将人脑的形态学展现在我们面前了。文中已有“风府穴”名，说明《灵枢·海论》中的穴名属于两汉以后的作者补入之作。

2. 关于颅底经脉的形态解剖与“蹻脉”理论的关系

我们的研究证明，我国的经脉学说是建立在有限的经脉解剖基础上的，秦汉医家们对颅底经脉的解剖，发展了十二经脉理论。《灵枢·寒热病》讲：“足太阳有通项入于脑者，正属目本，名曰眼系，头目苦痛，取之在项中两筋间。入脑乃别，阴蹻阳蹻，阴阳相交，阳入阴，阴出阳，交于目锐眦。”《灵枢·寒热病》的这段记述是十分翔实的，是秦汉医家们对颅底经脉进行详细解剖观察时，从颅底解剖观察到左右两侧的椎动脉从枕骨大孔进入颅底后，汇合成一条基底动脉，再向前伸，又与由颈内动脉分支的、起于视交叉前外侧的大脑中动脉及大脑前动脉相互吻合，组成动脉环。颅底经脉的这些形态特征，大约就是“阴蹻阳蹻，阴阳相交，阳入阴，阴出阳”的物质基础。《灵枢·大惑论》讲到眼内的解剖结构时指出：“……裹撷筋骨血气之精而与脉并为系，上属于脑，后出于项中。"这段文字表明：眼球后方上属于脑的有两种组织，一为"裹撷筋骨血气之精"的视神经等，一为"与脉并为系"的"脉"，它们组成眼系，并从视神经孔进入颅腔，与脑组织相连，当然相连的是视神经，而脉（颅底动脉环）则从颅底"后出于项中"。毫无疑问，撰写这段文字的作者，如果没有内眼解剖与颅底经脉解剖知识作基础是写不出来的。《灵枢·动输》还认为大脑的营养物质是从眼系输送进去的，写道："胃气上注于肺……上走空窍，循眼系，入络脑。"《灵枢·动输》作者的认识，也是依颅底经脉之解剖循行特征为基础写的。只是他们误将大脑中动脉、大脑前动脉的生理功能是"循眼系、入络脑"了。

3. "维筋相交"新解

《灵枢·经筋》篇提出"维筋相交"理论，"足少阳之筋……支者，结于目眦为外维。……维筋急，从左之右，右目不开，上过右角，并蹻脉而行，左络于右，故伤左角，右足不用，命曰维筋相交。"秦汉医学史料证明，古人发现了"伤左（额）角，右足不用"这一病例后，在用什么理论解释"伤左角，右足不用"现象时是花了不少心思的。那时，阴阳五行学说、天人相应十分盛行，但这些不留名的解剖、生理学家们将其一律弃之；从十二经脉讲，在《灵枢·经脉》《灵枢·经筋》时期，各经脉（经筋）循行之道已经约定俗成，《灵枢·寒热病》的作者们未简单地采用约定俗成的"足太阳之脉"解之，而是在朴素唯物思想指引下另辟蹊径，在对大脑及颅底进行解剖的过程中，结合颅底经脉循行，创立"蹻脉"与"维筋相交"理论，在当时讲，圆满地解释了"伤左角，右足不用"，是十分先进的。"蹻脉与维筋相交理论"深刻反映脑内左额角的经脉通过颅底的阴阳蹻脉交叉后调节右下肢功能，因而结论："伤左角，右足不用。"不过，由于当时科学技术水平的限制，人体解剖、生理知识的不足，秦汉医家们误将大脑运动神经在脊髓段的左右交叉及其功能赋予颅底经脉了。另外，颈内动脉循至颅底后，分出眼动脉，从视神经孔穿入眼眶，供给眼球的血液，它与视神经伴行，只是方向相反。可以讲，颈内动脉的解剖循行，与《灵枢·大惑论》《灵枢·动输》的有关记录比较，除方向相反外，也是完全一致的。古人的这些记录都是以颅底经脉解剖为基础写的，是秦汉时期的医家们进行过大脑及颅底解剖的证据。

从字面解释，"维筋相交"即维络全身骨节的筋是左右相交叉的。这段原文的全部意思是说，足少阳筋有一条支筋，循行于眼外角，维络眼的外侧，支配眼球的活动（即外展神经的功能）。该筋上行，通过左额角，伴随着蹻脉循行。这样，左侧的维筋网络于右下肢，所以伤了左额角，右下肢就瘫痪了。然而，从《灵枢》起，历代医家认为"筋"是"皆络于骨节之间"的，是"主束骨而利关节"的，这样的"筋"，又怎能左右相交叉呢？杨上善强调："以筋为阴阳之气所资，中无有空不得通于阴阳之气上下往来，然邪入膝袭筋为病，不能相移，遂以病居痛处为输。"既然"阴阳之气不得上下往来"，因筋所致疾病又"不能相移"，那么左额角的"维筋"受损，又如何导致"右足不用"呢？所以笔者认为，对《灵枢·经筋》原文的分析，应该从两方面进行：其一，《内经》成书，至隋杨上善认为"筋"是"中无有空"的，借以区分行气血的经脉（血管）之中有空。而"中无有空"的"筋"，应该包含两种组织，一为肌腱、韧带，一为四肢的大小神经干。《灵枢·经筋》：十二经筋的循行，基本与同名经脉循行一致。如足太阳之筋，与膀胱足太阳之脉除循行方面相反外，它们的循行范围完全一致。《灵枢·经筋》讲的应该是相关部位的肌腱、韧带；这些"经筋"的生理作用，应该是"主束骨"的。然而足少阳之筋的作者，赋予了较为复杂的神经功能的调节作用，说：足少阳筋"……上引缺盆、膺乳、颈维筋急，从左之右，右目不开，上过右角，并蹻脉而行……命曰维筋相交"。在此，作者将肌腱、韧带、神经干、蹻脉之生理功能完全混淆了，也完全统一了。当然，我们不必苛求两汉时期的先民，因为那时的人体解剖、生理学知识的积累十分原始，没有区分神经干、经筋、经脉的经验。其二，足少阳之筋明文指出："并蹻脉而行。"这是我们应该抓着的。蹻脉，《说文》解蹻："蹻，举足小高也，从足，乔声。"从生理功能讲，蹻脉，即能指挥抬足运动的经脉，可见"维筋相交"是古代医家们利用蹻脉理论解释"右足不用"这一病态行为的一个例子。据《灵枢经》记载，蹻脉属奇经八脉，是在十二经脉学说完成之后，随着人体解剖及临床医学深入发展后提出来的一条经脉。《灵枢·脉度》讲，"蹻脉从足至目……蹻脉者，少阴之别……上出于人迎之前，入頄属目内眦，合于太阳，阳蹻而上行……"这里讲阴蹻脉是足少阴经的别脉，最终达目内眦部，与足太阳的阳蹻脉相交会，再向上行走……。说明"目内眦"为阴阳蹻脉的交会地；阴阳蹻脉与目系有着不可分割的联系。但《灵枢·脉度》的作者与《灵枢·寒热病》的作者说法有别。《灵枢·寒热病》写道："足太阳有通项入于脑者，正属目本，名曰眼系……在项中两筋间……交于目锐眦（应作目内眦）。"原文讲，足太阳有一支别脉，从后颈部的枕骨大孔进入颅内，它实际上是属于（眼球后面的视神经）目本，是目系的重要组成部分。原文接着讲，这条经脉（左右两侧的足太阳经分出的别支）由项入脑后，组成阴蹻、阳蹻二脉，阴蹻脉、阳蹻脉在颅底相互交叉，阳气通过阳蹻脉内入，阴气通过阴蹻脉外出，阴阳之气出入，交会于目内眦部。现代解剖学告诉我们，左右椎动脉从枕骨大孔进入颅内，于脑桥下端相吻合，构成基底动脉，基底动脉又与起于视交叉前外侧的大脑前动脉及大脑中动脉相互吻合，构成动脉环。这就是说，这一结构，恰好将从后项入脑的椎动脉与视交叉前的大脑前动脉连接起来了。这就是"足太阳有通项入于脑者，正属目本，名曰眼系"的物质基础。《灵枢经》对颅底经脉循行的认识还有记载。《灵枢·大惑论》用较大的篇幅分析了眼球的组织结构后，在描写视神经交叉时接着说："裹撷筋骨血气之精而与脉并为系，上属于脑（上属于间脑部的视交叉），后出于项中。"这是讲，眼球的组织，在眼球的后部与经脉合并为一个系统——目系。目系从视神经孔进入颅内后，一部分与脑实质相连，另一部分在颅底继续向后延伸，从枕骨大孔出于后项。所以，不论是"足太阳有通项入于脑者"，还是，"而与脉并为系，上属于脑，后出于项中"，都是古人在颅底经脉解剖过程中的实录，是指颅底的经脉循行分布讲的。这些经脉，左右交叉，故命曰"阴蹻、阳蹻，阴阳相交"。换言之，上述颅底经脉，就是阴蹻脉和阳蹻脉。应该指出，《灵枢经》中，有多篇文章讲到蹻脉，各有侧重，在蹻脉的循行和功能方面存在较大的分歧。说明两汉时期的蹻脉理论非出于一时、一人之手。经脉调节理论中的奇经八脉理论的补入有一个逐步演绎的过程。在《灵枢经》中，古人对阴阳蹻脉的左右交叉，维筋相交的左右交叉是难于分解的，也是未交待清楚的。

但作为《灵枢经》中的记载，仍然是我们必须依从的原始史料，当我们弄清了阴蹻脉和阳蹻脉的解剖部位及相互交叉的特点后，对于"维筋相交"就好理解了。左（右）额角受伤的病人，经"上过左（右）角"的蹻脉把病机传至目内眦部，经目内眦部再传入"目系"，随后蹻脉在颅底左右交叉，出项、挟脊、抵足。所以"伤左角，右足不用"。以蹻脉为基础，提出"维筋相交"理论，解释"伤左角，右足不用"这一病态行为，不仅是有道理的，在当时来讲，是最先进的医学理论。

有趣的是，我们的祖先，远在 2200 多年以前提出的阴阳蹻脉与"维筋相交"理论，恰与现代神经解剖及现代心理学家们

168

借助于临床医学对大脑皮层运动功能定位的结果是完全一致的。近两百年来，心理学家们为了弄清人类大脑对语言、数字、视、听、行为活动的影响，从颅相学家的颅骨构形论，到近数十年来颅脑外科利用脑组织本身在接受直接刺激时并不产生痛苦反应这一特点，在病人意识清醒的状态下施行脑手术的过程中，用微弱电流分别刺激大脑皮层各部，并根据受试者的报告或动作等，绘制出运动、感觉等"脑图"，都说明左、右额角（即中央前回运动区）与下肢运动功能的正常与否，恰是"维筋相交"关系。"维筋相交"的心理思想价值就在于此。现代医学证明，中央前回运动区对全身运动肌群的指挥是左右交叉的，运动神经系统的左右交叉在脊髓。而两汉医家根据颅底解剖可见的经脉交叉视为指挥运动的交叉部位了。古代医家这种认识上的错位是可以理解的。

采用秦汉史料论说秦汉大脑形态学是我们的使命。

东汉、魏晋时期，道教《皇庭经》中依脑回形态称脑为泥丸宫，并认为泥丸宫主众神。说明魏晋医家不仅对大脑进行过解剖，而且用手指触摸过脑回的质地，知脑回之柔弱，故名曰泥丸！

在《内经》中，采用脑髓有余、不足（虚实）理论解释临床神经、精神疾病为创立脑、藏象学说进行了尝试，为探讨未来中医脑论开了先河。

第十讲

秦汉泌尿之肾、生殖之肾解剖部位简考

——兼释男性睾丸名肾

肾，在秦汉以后传统中医理论中属五脏之一。一部《内经》讲"肾"之生理病理内容极丰，但在《内经》中的"五脏之肾"概念是未加界定的。在讲"肾"之解剖部位时说："腰者，肾之府。"在讲肾之生理时说："女子七岁，肾气盛，二七天癸至；男子二八气实……阴阳合，故能有子。"传统中医理论中的肾之解剖部位与生理机能的脱节，是我们在探讨原始中医学理论体系、传统中医学理论体系及未来中医理论体系千万不可忽视的。

一、泌尿、生殖之"肾"解剖、生理问题的提出

现代人体解剖、生理知识中，关于泌尿系统和生殖系统的概念是不同的。但在秦汉时期，由于科学技术的原始，人体解剖知识的局限；或相关人体解剖知识的口头传承，文字传承的失误，在尚无条件观察、分析泌尿之肾、生殖之肾（当时睾丸亦名肾）以及尚未规范器官（泌尿之肾与睾丸）命名的前提下；或者撰《素问·上古天真论》的作者忽视了睾丸亦名肾，在讲男性生理功能时全部嫁接于泌尿之肾留下了想象的空间。加之后世医家根据自己对有关生理现象的认识，考虑到临床医学理论发展的需要，人们便在这一基础之上凭想象扩大泌尿之肾的生理功能，造成泌尿、生殖之肾解剖概念的错位。于是肾生髓、肾主骨，以男性为主的肾藏精，肾主蛰、封藏之本，精之处也等认识都嫁接于泌尿之肾，都见于今本《内经》的许多章节之中，甚至发展为肾阴、肾阳、真水、真火，混淆了泌尿与生殖概念，严重影响了中医学理论的发展。两千余年来历代医家都没有澄清泌尿之肾、生殖之肾的解剖部位及男性睾丸、女性卵巢的本意。这是我们今天必须澄清的。两汉医家记载肾的解剖部位有三：①今本《灵枢·五色》："夹大肠者，肾也；当肾者，脐也。"此一记载，应

看作是泌尿之肾的解剖部位。②今本《素问·脉要精微论》载："腰者，肾之府。"此说很可能是汉后医家在探讨疾病诊断而补写的。亦应指泌尿之肾。③《难经·四十二难》："肾有两枚，重一斤一两。"这样大的肾，虽未讲明解剖部位，也应是讲泌尿之肾。其他如："肾，开窍于二阴"（《素问·金匮真言论》）"肾合膀胱"（《灵枢·本输》）。又有"素肾"（《素问·逆调论》）之说，这些记载只能看作只言片语，无法用作探讨肾之解剖部位的依据。《难经·三十六难》又说："肾两者，非皆肾也。其左为肾，右者为命门。"右肾命门之说，使人玄惑不解。作者接下去讲："命门者，谓精神之所舍，原气之所系也；男子以藏精，女子以系胞，故知肾有二也。"这样的解释，虽然涉足于男女性生殖生理，但将人们对生殖之肾的玄惑心情去掉了吗？笔者认为，"男子以藏精"的肾及"女子以系胞"的肾，应是讲生殖生理之肾，即男性的睾丸，女性的卵巢了。这一点是我们拟在下文中展开讨论的根由。至于三焦中的下焦与泌尿之肾的关系，如《灵枢·营卫生会》讲："下焦者，别回肠，注于膀胱而渗入焉。"《难经·三十一难》："下焦者，当膀胱上口……"这些论说，可看作是古人探明了右侧输尿管下段的记录，也不能当作讲述泌尿系统之肾的证明。

关于主生殖生理之肾的形态及其解剖部位，在传统中医理论中，从来未见相关探讨。《素问·上古天真论》："女子七岁，肾气盛……二七而天癸至……月事以时下，故有子。"指出女子"七七……天癸竭，地道不通，故形坏而无子也"。又讲"丈夫八岁，肾气实……二八，肾气盛，天癸至，精气溢泻，阴阳和，故能有子。七八……天癸竭，精气少，肾藏衰，形体皆极"。不难看出《素问·上古天真论》的作者将男女之生殖功能都嫁接于解剖部位不清的"肾藏"了。《素问·水热穴论》在前三百字的字里行间讲解泌尿之肾与水肿的关系，如"肾者，胃之关也。关门不利，故聚水而从其类也，上下溢于皮肤，故为胕肿（浮肿，即全身性水肿）。胕肿者，聚水而生病也"。《素问·水热穴论》所载之肾与《素问·上古天真论》所载之肾在生理功能上是有别的。它们都未讲明肾的解剖部位。从传统中医理论发展的长河分析，在临床上将其分为肾阴、肾阳、肾亏、肾气、肾阴虚、肾阳虚等，它们的基础应该在主持生殖生理之肾，或者属于内分泌系统的肾上腺，与重一斤一两的泌尿之肾无关。但在传统中医理论中，当讲生殖生理时，"肾"的解剖部位已离开了"腰者，肾之府""夹大肠者，肾也"，"肾"已是一个虚构的形体了。这种结局应是中医理论在发展中的一个悲剧。它无法解释男性"醉以入房，以欲竭其精"的精之产地，不可能讲明"精之处也"的具体部位。我们注意到《灵枢·刺节真邪》"……津液内溢，乃下留于睾……"讲的是睾丸鞘膜积液及放水疗法。《灵枢·五色》："……下为卵痛，其圜直为茎痛……狐疝溃阴之属也。"这里讲的是男性阴囊疝。在《内经》中讲睾、卵者并不少见，说明秦汉医家们已经注意到男性阴茎、睾丸（卵）的生理病理现象了。但他们无法阐明男女之生殖生理。假如能用睾丸解释"精之处也"，那就合乎人体生殖生理了。为了解开肾、男性睾丸生殖生理的奥秘，我想从以下几方面展开探讨。

二、秦汉时期睾丸名肾

1. 秦汉睾丸主生殖奥秘

20 世纪 70 年代，考古学家们在长沙马王堆出土一批秦汉医书，它们随葬于公元前 168 年，其史学价值极高，对于我们解开

《素问·上古天真论》中的"肾"本质提供了2000多年前的原始史料。其中《养生方》讲："……到春，以牡鸟卵汁弁。"牡鸟卵，即公鹊的睾丸。如"公鸡卵"在鄂西北民间仍作为壮阳验方之一至今流传。《养生方》第89行："阴干牡鼠肾……以揩男女。"牡鼠肾即公鼠的睾丸。有学者引陶弘景《本草经集注》"牡鼠"指出："牡鼠，父鼠也。此处的肾字，当指外肾而言。"外肾，当指公鼠阴部可见的睾丸。陶氏的意见应该重视。可见秦汉时期人们已将牡鸟的卵（睾丸）、牡鼠的卵（睾丸）命名为肾了。与《养生方》同时出土的《五十二病方》有"肾疽"一名；在治疗颓疝时，又有一方强调："纳肾臊（阴茎）于壶空中。"这里的"肾"都指男性睾丸。当代医史学家马继兴在注文中指出："肾，当指外肾，肾疽后世又称肾痛……相当于睾丸结核，睾丸炎诸病……"[1]当我们澄清了秦汉时期睾丸亦名肾的时候，《素问·上古天真论》中"男子二八肾气实"，就是讲男子十六岁时，睾丸已经发育成熟，是"精之处也"的地方了。《内经》中的"肾藏精"便由此而来。用睾丸（卵）直解《内经》中相关之肾，或者进一步明确：秦汉时期睾丸亦名肾，这样秦汉时期的"男子二八肾气实"之"肾"的生理功能就好理解了，主生殖功能的"肾"之形态解剖学就可考了；传统中医学中的许多生殖生理问题就好理解了。当代李益生教授《论男性奇恒之府》指出："精室即精囊"是可取的[2]。

关于"肾主骨"，笔者认为，秦汉医家认为"肾主骨"是一个直观认识。如《灵枢·天年》讲人的生长是"以母为基，以父为楯"。楯（shǔn）即楯柱，转释为骨架，指男孩的生长以父亲的骨架为标准，而父亲有生殖能力是在"肾气实"之时，因此这个直观认识是提出"肾主骨"的根由。

2. 排除商业宣传中对"肾"的虚构理论

在探讨古代中医理论时，学者们一再强调，在历史研究中切忌将现代观念强加于古人，当代许多研究恰好忽视了学者们的告诫。近代常报道："肾生髓研究得到科学验证"[3]"中医肾生髓研究进入分子水平"[4]"×××等揭示中医肾主生长奥秘"[5]，其中"肾"的概念，好像不言而喻"肾"即五脏之肾（泌尿之肾）。将现代许多科学成就强加于泌尿之肾后，结论说"揭示了肾的奥秘"能使人信服吗？近年有三位名家参加电视节目"通脉强肾酒"的宣传，达到了"震撼上市"的目的。宣传材料宣称他们提出了"生命轴心说"和药物的"通补分子团"理论，宣称在药物制造中发明了"生物键技术"，能将"通脉类和补肾类活性分子连接起来"形成完美的"通补分子团"，并设计出数幅泌尿之肾的"肾虚"图，通过现代宣传手段设计泌尿之肾图示，通过电视演绎，用"通补分子团"逐一消除"肾虚"，用心良苦。在此作者十分鲜明地采用泌尿之肾解释"肾虚"了。这样的宣传除了暂时的经济效益外，对于未来中医事业的发展有多少好处？对于中医"肾虚"理论的解释与重建有多少好处？我们能够理解"通脉强肾酒"之组方及药效可能对心脑血管疾病具有较好的治疗作用，如服用后畏寒肢冷、头晕耳鸣、神疲力乏等症状好转或消失，这就是中药史上的一个进步。我们何不换个方式思考，用陈可冀院士讲的"中医药学有许多治疗法则和方药，如果都能应用现代科学方法进行临床、化学成分、药效学和毒理学的系统研究，那么中医药现代化的进度将会大大加速"[6]。为了未来中医药事业健康的发展，我们希望从事与肾生理研究的理论家们和从事肾病药理研究及肾病临床研究的科学家在自己的著作中一定要澄清泌尿之肾与生殖之肾的概念，更希望推出新型中药的科学家们在新药的宣传中接受陈可冀院士的忠告。切切不可再玩"通补分子团"游戏了。

三、三千五百年前，殷人发明了公畜"去势术"（破坏睾丸机能）

当今中国史学家金景芳教授于 1983 年出版《中国奴隶社会史》第 73 页说："殷人为了解决猪的育肥问题，还发明了去势术。[7]"金教授的这一简单记述，如磁石一般吸引了我的思维。记得在《灵枢·五音五味》见到"宦者去其宗筋"。为解释宦与宗筋，宦与奄人、阉人，以及奄人与势的关系，势与男性之睾丸的关系，我曾在诸子典籍中探释，在历代辞林中察考，希望寻找到势与睾的共同点，都未能如愿。虽然《字彙·力部》："势，阳气也，宫刑，男子割势，势，外肾也。"那是后世之作，不足为据。势字，是一个合文，从执从力，意在表白权势。《尚书·君陈》："无依势作威。"所以有"势，盛力，权也"之称。以上是社会学的反映。在自然界，猴王是雄性，有威力的猩猩是雄性，虎狮都属雄性最为威猛，而它们的共同点就因为在阴部可以见到阴茎、睾丸突出于体表，而表现出威力、权势。一旦它们的睾丸受伤，失去功能，它们的威武之姿也就消失了。现在得知"殷人发明了去势术"，对于我讲，就等于云开雾散，可以寻找到势与睾的关系了，我将探求之。

1. 殷商时期人们对公畜睾丸生殖能力的认识过程

对于殷商先民如何发明去势术，金教授讲："殷人长期饲养与繁殖肉用牲畜，他们为了育肥，注意到了牲畜的牝牡，如公牛作牡，公羊作羘，公豕作豟，母牛作牝，母羊作牸，母豕作豝……"我们应该怎样理解金教授的介绍呢？应该想到创作甲骨

177

文字的人们有一个原则，就是"依类象形"。从上文不难看出，牡牝字形的产生，都是对公牛和母牛外生殖器的描绘。母牛作牝，牝中之"匕"便是母牛外生殖器之外形。牡指公牛，牡字中的"土"字该如何解之？这个"土"字下面"一横"代表外生殖器根部的肌肤，"十"字之竖表示阴茎，十字之横表示由皮肤包裹的两枚睾丸，它们突出于阴部皮表，相当于"丘陵为牡"或曰"牡高肤"的本意，说明殷人对雄畜之外生殖器睾丸的生殖功能有了一定认识。

2. 殷人发明"去势术"的过程

人类对自身、男女交配、孕育的认识虽然长期处于本能状态，但到距今20万年，即进入早期智人时期，大约已经有了一些领悟，当人类进化至近4万年以来的新人时，或者说当人类获得了远事记忆能力，进入到"从母不知父"的母系氏族社会以后，人类对自身男女外观区别已有一些理解。成年男女之性行为已成为生活的一部分，女性孕育已与兽类不同，不受春夏秋冬的制约。人类对兽类雌雄的认识，是在狩猎过程中逐步取得的。到了殷商时期，狩猎仍然是普通民众的生活来源。当他们捕杀到一只怀胎的雌兽，剖剥时见到腹内的兽胎，这一过程不仅促进了他们对兽类妊娠的认识，而且也促进了他们对人类妊娠经验的主动积累。

3500年前，我国华北平原，还有许多未经开垦的沃土，到处荆棘遍野，丰林茂草，为虎狼、犀牛、野猪等动物的繁衍生殖提供了良好的环境。自盘庚起殷商先民就定居于此地，据（《殷虚书契后编》下1、4）（《后》下41、12）记载殷王出去捕猎，一次获野猪140头，一次获麋348头，还有犀牛或野牛71头、狼41头。捕获兽类有了剩余，就有可能将受伤而未死的动物圈

178

养起来。在受伤的动物中有可能刚好伤着雄性的睾丸，当它们伤口愈合后，性情比以前温顺。特别是在圈养伤着睾丸的猪的过程中，假如有数头公猪的睾丸受伤，经圈养愈合后，不仅见到它们的性情温顺了，而且发现它们易于肥壮，这是人类最早意识到雄猪睾丸受伤后，其结果有利于猪的肥壮的认识过程。这一结果是所有圈养主希望得到的。为了在饲养中得到更多的肥猪，于是他们试着将小公猪的睾丸用木棒砸伤，待公猪长大后收到了预想的效果，当这一技术推广以后，殷人便在不十分自主的前提下发明了公猪的"去势术"。这一时期在文字方面还没有创作出睾、势等字，而牡已在甲骨文中普遍使用了。金景芳教授在论证这一发明时引："责三豕、三羊、卯五牛"[7]（《后》上24、10）等史料为据指出："殷人祭祖，一次用牲达数百头。"为说明卜辞中"豕"字的本意，金景芳特引闻一多《释豕》，以下抄录之。"许君谓豕为'豕绊足行豕豕，从豕系二足'。（许君）此盖不得其解而妄以羁、罪等字说之。（闻一多指出）实则豕之本义当求之于经传之椓及劓歕等字。……按椓、劓并歕与豕音同义通。豕去阴通于人，故男子宫型亦谓之豕……去阴之豕自无性别可言，故卜辞（中百豕、百牛等不必用牝牡或者牝牡之必要）。"金氏指出："这种解释是可信的。"

考椓：椓（zhuó，桌），释击，《诗·小雅·斯干》："约之阁阁，椓之橐橐（tuó，驼）。"形容打土墙，指筑土的声音咚咚作响。椓指宫刑或宫刑之后的宦官。《诗·大雅·召旻》："昏椓靡共。"谴责宦官们不努力供职。《说文》："椓，击也，从木，豕声。"许慎的这种解释与殷商时期人为致伤公猪的睾丸时用棒击伤睾丸的过程是一致的。《尚书·周书·吕刑》："劓、刵、椓、黥。"这一记载表明，大约西周时期的宫刑也是用木棒击伤睾丸。所以孔颖达疏："椓阴，即宫刑也。"郑玄亦注曰："椓，谓椓破阴（睾丸）。"敫：《说文》："敫，去阴之刑也，从攴，蜀声。"所以闻一多先生指出"椓之本义当求助于经传之椓及劓敫等字"这话是很有道理的。

但在《说文》中"阴"无"阴器"或者睾的解释。《说文》中有"睾"指"今吏将目捕睪人也"，亦无睾丸之意。《说文》中有"卵"，只解作"凡物无乳者卵生"。这一解释比《庄子·知北遊》"故九窍者胎生，八窍者卵生"还要原始。《说文》中卵亦与睾丸无关。而卵，《说文》书写作 ⁜，这个字形使人寻味。有趣的是秦汉之交成书的《五十二病方》第236行卵字作 ⁜，据《汉语大字典》第313页指出："一号墓木牌28行卵亦作 ⁜。"可以看出它们比《说文》之 ⁜ 更原始，更使人寻味造字者"依类象形"的实物是什么？

四、在未来中医生殖生理中创新型"肾"概念

秦汉时期，"肾藏精""精之处也"的肾之形态解剖学反映的是生殖生理，在男性主要指睾丸。但《内经》中的"腰者，肾之府""夹大肠者，肾也，当肾者，脐也"以及"肾有二枚，重一斤一两""北方生寒，寒生水，水生咸，咸生肾……"《素问·阴阳应象大论》等都讲泌尿之肾无疑。在传统中医理论中的"肾阴""肾阳""肾阴虚"等，结合现代解剖生理知识分析，它与泌尿之肾显然无关。细思之，切不可忽视"肾上腺""肾上腺素""下丘脑－垂体－肾上腺轴的调节作用"。此外睾丸雄性激素、卵巢雌性激素对正常人体生理功能的调节影响也是不可忽视的。中医素有"外肾（睾丸）"之说，但"外肾"从未

180

归入中医正史。因此，我们明确提出，在未来中医生殖生理理论中创以下肾概念。

未来中医理论中男女性"肾"生殖生理图示

泌尿、生殖之肾图示	内肾	泌尿之肾概念，主泌尿之相关生理、病理；与生殖无关
		肾上腺，肾皮质激素概念，下丘脑－垂体－肾上腺轴，参与内分泌调节，与肾阴、肾阳证候群有关
		女性卵巢，女性生殖之肾概念，受下丘脑－垂体－卵巢轴调节，卵巢、子宫内膜均受反馈与负反馈调节影响，与女性肾阴、肾阳证候群有关
	外肾	（主指男性睾丸），生殖之肾概念，受下丘脑－垂体－睾丸轴调节，无周期节律性规律。与男性肾阴、肾阳证候群有关

秦汉医家们由于当时基础医学理论体系的限制，医家们在《内经》中讲泌尿之肾、生理、病理少见，而讲具有生殖机能的肾（睾丸）已十分普通，但他们未见到睾丸名肾的史料，造成主生殖之肾的形态解剖学概念模糊，更无知识阐明女性卵巢生理，甚至给卵巢命名都未见记录。因此，我建议将《养生方》《五十二病方》中给睾丸命名为肾的史料加强宣传，增添女性卵巢（生殖之肾）宣传，借以纠正关于生殖之肾的形态学、生理学的认识上的偏差，有利于指导临床肾病的分类、诊治，有利于促进肾阴虚、肾阳虚本质的认识。

参考文献

1. 马继兴. 马王堆古医书考释［M］. 长沙：湖南科技出版社，1992.

2. 李益生. 论男性奇恒之府［J］

3. 肾生髓研究得到科学验证［N］. 健康报，1990 – 12 – 16.

4. 中医肾生髓研究进入分子水平［N］. 健康报，1992 – 1 – 11.

5. ×××等揭示中医肾主生长奥秘［N］. 健康报，1992 – 10 – 15.

6. 陈可冀院士讲中药开发［N］. 健康报，2004 – 3 – 3.

7. 金景芳. 中国奴隶社会史［M］. 上海：上海人民出版社，1983：73.

第十一讲

女性孕育生殖
（命门解剖部位）史概述

人类对自身孕育生殖的认识，不是早期人类可以理解的，它与人类的进化历程不可分，有一个渐进性认识过程。只有人类进化至新人时期，当获得了远事记忆能力之后，怀胎的女性方有可能记忆怀胎的艰辛。那时孩子降生后，"从母不知父"，孩子对母亲的依赖与敬仰情感很重，在尊母习俗的增长中，母系氏族社会起步，在我国，将新人以来至1.8万年前的山顶洞人划入母系氏族早期应该是可取的。大约在整个母系氏族社会时期的母亲们就比较注意自己的妊娠、分娩过程了，或者母系氏族社会时期人们比较关注女性妊娠、分娩时的阵痛以及分娩全过程，就已经注意脐带的处理、新生婴儿的保护及产妇的照顾了。因为近4万年以来不论是中国人还是外国人，人类的大脑解剖结构与大脑生理机能都具备了长期记忆的能力，已可积累她们妊娠、分娩以及哺育婴儿的经验了。

一、殷商至秦汉我国女性孕育史简议

我国自有文字记载以来，如距今3400年前的甲骨文中，到目前为止解读与妇女怀孕、临产有关的字已达20个，其中怀孕5字，临产14字，哺乳1字。在反映临产的14字中，又可以分作待产、头先露和足先露三种字义（见附表）。从这些字义分析基本包含了顺产与难产，说明殷人接生经验是很丰富的。

附表：殷商女性生殖医学之孕、产、哺的有关甲骨文抄录

1、怀孕：

🔣（《小屯殷虚文字丙编》340）

🔣（《乙》8504）🔣（《佚》584）

🔣（《乙》6691）

✗ ＊（《拾》11、10）

2、临产：

待产🔣娩（《乙》1277）

🔣（《明义士藏商代甲骨文字》50、115）

🔣（《乙》4529）🔣（《 》34）

头先露🔣（《龟甲兽骨文字》1、21、9）

🔣（《晋寿堂所藏殷虚文字》3、11）

🔣（《殷虚书契前编》2、11、3）

🔣（《乙》8898）🔣（《甲骨文编》2502）

🔣（《乙》8893）（参中华医史杂志 1985(1)：23）

🔣（《殷虚书契后编》下、18、2）

足先露🔣（《乙》2160）🔣（《乙》8893）

🔣（《簠》杂 69）

3、哺乳：

🔣（《乙》8896）

在临产解：关于✗的卜辞，✗在与生育有关的卜辞应根据《方言》释“胎”，即怀孕。

在临产的字中有一个🔣释“娩”，这个“娩”（🔣）字，上部方框代表腹，腹内有一圆孔，这圆孔是胎儿降生必经之地，

185

当指子宫颈口，后人命之曰"命门"。方框下部由 ㄅㄑ 组成，好似产妇外展的两条大腿，大腿下部的 北 恰好描绘了接生的双手，形象十分深动。《中华医史杂志》1985 年第 1 期第 23 页发表濮茅左《甲骨文中所见的有关孕育字》解："《殷墟书契前编》2.11.3 '殩' 即育字的繁体字，这是殷末帝乙、帝辛时新造的会意字，该字右半部从衣、从手，全字像接生者用褪褓把婴儿包裹起来。"在《甲骨文合集》中，反映女性生殖医学史料据统计有 800 余片，是卜问妊娠生男、生女及卜问预产期的卜辞，如"壬辰卜，殷贞，妇良有子"（《乙》2510）。此类卜辞，一般在妇女出现妊娠反应后再卜问。在卜问生男、生女的卜辞中常有"佳女""妫"字出现，"佳女"指生女孩，"妫"从女从力。温少峰、袁廷栋指出："妫"是卜问是否生男孩的专用词。如"乙亥卜，自（师）贞，王曰有孕，妫：矛曰，妫"（《佚》584）。

"卜辞说：乙亥这天，叫师的卜贞说有孕，是男孩吗？叫矛 的这个人卜后回答：是男孩。"

有一组卜辞较为滑稽：九月的戊午这天因孕妇快要临产了，主人躁急，连续卜问三次，卜辞云：

戊午卜，小臣妫，十月（小臣卜后说是男孩，十月生）。

戊午卜，小臣妫（小臣卜后说是男孩）。

戊午卜，小臣不其妫（小臣卜后说不清楚是不是男孩）？

过了十六天即癸酉，卜辞补充说："癸酉 🐱 （天气阴蔽）甲戌（日）佳女"（《丙》83）。

从戊午日到癸酉日是十六天。验辞说，癸酉这天，天气阴蔽（🐱），再过一天是甲戌，生了一个女孩。看来，占卜者将生

186

女孩的原因归咎于上天未能红日高照，送一个儿子来。

在预产期的卜问中，从验辞记录看，有40天后生男孩的（《合》94），有"五旬"后生男孩的（《续》4.30、4）。说明殷商时期，人们已根据"十月怀胎"的规律可以大略推算预产期了。在其他卜辞中，多次记录男婴为死胎、死产的事，说明在殷王室内婴儿成活率不高，更显出男孩的重要。殷墟甲骨文所反映的生殖医学史料，应视为临床生殖医学史，它为我们了解从殷商至秦汉生殖医学史的发展情况提供了重要的基础性史料。

在两周文化中，反映孕育的史料不少。《周易·渐卦》："妇孕不育，失其道也。"又说："妇三岁不孕，终莫之胜，吉。"前者讲妇女怀孕后出现早产胎夭，是因为妊娠过程中出了偏差。后文说妇女结婚3年不怀孕，后来终于怀上了，是好事。正如"象曰：终莫之胜，吉，得所愿也"。我国两周时期，已主张"同姓不婚"，一部《礼记》虽为桎梏，但《礼记·曲礼》"取妻不取同姓"是有科学道理的。"男女同姓，其生不蕃"（《左传·僖公二十三年》，前647年）是社会经验的总结。这一认识在《左传·昭公元年》（前541年）。《国语·晋语》中都有记载。那时的人虽然不可能知道同一血缘关系的近亲结婚是因为染色体配对时容易产生先天畸形，但他们看到了"内官不及同姓，其生不殖"（《左传·昭公元年》）的灾祸。所以《曲礼》将"取妻不取同姓"明确提出，具有一定的社会约束力，是社会进步的表现之一，在一定程度上防止了近亲结婚的危害。

从产生于战国至秦汉时期的《胎产书》（长沙马王堆出土）原文分析，《胎产书》将女子的月经称"月朔"，《史记·扁鹊仓公列传》称"月事"，《睡虎地秦墓竹简·封轸式》称"朔事"，而《素问·上古天真论》则将"天癸"和"月事"同用，可以讲：名称略异，内含无别。《素问·上古天真论》强调："女子七岁肾气盛，二七而天癸至，任脉通，太冲脉盛，月事以时下，故有子……七七任脉虚，太冲脉衰少，天癸竭，地道不通，故形坏而无子也。"在《胎产书》中已记载十月怀胎中每一月胎儿的基本情况，如"一月流刑（相当于一滴水）""二月始膏……""三月始脂"。后世《诸病源候论·第四十一》及《千金要方·妇人方》中关于十月怀胎的记录与《胎产书》的这一记载基本一致，很明显存在传承关系。然而《灵枢·经脉》的说法有别，《灵枢·经脉》讲："人始生，先成精，精成而脑髓生，骨为干，脉为营，筋为刚，肉为墙，皮肤坚而毛发长。"《灵枢·经脉》的作者注意到：人体胚胎发育时期，人脑处于优先发育。前两句讲胚胎发生的条件，必须先在父母体内形成一种极其精微的物质，成为"阴阳合乃有子"的基础。后一句的"精"是指胚胎开始生命活动。就是说："两神相搏，合而成形，常先身生，是谓精。"（《灵枢·决气》）这其中的意思是两神相搏，产生新的生命以后，脑髓就开始生长（精成而脑髓生）。现代胚胎学告诉我们，人体胚胎在开始发育时，头颅的发育处于优先地位，胚胎发育到两个月时，头颅长度仍占胚胎全长的一半，随后躯干的生长加快，头长与身长之比逐步发生变化。我们知道在胚胎的头颅内主要含有头脂，因而，使人看去好像胚胎之两三个月，只有膏脂，这便是《胎产书》论述"二月始膏，三月始脂"的原因。《灵枢·天年》还讲："人之始生……以母为基，以父为楯。"就是说人之胚胎在发育过程中，以母血为基础发育，依父之骨架为标准地构建身躯。上述史料，都属殷商至秦汉先民们关于人类生殖医学的认识，集中反映了女性孕育史的认识。

二、释命门——施生之门辨析

命门之名，在今本《内经》中三用。《灵枢·根结》："太阳根于至阴，结于命门，命门者，目也。"《灵枢·卫气》："足太阳之本，在跟以上五寸中，标在两络命门。命门者，目也。"

《素问·阴阳离合论》："太阳根于至阴，结于命门。"前两文点明"命门者，目也"。后文在"太阳根于至阴"之后未讲"命门"之解剖部位。（关于"命门者，目也"，请参阅第三讲：目主思维史话）

而《难经·三十六难》则说："两肾者，非皆肾也，其左者为肾，右者为命门。"此说建立在"腰者，肾之府"解剖部位基础之上，讲的是主泌尿之肾，又强调"命门者，谓精神之所舍，原气之所系也；男子以藏精，女子以系胞"的男女性生殖生理。《难经·三十九难》重复了上述观念。《难经》的作者，将与生命有关的命门，推导到泌尿之肾，是古代人体解剖学中的一个错位。

《针灸甲乙经·卷三第七》："命门，一名属累，在十四椎节下间，督脉气所发。"此论虽指穴名，亦依"腰者，肾之府"为据。

以上原文中之命门，一说是目，一说指腰部的泌尿之肾，一说强调督脉之气。它们论及的内容应该有所不同。

我们应该如何理解生殖医学中的"命门"概念呢？看来只得从上述出处的原文本意释读。

1. 两汉生殖生理、右肾命门说

两汉时期人们提出"命门者，谓精神之所舍，原气之所系；男子以藏精，女子以系胞"的生殖生理概念。《难经》的作者借鉴"玄牝之门，是谓天地根"（《老子·第六章》）的认识，借"命门"一词介入人类生殖生理。《难经·三十六难》"两肾者，非皆肾也……右者为命门"是"右肾命门说"的代表，此一认识，是创《内经》理论的人们没有想到的。但是关于人类生殖生理的认识，在中国古代由来已久，内容十分丰富。单从马王堆出土之《合阴阳》讲"玄门""宗门"以及《天下至道谈》记"血门"分析，两汉医家对有关女性生殖器官解剖知识已经掌握得比较多了。后世所称玉门、子户、血室，都是对子宫、子宫颈口的命名，它们与"玄门""宗门""血室"的概念应该是一致的，在这样的基础上另一派学者将子宫颈口命名为"命门"就好理解了。其实《灵枢·水胀》："石瘕生于胞中，寒气客于子门……"子门当为子宫颈口。再者，我们的研究证实，秦汉医家对泌尿、生殖概念的认识是混淆不清的。如《素问·上古天真论》中关于生殖生理只讲与肾的关系，未讲明肾的解剖部位，更不知道秦汉时期荆楚地区的睾丸亦名肾，因而提出"二七女子肾气盛，二八丈夫肾气实，因而有子"的认识。此一认识与泌尿之肾无关，应与殷商女性生殖医学史存在渊源关系。

2. 隋唐以后学者们对命门概念的误解

从秦汉传统观念分析，医家们将人类生殖生理错误地嫁接于五脏之肾（泌尿之肾）了。《难经》对"精神之所舍，原气之所系，男子以藏精，女子以系胞"的命门的认识也只能重复这条错误的认识。不仅如此，至隋杨上善又在《黄帝内经太素》反复重演了这一错误。如《脏腑之一》"在恐惧者，荡惮而不收"，杨注曰："右肾命门藏精气，恐惧、惊荡则精气无守而精自下。"《脏腑气液》"肾藏精志"，杨注曰："肾有两枚，左相为肾，藏志；在右为命门，藏精也。"杨氏在《邪传》"若入房汗出浴水则伤肾"，注曰："肾与命门主于入房。"解释了泌尿之肾主生殖的关系，但他不知道这里的肾应指睾丸，更不知女性卵巢的存在。他还指出："命门之气乃是肾间动气……肾间动气，人之生命，故气和则生精，精生则形盛。"（《知汤药》）

但杨上善又在《经脉之三》说："肾为命门，上通太阳于目，故目为命门。"我们不同意他合二为一的观念。在此论中有一个中介句，叫命门"上通太阳于目"。我们知道足太阳经属膀胱经，在《灵枢·经脉》中膀胱足太阳之脉起于头，下行于足，它不可能"上通太阳于目"。而肾足少阴之脉只讲："……其直

190

者，从肾上贯肝膈，入肺中，循喉咙，夹舌本。"亦未讲"上通太阳于目"。因此，杨上善的愿望虽好，但他的推论是错误的。当代有学者论及此事，认为"唯杨氏《黄帝内经太素·经脉之三·经脉标本》中说：肾为命门，上通太阳于目，故目为命门是将两说统一"[1]了。此观念亦应商榷。杨氏以后，孙一奎再议命门，他认为《铜人图》将命门穴绘在两肾中间是合理的，命门穴就是肾间动气之所。他说："夫二五之精，妙合而凝，男女未判，而先生二肾，如豆子果实，出土时两瓣分开，而中间所生根蒂，内含一点真气，以为生生不息之机，命曰动气，又曰原气。"（《医旨绪余·命门图说》）孙一奎讲："肾间动气非水非火……《难经》有右肾命门之说，但无左右水火之分，后人谓命门为相火之说是不恰当的。"他在《赤水玄珠》中对胎儿生理做了许多推导，指出，人的呼吸功能在胎儿形成之时就已具有，从根本上说，呼吸的原动力实为肾间动气，为先天之气，即"胎藏母腹，系于命门"。毫无疑问，孙氏将命门学说与人类生殖紧紧联系起来了。自孙氏始引发了对命门的百余年争议。张介宾在《质疑录》中说："命门——妇人子宫之门户。"但他在《真阴论》中指出：命门之火，谓之元气；命门之水，谓之元精。……此命门之水火，即十二脏之化源。张介宾在《类经附翼》中关于三焦、包络、命门的论述较多，总希望将他的理论说清楚点，并在《类经附翼·求正录》中另提一说："《内经》命门，此盖指太阳经穴经于睛明，睛明所夹之处，是谓脑心，乃至命之处，故曰命门。"张氏提出"脑心"概念，又说"脑心"就叫命门。将"命门者，目也"向脑内推去，与古人之说相去甚远。他的愿望虽好，却将命门理论推到一个更玄的地步。真乃在"因词害义"的情况下，越是旁征博引，就越是迷惑难解。当今又有步尘者，影响可谓深远。

赵献可在《医贯》中主肾间命门说，指出："命门在人身之中，对脐附脊骨……左肾为阴水，右肾为阳水，各开一寸五分，中间是命门所居之宫。"并用太极解白圈黑窍，认为"右一小白窍为相火，左之小黑窍即天一之真水，此一水一火，俱属无形之气"。上述史料，都属历代学者对命门认识的追求，留下了许多误解。

3. 明末程知的"命门"子宫颈口说

明末医家程知在早期探讨命门时认为命门即心包络。应该说，他的这一认识比较混杂，他在《医经理解·手心主心包络命门辨》中说："《难经》指出：'命门……女子以系胞'，故命门与心包络同为一体。"强调："命门之为包门无疑矣。"又说："命门即包门也，又名子户、子宫、血室……"程氏的心包络命门说与《内经》理论不符，认识混杂，我们不取。历代医家认为，心包络是在十一经脉理论发展为十二经脉理论时将心包络配五脏为六脏时提出来的，现代解剖学证实，它是包裹心脏之外的外膜。《庄子·外物》讲："心若悬于天地之间……胞有重阆，心有天游……"讲的就是心脏悬于心包膜之内自由地跳动。程知认为："这是一个误解。"他依《素问·评热病论》"包脉者，属心而络于包中"及《素问·奇病论》"包络者，系于肾"的片段认识说："包者，包胎之名，即子户也……可以系包，其络下联于两肾，而上属于心，故谓之心包络。"程氏总想将"包络"与"包胎"相连，此时的他不知"心包络"与"包胎"有别。他在此说有强词夺理之嫌。但他到晚年指出：命门"道家谓之丹田，又谓玉房，其门居直肠之前，膀胱之后，当关元气海之间，以精气由此出入，男女由此施生，故有门户之称，以其为生之门、死之门，故谓之命门"。由此论之，程氏的"丹田""玉房""包门""子户"汲取了稍长于他的张介宾在《质疑录》中讲"命门，即妇人子宫之门户"的新识，强调：命门"居直肠之前，膀胱之后"，指阴道、子宫、子宫颈口了。至此，程氏的

192

后一认识为久悬之"命门"还原到解剖学之女性子宫颈口了，这就是他认识上的进步。其实《灵枢·水胀》："石瘕生于胞中，寒气客于子门，子门闭塞……恶血当泻不泻……月事不以时下。"[2]注"子门，指子宫颈口"。应该说，从《灵枢·水胀》至张介宾、程知等，主生殖之子门命曰命门概念，已经指女性生殖系统了。命门指女性子宫颈口最为贴切。

追述中国原始医学史，我们的祖先早已关注女性妊娠生理与临产医学了。殷人首创一个𡥋（娩）字的构形，说明早在三千多年前的殷人对产道、对"生殖之门"就有了一定认识。

命门之说，自《内经》命名以来，纷争 2000 余年，唯明末程知至晚年时引道家的认识："其门，居直肠之前，膀胱之后……男女由此施生……"此文点明了"命名"之解剖部位与生理功能。此说应指女性的阴道、子宫、子宫颈口。由此我们可以将"命门"直译为子宫颈口借以了结 2000 余年的纷争。

参考文献

1. 王洪图. 黄帝内经研究大成［M］. 北京：北京出版社，1997：472.

2. 南京中医学院. 黄帝内经灵枢译释［M］. 上海：上海科技出版社，1986.

第十二讲

秦汉消化生理之咽喉、
颃颡、脾、三焦形态解剖学初探

一部《灵枢经》分散记载了我国秦汉时期的许多人体解剖、生理学知识，一再指出以肠胃为主的，能"泌糟粕，蒸津液，化其精微"的消化功能及消化后营养物质的输布问题是通过"中焦"上注于肺脉（《灵枢·营卫生会》）；还"从脾注心中"（《灵枢·营气》）。说明脾、三焦都参与了营养物质的输布，保证了人体正常生理的完成。而饮食入胃，必经咽喉，在《灵枢经》中关于咽喉的记载亦较详细。以下分别探讨。

一、关于咽喉、颃颡的形态解剖学认识

《灵枢·忧恚无言》是关于咽喉解剖的专篇。"咽喉者，水谷之道也；喉咙者，气之所以上下者也。会厌者，音声之户也。口唇者，音声之扇也。舌者，音声之机也。悬雍垂者，音声之关也。颃颡者，分气之所泄也。横骨者，神气所使，主发舌者也"。用现在的话说，咽部是食物经过的通道，喉咙是呼吸气流经过的通道，人们能发出各种声音，是声门、会厌、悬雍垂、舌和口唇共同作用完成的。舌的根部，有一块横着的骨头，叫舌骨，是舌肌附着的地方，由一种还不知道的物质（即神经）指挥舌的运动。这里不仅记叙了咽、喉等的解剖部位，连发音的机理都讲清楚了。关于"颃颡者，分气之所泄也"，应该与声门有关。"喉咙者，气之所以上下者也"点明了喉咙的解剖部位。现代解剖知识告诉我们：咽，位于鼻腔、口腔的后方，是呼吸和消化的共同通道。喉，呼吸器官的一部分，在咽头和气管之间，喉内有声带、声门，故兼有通气和发音的功能。由此看来古代医家是将喉部可以通气、发音的声门命名为颃颡了。关于颃颡，《灵枢经》中多篇文章有记载。《灵枢·经脉》："肝足厥阴之脉，循喉咙之后，上入颃颡。"《灵枢·营气》："……从肝上注肺，上入喉咙，入颃颡之窍。"两文都讲"颃颡在喉咙部位"，是建立在解剖所见基础之上的。尤其《灵枢·忧恚无言》说"颃颡者，

分气之所泄……颃颡不开，分气失也"是"人之卒然忧恚，而言无音者"的根本原因，说明颃颡就是声门、声带。可惜清初张志聪注《灵枢·忧恚无言》"颃颡者，腭之上窍……"将颃颡定位于口腔上腭部。明张景岳解"颃颡不开，分气失也"，用"清气不行，则浊液而不出"解之，未点明解剖部位。南京中医学院《黄帝内经灵枢译释》（上海科技出版社，1986）解《灵枢·营气》"入颃颡之窍"采用日丹波元简意见，说"颃颡即上腭内二孔，又称鼻之内窍"。此解又与张志聪同说，亦误也。《灵枢·逆顺肥瘦》《灵枢·卫气》两文讲到颃颡，交待不清。从《灵枢·经脉》《灵枢·营气》《灵枢·忧恚无言》原文分析：两汉医家对于咽、喉、颃颡的解剖部位及其生理功能的认识是正确的，是有人体解剖作基础的。

二、秦汉时期脾（胰）解剖部位应予正名

我国先民对于脾的命名已三千年了。《诗经·大雅·行苇》："或燔或炙，嘉殽脾臄。"反映两周礼制的《礼记·月令》和《吕氏春秋、十二纪》均讲："春……祭先脾……；夏……祭先肺……"春秋战国的子书群中亦有脾的记载。

但是，《诗经》《礼记》中对于脾的解剖部位都未做明确交待。汉魏以来，传统中医学中的脾，早已是一个没有明确解剖部位的"虚拟形态"器官了。我们应该怎样从秦汉医学史料中解读脾之形态学及其解剖部位呢？

1. 关于脾（胰）的解剖部位问题，为脾即胰脏正名

现代解剖学的脾，位于左季肋区深部的胃底与横膈之间，与左第9～11肋骨外侧相对应。正常脾在左肋弓下不能触及。根据脾之生理属淋巴系统，参与免疫反应。脾能储存适量血液，当身体需要时，将血液输入循环系统。在病理情况下，当各种原因产生门脉高压，脾藏血量过多，表现为脾肿大。现代临床表明，当

脾脏肿大，导致食管静脉曲张反复出血时，可切除脾。脾被切除后，不影响人体正常生理。切除脾后，中医理论该如何解释？

在传统中医理论中，将脾列为五脏之一，其生理功能是脾为"仓廪之官"（《素问·灵兰秘典论》），与胃、大小肠等主运化水谷，"脾合胃，胃者，五谷之府"，又说"饮入于胃，游溢精气，上输于脾，脾气散精……"，总之脾与消化功能密不可分。"脾主身之肌肉"，与营养状态有关。由此可见，传统中医理论中的脾与现代解剖学中的脾绝无共同之处。从"上输于脾"讲，脾之解剖部位应在胃之上。

应该说在传统中医理论中，脾之生理功能与消化生理密不可分，其理是可通的。问题在于古今学者们在研究"脾"之解剖部位时，没有查探秦汉医家们讲了些什么，习惯于"脾是由功能演变出虚拟形态学"了，认为"脾"不存在实质器官。这是我们不能同意的。秦汉医家们对"脾"之解剖部位一再指出：如《灵枢·五色》"肝左者，胆也；下者，脾也；方上者，胃也……"，明确指出了"脾"的解剖部位在胆之下（依尸体仰卧位视之），"脾"的上方便是胃。应该指出，此处讲的是胰脏的解剖部位。《素问·太阴阳明论》讲："脾与胃以一膜相连耳，而能为之行津液。"指出了"脾"与胃十分临近，仅一膜之隔。此一认识，与"方上者，胃也"及胃之精气"上输于脾"的认识是一致的。由此思之，传统中医学中的脾恰在现代胰脏的解剖部位。脾是胰的代称，或曰，古人将胃上后的胰命名为脾。

《素问·玉机真藏论》说："脾为孤藏，中央土以灌四旁。"《素问·五运行大论》"中央生湿，在藏为脾……"都讲"脾"居中央，恰属胃之后壁"与胃以一膜相连"的胰。况且，汉代的《难经·四十二难》指出："脾重二斤三两，扁广三寸，长五寸，有散膏半斤。"如此详细的脾之形态，不支持后世讲的"脾为虚拟形态"之说。可见秦汉医家眼中的脾居于当今的胰位。

我们应为脾即胰脏正名。

2. 关于脾（胰）生理机能的探讨

王清任《医林改错·亲见改正脏腑图》将脾画作梭形，注曰："脾中有一管，体象玲珑，易于出水……脾之长短与胃相等。"王氏在此的描述，用胰腺的解剖部位解之更切。依以上史料，不能不使我们想到传统中医理论之"脾"其解剖部位，恰在今之胰位。即今之胰古人名之曰脾。与汉《急就篇》《说文》中有脾无胰参照议之，是可以理解的。近代张锡纯说："脺（脴，即胰），脾之副脏……脺尾衔接于脾门……"张锡纯参考了《康熙字典》解脺意见，认为两者功能一致。张氏是想将脾、胰二脏合二为一。张锡纯亦误也。

现代解剖学之胰，为腹膜后位器官，从仰卧位看，在胃之下方，相当于第 11 胸椎至第 1 腰椎之间，横卧于腹后壁，恰与"肝左者，胆也；下者，脾也，方上者，胃也"之脾（胰）的解剖部位一致。现代生理学告诉我们，胰脏每日分泌消化液在1000 毫升以上，主要含各种消化酶，如胰淀粉酶、胰脂肪酶、胰蛋白酶；属于内分泌腺，可以分泌调控血糖的胰岛素等等，这是王清任讲"脾中有一管，易于出水"的根本原因。胰液从胰管排入十二指肠，参与消化，这便是古人推导的"脾为仓廪之官"，胃"游溢精气，上输于脾，脾气散精……"及"脾主身之肌肉"等全部生理功能的意义。只不过，汉代医家在《灵枢经》相关文章的著述中，是在有限的解剖、生理知识启迪下根据解剖所见脾（胰）胃解剖关系进行推导，他们不知胰液排入十二指肠参与消化，故将脾之消化生理功能的方向推导反了，认为是"上输于脾"，通过"脾"再散精于全身了。但我们不可强责古人。

关于脾胰问题，十数年来我个人虽有上述认识，但我无据说清，曾疑为近百余年来最早将西医解剖学引入中医学时为翻译之误，如将传统中医学之脾译为胰，或根据《五色》之"肝左者，胆也，下者，脾也"翻译清脾脏的解剖部位，问题不就澄清了吗？为此，我曾寻找《人身说概》等我国早期西学医著，因所处山沟资料匮乏，无法达到。近日，在解剖学名家贲长恩等《中医形态学研究呼唤与时俱进》的影响下，重读相关史料，见到明医家李梴《医学入门·脾脏赋》中讲到："脾居中脘一寸二分……脾气壮，能消磨水谷……形扁似马蹄，又如刀镰……其胃之包在脾之上……"应该说，李梴是认为古人将当今之胰位的胰命之曰脾了。假如早期从事中西医学译著者们在澄清脾之解剖部位的前提下，点明脾处于当今胰位，并将"胰岛素"译作"脾岛素"，并讲解其"脾岛素"的生理功能，那么关于脾（胰）解剖部位错位的认识及其生理功能的认识不就统一了吗？脾之"虚拟形态"结构论不就不会纠缠了吗？当今脾之形态众说各异，纷争不已。谭银章先生于1989年出版《中医生理解剖学》，第17页专讲"脾的形态结构"，言"脾在位置形态上是脾和胰的合称"，谭先生除此再无结论。谭银章与张锡纯"合二为一"意见一致，谭先生亦误也。

我希望更多学者，从秦汉医史中寻找关于脾之解剖部位史料，进一步澄清秦汉之"脾"其解剖部位本在现代解剖学之胰位。我希望有条件的学者们能从近几百年来中西医翻译史料中找到有关脾的翻译情况。传统中医学之脾本指胰脏，以求早日达成共识。这是一件恢复原始中医学中脾之解剖部位的工作，这是一件可以否定"脾为虚拟形态器官"的工作，这是一件有利于创建未来中医消化生理、病理的大事。努力完善中医消化系统含三焦参与消化生理的各器官形态学，我辈责无旁贷。

三、探讨秦汉消化生理"三焦府"解剖实质四原则

三焦府是秦汉先民为解释消化生理而创立的，首见于《灵

枢·营卫生会》，在今本《内经》中相关资料比较分散，约东汉时期《难经》提出：三焦有名无形。导致学术纷争 2000 余年。当今又有广义三焦说[1~3]、三焦胰脏说[4,5]泛滥。为寻求达成共识，在前人对三焦形态学认识的基础上，我们提出"探讨三焦府解剖实质四原则"，即①依《灵枢·营卫生会》定上、中、下三焦之解剖部位；②从病邪"居肓之上，膏之下"考膏肓概念及与三焦之关系；③不可用三焦之经脉循行扩大三焦之解剖部位；④定位三焦形态切不可超出"腑"的概念。

两周史料如《尚书》《诗经》《大学》等证明，我国先民早已关注心、肺、肾、肠、肺等内脏器官的生理功能了，认为每一个器官都有情感，并借用这些器官抒发情感。因此我推断早在春秋战国时期，先民们对心、肺、肝、肾、脾、胆、胃、肠、膀胱九个器官的生理功能进行过探讨，只不过脏腑概念之区分尚欠明确。《庄子》证明那时的人们常讲"五藏"，商鞅也讲"劳其四肢，伤其五藏"，至《素问·五藏别论》根据天六地五十一常数原则，明确提出："五藏者，藏精气而不泻；六府者，传化物而不藏。"给人感觉《素问·五藏别论》对人体脏腑功能的归类有些突然；从先民们对各器官早已赋予情论论分析，又感到这一认识论的发展过程顺理成章。追述"六府"词义，首见于《尚书·大禹谟》之水、火、木、金、土、谷，讲的是禹王改进国家管理制度在国家设立的六个府库机构，"六府"分别管理相关"财用支出"。《大禹谟》中的"六府"，属社会学范畴，与人体解剖学无关。从《内经》综合分析，《素问·五藏别论》当出于两汉。从先秦至两汉的数百年间，正是人体经脉调节理论不断演绎的重要发展时期，正是原始中医学理论不断探讨出新时期。《素问·五藏别论》中的"六府者，传化物而不藏"，《难经·三十八难》又说："……然所以府有六者，谓三焦也，有原气之别焉，（三焦）主持诸气。"根据相关史料，我推断是我国先民在腹腔网膜（膏肓）解剖的基础上，从网膜（大网膜、肠系膜）与胃肠的解剖关系分析，体悟到网膜系统在胃肠消化、吸收过程中起传化输布作用的时候，借用"天六地五十一常数"创原始中医理论体系，提出"三焦腑概念"，将先秦九脏中之肠分作大、小肠，再加三焦腑发展为十一脏器，配作五脏六腑的结果。五脏六腑理论是先进的，一直沿用至今。

三焦腑理论创立以后，由于历史条件的限制，资料保存困难，至《内经》成书被分散记于许多篇章中，内容多不一致，反映了后世学者的诸多感悟。尤其当《难经》提出三焦有名无形之后，2000 余年来纷争不已。当代台湾学者杨仕哲总结出七个学说，真乃绫罗万象，五花八门。杨先生指出："三焦一词会有如此大的争议，产生于后世医家各抒己见。"他说："当一个研究议题会造成如此众多且纷乱的说法，通常代表在基本研究方向上出了问题。"[6] "三焦"的命运，与当今"经络概念"的命运是一样的。历代学者对三焦的不同认识，大约因他们的历史条件不同，选择角度不同，取材不同为其重要原因。现在，我们的条件较好，应该可以说清楚一些了。但我个人近几年来对于三焦的认识，也有一个逐步深化的过程，由战国消化生理三焦（三集）配六府新论[7]（《远古中国医学史》第 169 页）至"三原则"[8]，发展为本文的"四原则"。

我们认为，在三焦的探讨中，首先将古人认为三焦之生理功能在于解释五谷在胃肠中腐熟后之精微物质的输布问题，即三焦腑属于消化系统，它执行消化物质的吸收、输布。在此前题下，我提出探讨三焦腑解剖实质四原则，以求在此基础上展开上、中、下三焦之解剖部位、解剖实体生理功能的探讨，借此寻求学术界的共识，促进当今中医事业的发展。

1. 依《灵枢·营卫生会》定上、中、下三焦之解剖部位

在今本《内经》中，《灵枢·营卫生会》记录三焦解剖部位

最为明晰。《灵枢·营卫生会》除"愿闻三焦之所出"，此处"三焦"应为"上焦"外，以下则明文将上、中、下三焦之解剖部位分开论述："上焦出于胃上口，并咽以上……中焦亦并胃中，出上焦之后……下焦者，别回肠，注于膀胱而渗入焉。"考"胃上口"，古人早已将胃上口命名贲门，将胃下口命名为幽门。根据现代解剖学定位，"胃上口"，应指贲门即胃底部延伸1.5厘米左右之食道部位，以及包裹它的部分小网膜，食道再由此"上膈"。上膈后的食道等不属上焦了。这一认识，与《灵枢·经脉》"心主手厥阴心包络之脉，出属心包络，下膈，历络三焦"应该是一致的。在《灵枢·经脉》篇中，心主手厥阴心包络之脉"下膈，历络三焦"，三焦手少阳之脉"散络心包，下膈，循属三焦"都说明古人将三焦之解剖部位定在"下膈"后的腹腔之内。这一点常被历代学者忽视。当代学者廖育群在《岐黄医道》中指出："至于腑的准确部位，根据《灵枢·经脉》的记载，'三焦，手少阳之脉，起于小指……散络心包，下膈，循属三焦。'又'手心主厥阴心包络之脉，起于心中……出属心包络，下膈，历络三焦'。"廖氏指出，"这两条与三焦腑有直接联系的经脉，均在下膈之后与三焦腑相通。这就说明三焦腑所在部位是居于膈下，与膈上毫无关系。前述诸家之说大多未能搞清这一点。"可见将三焦腑之解剖部位放在腹腔内讨论，是战国时期创立三焦腑用以解释消化生理的医家们的本意与宗旨。廖氏之析，不可忽视。

2. 从病邪"居肓之上，膏之下"考证"肓膏"概念及与三焦之关系

《左传·成公十年》（前581年）秦医缓指出病邪"居肓之上，膏之下"。对于"肓"之概念与实质，历来无人考证。笔者在徐中舒《甲骨文字典》的阅读中受到启迪，肓应属腹腔内脂膜中的网膜囊口，现书于下：徐中舒在《甲骨文字典》中收载

与 （亡）有关的字较多，第 1386 页载 （亡），指出，甲骨文一期《合集》591 作 ，《乙》4544 作 ，五期《合集》36681 作 。徐中舒解曰：金文天亡簋作 ，杞伯簋作 ，毛公鼎和孰钟均作 。《说文》" ，逃也，从人从乚"。……1387 页徐氏收" "……徐解曰： ，从（亡），从（人） ，与《说文》 字篆文构形略同。《说文》：" ，气也。"徐氏在第 1389 页释义指出： ……"疑为宗庙祭物。"其实，第 1387 页之字形构成与一期《乙》738 心（ ）字构形完全相同。 ，于省吾等学者释心，即人体胸腔之心。故， ，当为人体胸或腹腔之某组织。《说文》" ，气也"，徐氏"疑 即 为宗庙祭物"，这使我们想到商周常用之祭品多为膏脂类。膏是什么？春秋战国时期，先民对动物腹腔内的油脂已有界定，叫"载角者脂，无角者膏"，即猪、兔头上无角，腹腔之油脂称膏，牛、羊头上长角，腹腔之油脂称脂。所以，膏亦可统指腹腔内的油膜。《周礼·庖人》"……共祭祀之好羞……膳膏膻"。郑玄注：膏香，牛脂；膏臊即犬膏；膏腥，即豕膏；膏膻即羊脂。意思是说：古时，因季节不同，人们在祭祀先祖时所用动物膏脂之不同。肓（ ）是否就属于膏脂类物质？秦医缓不就是将膏肓连在一起讲的吗？ ，根据秦医缓意见在膏的下方（病邪在肓之上，膏之下），医缓讲膏与肓相连，那么肓（ ）

204

是否就指胃体后部的小网膜？而乚（肓）之部位，据《灵枢·四时气》讲："气盛则厥逆，上冲肠胃，熏肝，散于肓。"可见，乚（肓）在肝附近。因此，我们推断，乚，指胰头前壁的网膜囊。现代解剖告诉我们，网膜囊在肝、十二指肠的游离缘前有一孔，叫腹膜腔网膜孔。秦医缓说，病邪"居肓（乚）之上"大约就指这个部位。从乚之字形分析，这个"乚"字，恰好描绘了小网膜与网膜囊、网膜囊孔的形态特征（请参附：解剖学腹腔网膜图）。近人孙玉龙引新安孙景思氏对"上焦若窍"推其义而解之曰："上焦若窍，窍者，窍漏之义。"[9]由此论之，肓（乚）在膈下，膏肓恰指腹腔内的网膜系统。历代许多学者用油膜……一腔之大腑解三焦。（肓、亡、乚都具有 huāng 的发音）用小网膜、网膜囊解释上焦是可通的。

3. 不可用三焦之经脉循行、生理病理扩大三焦之解剖部位

历来在探讨三焦形态时存在广义三焦说。广义三焦说者往往将胸腹腔、全身各间隙认为是三焦，乃至扩大到腠理、玄府，奇论百出。广义三焦说多依三焦经脉循行范围、生理功能而推导、而立说，我们不能同意广义三焦说。难道："肺手太阴之脉……下络大肠……"，能说大肠是肺吗？在排除广义三焦说，将三焦腑之解剖部位定位在腹腔后，腹腔内的相关组织与三焦腑的关系，是我们今后探讨三焦必须把握的原则之一。我在《战国消化生理三焦配六腑新论》[7]中探讨过上、中、下三焦的解剖部位问题，由于本人知识的局限性，未能对"肓之上，膏之下"展开较为深入的探讨，现在当我们在上文探讨过肓（亡、乚）与上焦的关系之后，对于中焦腑的认识，用得着东汉《白虎通议》

讲"中焦若编"。《白虎通议》是当时的学者们对许多问题展开争辩后的共识，具有代表性。《白虎通议·性情》载："三焦者，包络府也，水谷之道路，气之所终始也。故上焦若窍，中焦若编，下焦若渎。"[10]（陈立．白虎通疏证［M］．北京：中华书局，1994）《白虎通议》由班固整理成册，讲三焦为"包络府"。"包络"当然指腹腔内的包于脏器之外的网膜；"水谷之道路，气之所终始也。"将三焦腑之生理功能主消化、吸收、输布过程基本概括了。虽"上焦若窍，中焦若编"与《灵枢·营卫生会》中雾、沤不同，雾、沤是形容词，是形容上焦、中焦之生理功能的。而窍、编将上、中二焦之形态与解剖部位结合起来了。上文我们在考"亡"（𠃊）时讲到小网膜后的网膜囊及网膜囊孔，这个"孔"就是"上焦若窍"。"中焦若编"我们不敢与《中藏经》中的"霍乱"相联。我国周代早有挂着敲击的乐器编钟，当今出土编钟不少，我们何不将中焦认为是被古人形容为挂着的编钟呢？"中焦若编"恰指中焦（大网膜）挂在胃大弯。根据班固等学者的意见，中焦腑是指挂在胃大弯下的大网膜无疑。

4. 定位三焦形态切不可超出"腑"的概念。

据悉，赵棣华撰《中西医结合探脏腑》于1984年出版，提出三焦即胰脏之说以来，追踵者有之。且曲解"《白虎通》中焦若编"用《中藏经》"霍乱"，解之曰："霍，大山、小山相互围绕的山形"，强解"霍乱就指胰脏，其形如编，杂乱无章"。四川古蔺县的王峰先生于2010年发表《试析内经三焦腑》，从甲骨文、金文、篆文之隹字形入手，考证焦由小鸟与火构形，此点不误。但作者从竖形之𠂤转释𝆖形后，断言："𝆖可以表述或描绘人体脏器具有头、体、尾像小鸟形的一个器官形态。"又说"从这个角度来看，三焦腑的确定具有解剖学基础，是古代先民观察到人体内有一个像短尾鸟样外形特征的形态结构器官……胰腺是《内经》六腑之一的三焦腑"。从中西医结合探讨三焦生理功能，将上、中二焦的某些生理功能与胰脏结合起来，是有一定道理的。当我们分析古人对脾的认识：古人将脾的解剖部位定位在"肝左者，胆也；下者，脾也；方上者，胃也"。可见，古人所说的脾，是指当今之胰位的胰。且在《内经》中，古人所讲脾之生理，多包含当今胰的生理机能。因此，战国时期，胰（脾）已属于"脏"了。为何古人在完善五脏六腑理论时，还要将属脏之脾（胰）另说成"三焦腑"呢？从脏腑理论发展过程分析，三焦、胰脏学说肯定是站不住脚的。今天当我们站在较多史料面前，可以对战国时期消化生理之三焦理论进行梳理的时候，当我们在"胃上口"范围探讨三焦理论的时候；当联想到病邪"居肓之上，膏之下"，当我们从甲骨文中，《说文》中都读到🔲、🔲、🔲及"🔲，气也"的时候，扩展了我们探讨上焦的视野；当我们思考"中焦亦并于胃中""中焦如沤"不知如何深化认识的时候，恰好读到《白虎通议》中讲"中焦若编"，因此，使我们认识到中焦如编钟一样挂在胃的下方。我们有望达成这样的共识：上焦即小网膜、网膜囊，中焦即大网膜了。

关于下焦的认识，《灵枢·营卫生会》讲下焦解剖部位产生了错位。本来"三焦"之生理定位在胃肠与相应脂膜对五谷之消化后的吸收、输布过程，下焦与"水"的关系，当指大肠对大肠内食糜残渣中水分的吸收。但《灵枢·营卫生会》将其解剖结构错位于"别回肠，注于膀胱而渗入焉"的右侧输尿管了。《灵枢·五癃津液别》亦说："……水谷……并行于肠胃之中，别于回肠，留于下焦。"《难经·三十一难》也说："下焦者，当膀胱上口，主分别清浊。"上述史料都将大肠之降结肠以下、吸收水分的生理作用全错位于当时解剖所见的右侧输尿管而与膀胱相连了。《素问·灵兰秘典论》说:"三(下)焦者,决渎之官,水道出焉。"历史上的认识错位,难道我们今天不应该澄清吗?

四、关于三焦与消化系统精微物质的输布——三焦实质求共识

关于三焦解剖部位指腹腔油膜的认识,自《白虎通议》讲"三焦者,包络腑也……故上焦若窍……"后,明虞抟《医学正传》讲:"三焦者,指腔子而言,包含乎肠胃之总司也……其体有脂膜,在腔子之内,包罗乎五脏六腑之外……"明·张介宾《类经》:"……而三焦者,曰中渎之府,是孤之府……包罗诸脏,一腔之大府也。"

清·唐宗海(容川)在《中西汇通·医经真义》讲:"三焦及人身之膜膈,所以行水也……达于连网膜油中,而下入膀胱。"千百年来,许多学者研究三焦之解剖部位、生理功能后,将三焦实体之窍、编,定位于"腔子""一腔之大府""脂膜""油膜""包罗脏腑之外"。近世章太炎推出"中焦,胸导管;下焦,腰淋巴干,肠淋巴干"的认识后,受到祝味菊、陆渊雷等各家的支持,是可理解的。只不过由于历史条件的限制,文中常有"广义三焦说""三焦胰脏说",是我们在探讨中应该澄清的。

根据古人的一系列记载,用腹腔网膜系统分别探讨上、中、下三焦腑的实体解剖结构,应该是可行的。用广义三焦说或将三焦器官释读为胰,后者混淆了脏、腑概念,缺乏可取的道理。

那么三焦腑是如何完成胃肠之精微物质的吸收输布的呢?从《灵枢·营卫生会》分析:古人认为"谷入于胃"后所产生之"气"直接输布至肺,并将此气分作营、卫二气,说"营在脉中,卫在脉外"。随后引出了三焦之解剖、生理的论述。《白虎通议》说:"三焦者,包络腑也,水谷之道路,气之所终始也。"又指出"上焦若窍,中焦若编(编钟,指在胃下的大网膜)",

两者比较,《白虎通议》讲得比较全面、深刻,认为,三焦腑是水谷之精微物质输布的道路,是营卫二气的起始传送的基础。在今天这些论述都可解释清。古人对上、中二焦的生理功能都界定在消化吸收,现代解剖生理学认为是正确的。在胃肠内经消化后的精微物质的吸收、转运,都与胃肠静脉、毛细静脉、小肠绒毛、网膜淋巴系统有关。解剖学告诉我们,淋巴系统是体液循环的一部分。在腹腔,消化系统的淋巴管在肠系膜内汇合成一条肠干,肠系膜的淋巴系统因小肠绒毛内的淋巴毛细管可吸收肠内的脂肪,其淋巴液呈乳白色。因此,小肠毛细淋巴管又称乳糜管,它参与腰干汇入胸导管。人体左右腰淋巴干及肠淋巴总干汇合成乳糜池,乳糜池是胸导管的起始部,在胸腔来自每侧头部等的淋巴汇聚于颈下的颈淋巴干;左侧的颈淋巴干进入胸导管颈部,由左静脉角区进入静脉中;右侧颈干汇入右淋巴导管,由右静脉角区进入静脉。简言之,在腹腔内的三焦腑完成精微物质的输布是通过腹腔各部网膜内之毛细静脉、各级淋巴管道的吸收后输布的。所以用脂膜、募原、腔子、大囊、大包说解释三焦都是可通的。《白虎通议》将"三焦"定名"包络府",属于最早的"三焦"即腹腔脂膜说。

五、小结

1. 澄清秦汉与消化生理有关的咽喉、脾(胰)、三焦解剖部位,阐释中医生理病理,发扬中医理论,促进中医事业的发展,是原始中医学理论体系的重要内容之一。

2. 有关三焦(小网膜、大网膜、肠系膜)参加消化生理的吸收输布等问题,还有待进一步研究探讨。

3. 有关 ⌇ (肓)与网膜囊孔的比较,请阅人体解剖学、网膜解剖相关内容图示。

4. 有关三焦之病理问题、治疗问题，可在此前提下另做探讨。

5. 关于下焦之解剖部位，"别回肠，注于膀胱而渗入焉""下焦，当膀胱上口"等认识，虽与"下焦若渎"的意见一致。但汉代医家用"别回肠""注于膀胱"解释"下焦若渎"，肯定是一个误解。现代生理学告诉我们，食物在胃肠中消化后，成为乳糜状物经升结肠、横结肠进入降结肠，乳糜物中的水分在降结肠、直肠……吸收；这个功能由降结肠等的肠黏膜完成，再经盆腔内的淋巴系统……进入血液循环后，再经肾、膀胱排出体外。所以下焦的解剖部位应在降结肠以下的淋巴系统。

参考文献

1. 钟益生．关于三焦之我见［J］．中医杂志，1957（8）．

2. 刘继安．试论三焦［J］．中医杂志，1962（3）．

3. 陈官华．论三焦［J］．中医杂志，2005（增刊）．

4. 赵棣华．中西医结合探脏腑［M］．成都：四川科学技术出版社，1984：91．

5. 王峰．《内经》三焦理论探析［J］．中医杂志，2010（7）．

6. 杨仕哲．从历史的分期重新析视三焦实质［J］．中国中医基础医学杂志，2004（11）．

7. 严健民．远古中国医学史［M］．北京：中医古籍出版社，2006：169．

8. 严健民．探讨战国消化生理三焦炎解剖部位三原则［J］．十堰市中医学会秦汉医学研究分会．秦汉医学学刊，2008（8）．

9. 孙玉龙．三焦名实考［J］．北京中医药大学学报，2008（3）．

10. 陈立．白虎通疏证［M］．北京：中华书局，1994．

附：全国高等医药学院试用教材《人体解剖学》网膜部分内容

1. 小网膜是从肝门移行于胃小弯和十二指肠上部的双层腹膜，可分为两部分，连接肝与胃小弯的部分称肝胃韧带。两层腹膜内包有胃左、右动静脉，胃上淋巴结及胃的神经等。它至胃小弯处，两层腹膜分别移行于胃前、后面的腹膜脏层，至胃大弯处两层又汇合，移行于大网膜。连接肝与十二指肠上部的小网膜部分，称肝十二指肠韧带。该韧带内包有胆总管、肝固有动脉、门静脉以及淋巴管、淋巴结和神经等。其中胆总管、肝固有动脉和门静脉的排列关系是：胆总管在最右侧，靠小网膜的肝固有动脉位于胆总管的左侧，门静脉居二者之间的后方。这种位置关系，对手术时寻认上述诸结构特别重要。

2. 大网膜恰像一个围裙，盖在腹腔脏器前面。大网膜由四层腹膜组成。前两层自胃大弯和十二指肠起始部向下悬垂至骨盆缘再返折向上至横结肠、横结肠的系膜和腹后壁的腹膜。大网膜虽由四层腹膜组成，但前两层和后两层分别相互愈着，不易再分离。仅在前两层与后两层之间留有间隙（居于网膜囊的一部分）。大网膜左缘的上部与胃脾韧带相移行，二者之间无明显界限。它的右缘向上连于十二指肠起始部。有时，大网膜的前两层和胃结肠韧带，特别是右侧半更常见。在这种情况下，自胃大弯至横结肠的一部分大网膜（两层）称胃结肠韧带，这时，大网膜中间的间隙已不存在。在距胃大弯下方一横指处，大网膜前层间可清楚见到胃网膜左、右动静脉及其吻合情况。它们并分别向胃和大网膜发出分支。大网膜内包含许多巨噬细胞，这些细胞常聚集在一起，形成圆形或卵圆形的乳白色斑点，称乳斑。大网膜有重要的防御机能，当腹腔脏器有炎症时（如阑尾炎），大网膜可包围病灶，并粘着限制其蔓延，小儿网膜较短，当遇到有下腹部的炎症时，大网膜则无法使炎症局限，故容易形成慢性腹膜炎。

3. 网膜囊又称小腹膜腔，它属于腹膜的一部分，网膜囊前后扁窄，其前壁自上而下依次为小网膜，胃后面的腹腔层和大网膜的前两层；其后壁是覆盖于胰、左肾上腺、左肾的腹膜和大网膜的后两层；上壁是肝尾状叶和膈下面的腹膜壁层；下壁为横结肠及其系膜；左壁为脾和胃脾韧带；右壁为网膜孔或温斯劳孔，该孔是由十二指肠韧带的游离缘、肝尾状叶（上）、十二指肠上部（下）和覆盖于下腔静脉前面的腹膜（后）围成。网膜孔是网膜囊与腹腔之间的唯一通道，可通过 1~2 手指，按照网膜囊的不同部位，又可把它分成几个区，在肝尾状叶、小网膜、十二指肠上部的胰头之间的部分，称网膜囊前庭，网膜囊的其余部分，又为包被胃左动脉的腹膜皱壁，即胃胰皱壁分为网膜囊上隐窝和网膜囊下隐窝，后者还可以包括大网膜内的间隙。因为网膜囊是一个盲囊，当囊内因感染而积液或积脓时（如胃后壁穿孔），开始只局限于囊内，液体量增到一定程度时，方经网膜孔进入腹膜腔，这对疾病的早期诊断增加了一定困难。

（二）系膜

系膜是由两层腹膜构成，其内有血管、淋巴管和神经等。系膜有小肠系膜、阑尾系膜、横结肠系膜、乙状结肠系膜、卵巢系膜和输卵管系膜等。

1. 小肠系膜（略）。2. 阑尾系膜（略）。3. 横结肠系膜（略）。

第十三讲

《内经》玄府（汗空）之解剖部位考辨

——兼评《玄府概念诠释》

从今本《内经》的许多记载中分析，玄府即汗空，它的周围有毫毛，遇风寒时便"起毫毛"，是毛囊壁上立毛肌在自主神经调节下收缩的结果。所以玄府、汗空同物异名，其解剖部位在皮肤，当今探讨玄府概念不可偏高《内经》这个"宗"。

一、读《玄府概念诠释》有感

2004 年底以来，我一直连续拜读《北京中医药大学学报》关于《玄府概念诠释》（以下简称《诠释》）的文章，《诠释》连续发表六文，又补《玄府理论与临床应用初探》。自今本《内经》问世以来，对于"玄府"之重视，首推此例。应该说作者们的愿望是好的，作者们在"五脏、六腑皆有玄府"观念的指导下，"梳理古今文献，借鉴现代科学知识，从临床实际出发，认为深入探讨玄府理论，揭示其科学内涵，有望成为中西医结合防治疑难病的突破口、切入点，从而为提高临床疗效提供全新的理论依据。"我在抄录中体悟，字里行间蕴藏着作者们关心中医理论的迫切热情；同时也是作者们为本课题设计的大纲，希望为建立、健全未来中医理论寻找突破口、切入点。因此，围绕"玄府"做了一篇大文章。正是作者们的这一愿望，激励我连续拜读，细细体悟。回索学术界在中医"经络理论"的研究中，在中医相关名词概念的探讨中，在寻找中医理论突破口的科研实践、临床经验总结中所走过的道路、取得的成就、存在的问题，使我的认识在体悟中取得了一些进展。《诠释》的作者表白："诚盼斧正。"思之，我作为山沟的蚍蜉，无力拿起板斧，"斧正"无力。迫于大家都在寻找未来中医理论的突破口，愿将在学习《诠释》中获得的一些体悟合盘托出来向学者们请教，愿将今本《内经》关于腠理、汗出、起毫毛以及秦汉时期玄府、汗孔的史料找出来共同切磋"玄府"之本意。目的只有一个，我们应该如何继承两汉时期的"玄府"概念，借以促进新型中医理论的创立与未来中医事业的发展。

1.《内经》腠理、玄府汗孔史料一览

《素问·水热穴论》在解释胕肿（浮肿）时讲到玄府。原文讲："肾何以能聚水而生病？……曰：肾者，胃之关。关门不利，故聚水而从其类，上下溢于皮肤，故为胕肿（浮肿）。胕肿者，聚水而生病也。"又曰："肾者，牝藏，地气上者属于肾，而生水液也。至阴勇而劳甚，则肾汗出，肾汗出逢于风，内不得入于藏府，外不得越于玄府，行于肤里，传为胕肿……。所谓玄府者，汗孔也。"《素问·水热穴论》的这段记述，是当时的医家对于全身性水肿病的深入观察与病理推导、分析，是建立在当时已经认识到水肿与肾、与尿量、与汗孔排汗等生理机能基础之上的。胕肿的部位在"上下溢于皮肤"的全身性浮肿。文中讲到"至阴勇而劳甚"的"肾汗"，依宋林亿解之，"肾汗"应指房事劳甚出汗，说"肾汗出逢于风"时，"内不得入于藏府，外不得越于皮肤"，所以"肾汗"便"客于玄府，传为胕肿"。进一步解释说"玄府者，汗孔也"。说明处于皮肤的玄府，就是皮下的汗孔。根据以上记载，我们对玄府解剖部位的理解，应该是没有疑义的。玄府（汗孔）在皮肤，是皮肤的解剖结构之一。《诠释》"广义玄府"说是我们不能同意的。

秦汉时期，医家们更多的是将出汗与腠理、卫气联系在一起。怎样才能较为正确地理解腠理、出汗、卫气呢？我们只能将它们放在秦汉时期的相关史料中考察。荀子（约生活于公元前298～公元前238年）《荀子·荣辱篇》讲："目辨白黑美恶……骨体肤理辨寒暑疾痒……""肤理"即皮肤腠理。认为皮肤、腠理是辨识寒暑与异常感觉的。比荀子稍晚的吕不韦，在《吕氏春秋·先己》说："……腠理遂通，精气日新，邪气尽去，及其天年。"吕不韦将皮肤之腠理看作新陈代谢的重要部位。两汉医家在《内经》中记载腠理颇多。《素问·四时刺逆从论》："秋气在皮肤……秋者，天气始收，腠理闭塞，皮肤引急。"《灵枢·刺节真邪》："寒则地冻水冰，人气在中，皮肤致，腠理闭，汗不出……"在此将寒冷之气与腠理闭合联起来解释出汗，不讲玄府。《灵枢·五癃津液别》讲："天寒则腠理闭，气湿不行，水下流于膀胱。"此处十六字，作者简述了腠理闭，汗不能出，其尿量增多从膀胱排出的生理现象。同样只讲腠理，不用玄府。在《内经》中，更多讲"腠理开"。《素问·举痛论》："热则腠理开，荣卫通，汗大出，故气泄。"《素问·阴阳应象大论》："清阳发腠理。"《灵枢·决气》："津脱者，腠理开，汗大出。"只见汗出与腠理关系，亦不提玄府。可见"玄府"概念较腠理晚出。《素问·调经论》中讲："上焦不利，则皮肤致密，腠理闭塞，玄府不通，卫气不得泄越，故外热。"可见至《素问·调经论》将腠理、玄府并用，点明它们的解剖部位都在皮肤。古代医家在临床观察中记载"肺热病者，先淅然厥，起毫毛，恶风寒"（《素问·刺热论》）。现代医学知识告诉我们：起毫毛，即突然遇风寒时，皮肤毫毛（亦名寒毛）下的立毛肌收缩，毫毛竖起。立毛肌受自主神经调节，"起毫毛"是一种应激反应。《素问·疟论》讲得更为深动，写道："疟之始发也，先起于毫毛……热气盛，藏于皮肤之内……此令人汗空疏，腠理开……。夏伤于大暑，其汗大出，腠理开发……"在此毫毛、汗空、腠理并用，它们都处于皮肤之内。《素问·刺要论》强调："病有在毫毛腠理者，有在皮肤者……故刺毫毛腠理无伤皮。"《素问·刺要论》的作者对毫毛、腠理与皮肤的关系都未交待清楚，又强调刺"无伤皮"，使我们难于理解作者的本意。今本《中医基础理论》解："腠理是人体肌肤之间的间隙、纹理，是气血流通灌注之处；腠理外连皮肤，为卫气散布和汗液等渗泄的通路。"由此看来腠理是皮肤上的一个综合性解剖、生理名词，包含了出汗的汗孔。汗孔（玄府）是腠理的组成部分。我们应该

216

理解：在《内经》中汗孔又名玄府。

2. 评《玄府概念诠释》

从《诠释》六文总体分析，本课题设计之计划性是强的，每一文都有鲜明的副标题，且用五文专讲玄府之相关问题，看来计划论述重点明确。如"诠释一"副标题是"玄府相关名词演变轨迹"。毫无疑问，论述的重点应该是"玄府"，是"玄府"名词在什么样的条件下演变为其他名词了。文中虽然提到玄府、汗空、腠理，但未见玄府出于《内经》何处，更未见介绍在《内经》中是如何讲玄府、汗空、腠理之相互关系的。作者开卷指出："中医学文献中关于玄府及其相关名词的记载，非常丰富，上逮《内经》，下至清朝……"在平平交待之后，第一个小标题便是"气门演变轨迹与评述"。以下多用明清史料论证气门与腧穴、尿窍、汗孔、玄府及腠理空窍的关系，不难看出作者笔下气门为主，玄府属宾，随后便将"鬼门"与"肛门、汗孔、气门、肤腠"等提出，在论述中亦多用明清史料，看不出它们与玄府的关系，很难理解玄府是如何演变为鬼门的，唯独引张志聪在《黄帝内经素问集注·汤液醪醴论》说："鬼门，毛孔也，开鬼门发表汗也。"但未见作者展开论证。小标题三："毛孔·汗孔·汗空的演变……"，引《素问·水热穴论》："玄府者，汗空也。"此题论述，较接近题意，结论说："总之，毛孔、汗孔与汗空，的确分布于皮肤。"我体悟这一句极其珍贵，但作者未指出，从《内经》的哪些篇章中可以看出玄府、汗孔分布于皮肤的证据，后文还讨论了古人对毫窍、元府、细络与玄府的认识。此一认识至少与《内经》关于玄府、汗孔的本意不符。

"诠释二"副标题："腠理的历史演变与比较。"主题是讲"腠理"，很少论及玄府。且讲腠理时很少运用秦汉和《内经》资料，仅在"腠理功能"题下，采用《素问·阴阳应象大论》"清阳发腠理"证之。我们知道，"皮腠""腠理"一词出于秦汉，多见于《内经》，作者不依较为原始的资料进行探讨，反在多用明清资料的前提下笼统指出："玄府与腠理两个概念混淆着。"其结语最后说："腠理是一身之隙，内行一身之气，内运一身之津，内灌一身之血。"难道"血"是在腠理的"隙"中流动吗？为何不引导读者从《内经》中多了解"皮腠""腠理"的原文本意呢？这样的论述很可能对读者产生误导。

"诠释"三、四、五、六均依玄府立副题，即：玄府的历史演变轨迹与述评；玄府为气升降出入之门户；玄府流通气液功能的探讨；玄府为神机运转之道路门户。诸多标题的设计，不能不算新颖独到。但是在论述中由于与腠理一样，没有将根建立在今本《内经》基础之上，总显不够公允。如："诠释三"提出，狭义玄府与广义玄府，在广义玄府论中，主要依刘河间在《素问玄机原病式·二·六气为病》中所说："然皮肤之汗孔者，谓泄气液孔窍也；一名气门，谓泄气之门也；一名腠理者，谓气液出行之腠道纹理也；一名鬼神门者，谓幽冥之门也；一名玄府者，谓玄微府也。然玄府者无物不有……"作者们在引上文后，曲解刘河间的本意，"一名气门，一名腠理，一名鬼神门，一名玄府"，将其与"皮肤之汗孔，谓泄气之孔窍也"分离后，再得出"广义玄府"概念。说"广义之玄府也是在腠理作为腔隙结构而演变出来的一个概念"。而对刘河间的"一名鬼神门者，谓幽冥之门也"不加任何评说。假如我们再借用刘河间在《素问·玄机原病式·燥门》"所谓寒月甚则夏月衰者，因寒能收敛，腠理闭密，无汗而燥，故病甚也；热则皮肤纵缓，腠理疏通而汗润，故病衰也（衰，指邪气衰，则病愈）"进行综合分析，那么在刘河间笔下"皮肤之汗孔，一名腠理"，是"泄气液之孔窍"及"气液出行之腠道纹理"，那么，刘河间也认为玄府（汗孔）在皮肤。不存在"广义玄府"之说。至于"泄气之门"即"气门"也是与上论同义的，余下"鬼门"是刘河间受时代影响而留下的败笔。刘河间（完素），出生于南宋末，执业于金，此时正值程朱理学盛行，格致穷理学风促使他"余二十有五，志在《内经》，日夜不辍"。他依有限的人体解剖、生理知识及他个人的体悟推考医理，著书立说，为河间医派奠定了基础。使他成为后世公认的金元四大家之首。他探讨的亢害承制病机理论、六气化火学说，力主在治病中用寒凉之品，对后世影响重大，促进了中医学的发展。他说："玄府者，无物不有。"这是他的推论，指万物的皮表都存在代谢过程，但不能将其理解为人体内脏器官也有"玄府"，更不能说细胞的离子道就是玄府[1]。

"诠释四"——玄府为气升降出入之门户，这个副标题应该是根据刘河间"一名气门，谓泄气之门也"立的。文章开卷分析说："广义玄府作为玄微之府结构的猜想，是基于发泄气液的汗孔，流通气液的腠理而诞生的。按有外窍必有内窍的理论，外窍可察、内窍难见，可以外窍推测内窍之功用，外有气汗发泄，内亦应有气液流通。"作者希望用此解释"玄府者，无物不有"。须知，刘河间讲的是"物"，是各种生物体之体表存在代谢功能，是他格致穷理后的推论。前文已讲，我们不能将其理解为各脏腑内都有玄府，如果说细胞膜的离子道都叫玄府，岂不是在继承中医理论时离《内经》相关理论的"宗"太远了吗？该文以刘河间认识为依托，引用明清资料进行论述，指出："三焦腠理、经络等也必须依赖玄府所运行的气机方能维持其相应的功能。"我理解作者在此认为：经络系统也依赖玄府所运行的气机方能完成其生理功能。我认为"经络概念"可作另论，络病理论不可忽视。所以我读至此，疑虑将"络脉的解剖与生理，经脉之次为络脉，络脉网络在组织器官之上，起到温煦濡养的功能，同时将代谢废物排除。络脉具有功能与结构密不可分的特征。……"[2]这一当今被学者们十分重视的络脉理论，反要接受"玄府运行的气机完成其生理功能"，如此说来，经脉、络脉系统之功能，在此，一下子被飞来的玄府概念挤掉了。须知当今许多学者探讨的络脉、络病理论与治则是经脉理论的重要组成部分，切不可顾此失彼。

"诠释五"再一次探讨玄府流通气液功能，再次依刘河间认识说："玄府在结构上是道路与门户，从门户即'孔'来讲，为气液发泄之所用，兼有道路和门户的功能。"又提出"内玄府"和"血脉之玄府"的概念，难道"内玄府"指"内行一身气，内运一身之津，内灌一身之血"吗？请问"血脉之玄府"的概念应如何理解？作者在此是要肯定诠释二，"腠理……内灌一身之血"。在此作者使人对"玄府"的认识越来越玄。作者们在"诠释六"中，进一步解"玄府为神机运转之道路门户"。也许作者的目的在于借以论证"五脏六腑皆有玄府"的正确性。讲到"神机"，不知作者是否想证明，脑内亦有玄府。不然，为什么要用惊厥、谵语、意识模糊来论证呢！难怪有学者还说"玄府与微循环和离子道"[1]有关，请读者们细细品味，自己去理解。玄府乎，切勿悬府！

补白一句：《诠释》之补文《玄府理论与临床应用初探》中指出：《灵枢·小针解》中有"玄府者，汗孔也"，查《灵枢·小针解》未见有这段文字。这段文字，好似指张景岳在《类经·针刺类》（第21卷）"肾主水"项下解"所谓玄府者汗孔也"时张氏讲："汗属水，水色玄。"张氏重点在解"玄"，他说，"汗之所居，故曰玄府"，其重点应理解为解泄汗的"府"。在张氏时代他能认识到"玄府，本指汗孔而言"是作者在此文中的公正评价。

二、继承《内经》玄府、汗孔之解剖部位在皮肤

在中医基础理论中，玄府一词见于《内经》。《素问·水热穴论》原文记载黄帝与岐伯对话："帝曰：诸水皆生于肾乎？对

曰：肾者牝藏也，地气上者属于肾而生水液也……所谓玄府者，汗空也。"这则文字的本意是讨论全身性皮肤水肿之病理过程的，这是《内经》中唯一一次讲"泌尿之肾生理功能"的记载。总体认识是将汗与尿液结合起来，认为肾是生"诸水"的，岐伯指出"肾为牝藏"，当肾汗出遇到风，肾汗内不得入于藏府，外不得越于皮肤之外，故肾汗客于玄府，行于皮里，这就是全身性水肿的原因。接着解释玄府就是汗孔。从原文分析玄府指皮肤上的汗孔无疑。

《素问·调经论》讲："上焦不通利，则皮肤致密，腠理闭塞，玄府不通，卫气不得泄越，故外热。"这则文字强调皮肤致密，腠理闭塞，同样将玄府之解剖部位固定在皮肤，由此解释了"外热"，文中涉及到上焦、腠理之解剖学概念和"卫气"之生理学概念。古代医家能将三者综合思考，反映了他们的认识水平。我国先民对肤腠生理功能的认识较早。已如前文"《内经》腠理、玄府、汗孔史料一览"所云，两汉医家将出汗之汗孔命曰玄府，是两汉时期的学者们对皮肤表面之寒毛、寒毛附近的汗腺开口及出汗时观察到汗从毛孔出等生理现象后提出来的，用现代皮肤解剖知识分析，每一毫毛之毛囊都有立毛肌，立毛肌接受自主神经调节。立毛肌与毫毛之夹角处有皮脂腺，汗腺分小汗腺与大汗腺，小汗腺较深，普遍存在，开口于毫毛附近，说明古代医家的认识是建立在观察基础之上的，是正确的。

关于汗孔被命名为"玄府"。张介宾解曰："然汗由气化，出乎玄微，是亦玄府之义也。"[3]张介宾的解释是很有道理的。他提出：汗出于"玄微"。"玄微"是一个解剖学概念，只见汗从皮肤表面之小孔排出，不知这小孔的内部结构，不如胃、肠、膀胱、胆有明显的管道将某物排出，所以张介宾称之谓"玄微"。刘完素称"玄微府"。但是，在《素问·水热穴论》作者心目中，给汗孔命名为"玄府"是有他自己的道理的，是与两

221

汉时期中医基础理论包括脏腑解剖及脏腑生理机能的划分理论的发展过程分不开的。

1. 玄府乎！切勿悬府！

我们主张，中医理论中"府"之本意来源不可不究。古人将皮肤上出汗可以调节体温的通道命名为汗孔，在汗孔之先又名"玄府"。这中间有什么样的奥秘呢？为此，我提出，在解"玄府"时，一定不可忘记"府"的概念。《素问·卷三》凡四文，比较集中地探讨了脏、腑问题。但每一文都在这一方面或者那一方面没有交待清楚。如《素问·灵兰秘典论》讲十二官，十二官之脏腑分类不清。《素问·五藏别论》中"脑、髓、骨、脉、胆、女子胞"，此六者之提法，应在五脏六腑概念明确之前，或由同一时期不同地域的学者们提出，大约出于春秋战国时期。文中讲到"五藏，藏精气而不泄；六府，传化物而不藏"。此一对五脏六腑生理机能概念的界定，应晚出数百年，可能为两汉学者们在人体内脏解剖的基础之上，对脏腑生理机能进行归类的结果。此一结果，被后世定为判断脏或腑概念的理论依据。但"府"之本意来源不清。"府，传化物而不藏"本意何在？笔者研究认为《尚书·大禹谟》讲"六府三事允治"，"六府三事"指"正德、利用、厚生"及"水、火、木、金、土、谷"。文中之水、火、木、金、土、谷称"六府"。孔颖达疏"六府即财用之所自出"。所以"六府"是大禹在管理国家时，国家设立的管理财用的六种府库制度（部门），其目的是要达到"政在养民"。六府制度，两周亦用。《礼记·曲礼下》："天子之六府曰：司土、司木、司水、司草、司器、司货。"可见国家机关所设六府，只管理财用支出，不出政令。先秦医家在探讨消化生理时，感到原来认识到的胆、胃、大肠、小肠、膀胱五个器官不足以完成五谷之消化吸收输布问题。医家们在当时常用的从六十甲子中演绎出来的六甲、五子十一常数的指导启迪下，从《尚书·大禹谟》中引入"六府"概念，创三焦（腹腔之包络府）配胆、胃……组成中医消化生理之"传化物而不藏"的医学生理学六府[4]，自春秋战国起，人体五脏六腑理论沿用至今。所以《素问·水热穴论》的作者用"玄府"解释"汗孔"是有道理的。说明皮肤上的排汗之孔是"泻而不藏"的。又因在皮肤上难于看见排汗之孔，故用"玄"来形容，表明排汗之孔为"玄微之府"。这就是皮肤之汗孔"玄府"概念的诠释。

广义玄府论休矣！玄府乎！切勿悬府！

2. 当代学者们慎议玄府

我国医学理论的起源，假如从有文字可考已三千年了。从总体讲，《内经》中有关讲到腠理、汗、汗孔毫毛的作者们，对于上述概念是逐步明确的，多数论述都局限于皮肤。但腠理一词可称肤腠、纹理，可作为其他器官的包膜代词，可称广义腠理。而玄府一词属《素问·水热穴论》作者原创，与皮肤之肤腠有别，它与"府"之"泻而不藏"实质相关是绝对不可偏解的。从这一点讲腠理、玄府不可混同。在历史上虽刘河间等名家认为"玄府，无物不有"，应指万物之皮表，不可释作五脏六腑皆有玄府。近半个多世纪以来学者们对玄府、汗孔之解释十分慎重，多采取回避态度。如甄志亚主编《中国医学史》[5]，卢嘉锡总主编《中国科学技术史·医学卷》[6]在评价刘河间时，介绍各部著作学术思想，不提"玄府……无物不有"。王洪图主编《黄帝内经研究大成》[7]第三章第四节由李国卿、沈澍农撰《黄帝内经》词语解诂，收词75条，解三焦，中有小心，不提玄府。郭霭春主编《黄帝内经词典》[9]全书近120万字，解说各类名词5000余条，关于玄府词解，不足30字，主解玄府即汗孔，说皮肤致密、腠理闭塞，玄府不通，卫气不得泄越。认定玄府在皮肤。所以我们在评《玄府概念诠释》时，主张继承《内经》玄府概念，要从《内经》中采撷相关资料综合分析。《玄府概念诠释》的作者们将《素问·水热穴论》之玄府分作"狭义玄府""广义玄府"或者"内玄府""血脉之玄府"都是不贴切的。虚构的"广义玄府"理论不可能成为"防治疑难病的突破口、切入点"。

当代中医理论界的学者们慎议"玄府"的态度，值得《玄府概念诠释》的作者们借鉴。

参考文献

1. 郑国庆，黄培新．玄府与微循环和离子通道［J］．中国中医基础医学杂志，2003（4）．

2. 王永炎，杨宝琴，等．络脉、络病与病络［J］．北京中医药大学学报，2003（4）．

3. 张介宾．类经［M］．北京：人民卫生出版社，1957：486.

4.《素问·五藏别论》．

5. 甄志亚．中国医学史［M］．北京：人民卫生出版社，1991：254，256.

6. 颅嘉锡．中国科学技术史·医学卷［M］．北京：科学出版社，1998：350.

7. 王洪图．黄帝内经研究大成［M］．北京：北京出版社，1997.

8. 郭霭春．黄帝内经词典［M］．

第十四讲

《内经》骨骼、经筋、
肌肉解剖学史梳理

引言： 今本《内经》中人体解剖学史料十分丰富，但都分散于诸文，许多概念不清，需要我们一一辨识。《灵枢·经水》开卷讲："经脉十二者，外合于十二经水。"文中重点指出："若夫八尺之士，皮肉在此，外可度量切循而得之，其死，可解剖而视之。"这里记载的人体解剖水平，有《庄子·养生主》佐证。《庄子·养生主》讲：庖丁为文惠王解牛，对牛的解剖结构了如指掌。庖丁解牛时，"依乎天理（牛的解剖结构特征），批大郤（xì，间隙），导大窾（空腔），因其固然，技经肯綮（qìng，相结合的小关节处）之未常微疑，而况大轳（gū）乎。"又如，西汉末年，王莽下令"刳剥"翟义党王叔庆，"翟义党王孙庆捕得，莽使太医尚方与巧屠共刳剥之，度量五脏，以竹筳导其脉，知所如终，云可以治病。"（《汉书·王莽传》）上述史料说明战国末年我国先民对牛的解剖特征比较熟悉；同时也说明，西汉末年，朝廷的太医尚方懂得人体解剖结构，临床使用经脉理论治病；还有巧屠也善行人体解剖。

我们理解，自人类获取远事记忆能力以来，人们在捕杀各类动物时，在对动物的血、肌、筋、骨的认识过程中，就已经逐步借鉴动物的解剖知识推导人体解剖与生理了。从庖丁解牛的故事中，领悟春秋战国时期我国人体解剖水平，理解"阙上者，咽喉也；阙中者，肺也；下极者，心也；直下者，肝也；肝左者，胆也；下者，脾（胰）也；方上者，胃也；……当肾者，脐也；面王以下（骶骨岬）者，膀胱、子处（子宫）也"（《灵枢·五色》）的人体解剖学意义。上述记录，肯定出于人们对人体胸、腹腔的解剖观察。

我们应该如何澄清骨骼、经筋的相关史料呢？比较好的方法是逐一梳理之。

226

一、《内经》骨骼解剖史料探微

我国古文字学家们指出，早期的象形表意文字是由契刻和图画（原始记事方法）蜕变出来的。当象形表意文字中的某些字与某一实物相结合发展到使人们"心心相印，口口相传"，如8000年前的贾湖先民首创 ，描绘了目（眼）的形态特征，当多数人能将 与目结合并发音目（ ）音的时候，"目"字便产生了。历史发展至殷商时期，由于生活实践的需要，人们的造字热情高涨起来。许多探讨描绘事理的"仓颉"们就应运而生了。人们在狩猎、农耕、制陶、造房生产实践中为了描绘事理而"造字"的需要，对自然界的各类实体（包括人体各部位组织）进行观察、描绘，于是创作出了许许多多生龙活虎的象形文字，如甲骨文中的"舌"字作 ，描绘作蛇从口吐舌状；甲骨文"齿"字作 ，"骨"字作 （ ，甲骨四期《宁》1495）。这个 字，好似肉尽筋存的骨架一般。从解剖学观念讲，这个 字，就是我国最早的骨骼学了。在甲骨文中，还描绘了以牛胛骨为代表的多个骨字（ ），反映了殷民对骨的重视。大约过了千年以后，医学发展到《灵枢经》时代，撰写《灵枢经》的医家们在许多章节中记录了不少骨学知识，分散于许多章节中。我曾拟用分章统计骨名，澄清某些问题，结果未能如愿。

在《内经》中，有《灵枢·骨度》《素问·骨空论》，好似专讲骨之特性的，其实不然。《灵枢·骨度》虽根据临床需要，以骨的名义从八个方面度量了骨的长度，但实质是从"人长七尺五寸者"的肌肤之表进行度量的。如"头之大骨围二尺六寸……"，特别是胸围、腰围，与人体营养及其他因素有关，不能代表胸骨等情况。在骨度中，除髑骬（剑突）、横骨（耻骨）、膂骨（脊椎骨）二十一节外，四肢骨中最大的肱骨都未记载，虽《素问·骨空论》："两髆骨空，在髆中之阳。"（人民卫生出版社，1963，校勘王冰注本《黄帝内经素问》第324页注2："近肩髃穴。"《实用针灸辞典》肩髃穴在"肩峰下方，当三角肌上部的中央"）髆骨，当指肩胛骨。后文又记："臂骨空在臂阳。"（肱骨滋养孔在肱骨体内侧中点处）说明《素问·骨空论》中关于各骨的记载有待探讨。《灵枢·骨度》最后直言："此众人骨之度也，所以立经脉之长短也。"原来"骨度"的目的，在于"先度其骨节之大小广狭长短"，是为说明经脉之长短的。但是，在《灵枢经》中，另有《灵枢·脉度》，两者度量方法有别，而《灵枢·脉度》内容更丰，对于某"脉"之长短较为名副其实。《灵枢·脉度》还指出："蹻脉安起安止？"所以《灵枢·脉度》篇的成文，应看作《灵枢·骨度》之后，因蹻脉是经脉理论在发展中，补充"奇经八脉"之后的作品。

《素问·骨空论》，根据"骨空"篇名与部分行文，应该是记骨之滋养孔的。但全文未见系统记录。《素问·骨空论》开篇出于临床写下，"风者，百病之始也，以针治之奈何？"然后就讲与疾病有关的治疗。与《素问·气府论》《素问·水热穴论》论证针刺疗法意见基本一致，反映了针刺选穴中刺入某一间隙。如八髎穴，是指骶骨两侧的八个间隙，不指骨滋养孔。但"数髓空在面侠鼻，或骨空在口下当两肩……臂骨（肱骨）空在臂阳，股骨上空在股阳……"等行文方式，好似讲相关骨的滋养孔，如"侠鼻"的眶下孔，"当两肩"的颏孔。但原文欠明确，历代学者的解说偏于临床取穴。在《素问·骨空论》中讲道："扁骨有渗理腠，无髓孔，易髓无空。"这里的"易"应作

"异"，讲明了扁平骨与管状骨的区别。此乃 2500 年前人体骨学中扁平骨与管状骨最为珍贵的史料。《素问·骨空论》全文，未介绍具体骨名及形态特征。所以当我们翻开《素问·骨度》《素问·骨空论》时，对两文中的具体内容应做分析，认清其核心所在。

关于《内经》中的骨名，分散于许多篇章之中，且无规范。如《灵枢·寿夭刚柔》"若形充而颧不起者骨小"，此文依人之颧骨大小断定寿夭（在此不做探讨），但在《灵枢·经筋》《灵枢·寒热病》中颧又名"頄"。如《灵枢·经筋》："足少阳之筋……上额角，交巅上，下走颔，上结于頄；（求）……"（南京中医学院中医系编著，《黄帝内经灵枢译释》，1986，释頄，颧骨）；如《灵枢·寒热病》："臂阳明有入頄遍齿者。"（頄，指颧骨）在头面骨中，《灵枢·忧恚无言》讲到"横骨"，说："横骨者，神气所使，主发舌者也。"此文横骨指舌骨无疑。说明古代解剖学家们观察、解剖之精细。但在《灵枢·骨度》中横骨指耻骨。关于脊骨、背骨、膂骨、椎骨、上七节等更为混乱，说明给某骨命名毫无规范。下肢胫腓骨较为清楚，总名骱骨，辅骨，又分内辅骨、外辅骨。这些骨名都不出自《灵枢·骨度》《素问·骨空论》，而多出于《灵枢·本输》《灵枢·经筋》《素问·气穴》《素问·气府》等，都从经脉循行，针刺选穴记载了一些相关骨名；有些骨名具有解剖部位的意义，但绝不代表某一完整的骨。如《灵枢·本输》："大肠，上合手阳明……合谷，在大指歧骨之间。"歧骨，指大指次指本节后两骨之间。《灵枢·邪客》："手太阴之脉……伏行壅骨。"壅骨指壅塞之八块腕骨的代称。杨上善"壅骨，谓手鱼骨也"。南京中医学院中医系补注："壅骨，手大指本节后的起骨叫壅骨。"如此说来：腕骨中的大多角骨叫壅骨了。关于"锐骨"，《灵枢·本输》："手太阳小肠者……在锐骨之下陷者中也。"锐骨，指腕后小指侧的高骨。《灵枢·经筋》："手太阳之筋……结于肘内锐骨之后，弹之应小指之上……"锐骨指肱骨上髁。《灵枢·邪客》："少阴独无腧者，不病乎？……故独取其经于掌后锐骨之端。"此处锐骨，又指神门穴。可见在《内经》中依某骨之体表标志记载"骨名"者，没有骨的解剖学意义。

　　关于人体骨之分类、总数，《内经》不载。唯《灵枢·骨度》："上七节"（颈椎骨七块），"膂骨以下至尾骶二十一节。"但概念不清。如"项发以下至背骨，长二寸半，膂骨以下至尾骶二十一节，长三尺，上节长一寸四分分之一，奇分在下；故上七节至于膂骨，九寸八分分之七"。此文中的"背骨"指何骨？何以得出"二寸半"的结论？"上节长一寸四分分之一"指哪一块骨？"上七节""二十一节"及"九寸八分分之七"分析，此文应指七块颈椎，"一寸四分分之一"应指颈椎的寰椎。然而由于这段文字在"膂骨以下至尾骶二十一节，长三尺"之后，概念难清。后世《神应经》《类经图翼》都将"膂骨以下至尾骶二十一节"平分为上、中、下三段，忽视了颈椎的存在，整个脊柱二十八节也难看出。《内经》不见人体关节总数，《庄子·田子方》则讲："四肢、百骸。"《庄子·齐物论》载人体有"百骸、九窍、六脏"。"百骸"，唐成玄英疏解："百骨节也。"现代人体骨骼学讲一百个可活动关节，即双上肢至肩可活动关节三十四；双下肢至髋，可活动关节三十六（包括左右髌膝关节面）；再就是下颌关节二，头颅脊柱可活动关节二十八；恰与"百骸"概念一致。庄子的生活年代结合各家之说，约生活于公元前375～公元前275年。《庄子》一书是庄子和他的学生们在数十年间论著的合集，约成书于公元前3世纪中叶之前。而《灵枢经》中的《本输》《邪客》《根结》《终始》……虽保存了若干战国前医学思想史料，但成书在"夫子之言针（放血术）甚骏，能杀生人，不能起死者"《灵枢·玉版》之后，在能制造金属针具时，才提出"欲以微针通其经脉，调其血气"（《灵枢·九针十二原》）后，为探讨针刺之治疗方法，并进一步探讨治病原理时，便有了经脉医学与针刺理论相结合著作的逐步问世。王莽令太医尚方令与巧屠共剥王孙庆时"以竹筳导其脉，言可以治病"（《汉书·王莽传》）成为这段历史的佐证。

二、试解《灵枢·经筋》本意

大约成文于东汉或稍后的《灵枢·经筋》是一篇怎样的文章？传统中医观念已经定位，认为《灵枢·经筋》是隶属于十二经脉的，因而经筋的循行路线基本与十二经脉一致。只是十二经筋均起于四肢末端，止于头面、阴器、胸胁，不入脏腑。这些认识证明，《灵枢·经筋》成文，在十二经脉理论成立的若干年之后。我们知道，十二经脉理论的完善，渊源于殷商，历经"四经说"、天六地五十一常数盛兴影响，曾有多本"十一经脉理论问世"。在经脉医学创建早期，医家们曾在人尸体四肢做过经脉（血管）解剖观察，此一历史不可忽视。在《灵枢·经筋》成文，有怎样的基础医学和临床医学作基础呢？首先我们想从临床分析。

1. 关于《灵枢·经筋》篇

《灵枢·经筋》篇的作者临床经验十分丰富，已从足太阳膀胱之脉的"是动则病"的冲头痛、疟、狂、癫疾及目黄等内科疾病中分离出"小指支跟肿痛（相当于类风湿关节炎）、腘挛（膝关节痛）、肩不举、腋支缺盆中纽痛，不可左右摇"的肌筋疾病。这些认识，当然需要熟练的肌筋解剖、生理知识作基础。说明《灵枢·经筋》成文时期作者不只简单地剖开某一分肉之间观察血管循行，而是要求在解剖过程中细致观察某一肌肉起点、止点；并在剖去肌肉后观察"主束骨而利关节"的每一关节的韧带连接，掌握某一肌、筋的起止、循行。如"足少阳之

231

筋……前者结于伏兔之上"，说明《灵枢·经筋》成文时，针刺穴位十分明确了。在治疗方面，已总结出"燔针劫刺"。这是一种将熨疗、灸疗、针刺疗法相结合的疗法，它不同于"微针导脉，调其血气"的疗法，而是用比微针（毫针）略粗的针具，如可"去泻暴气"的圆利针之类经在火上烧后突然刺入，很快拔出的一种针法。在施针时，一般不让病人发现针具，采取"劫刺"。这种刺法虽在医史上使用不广，但《灵枢·经筋》的记载是很典型的，说明东汉以后使用较多。

解筋，必然议骨！我国最早的骨（𡕥，甲骨四期《宁》1495）字，诞生于3300年前，是殷商甲骨文造字者们对着肉尽筋存的一副骨架描绘的，所以它又可代表筋字。《灵枢·邪气藏府病形》："首面与身形也，属骨连筋。"《素问·五藏生成》："诸筋者，皆属于节。"都可作为𡕥的注释。这个𡕥字，包含了筋骨固定连体的意识，也可释作骨骼及人体骨架的总称。在经筋的循行中，《灵枢·经筋》的作者描绘了它的结、合、属、络、散、聚、绕等特点。结，屈曲盘结之意。《礼记·典礼上》："德车结旌。"郑玄注："结，谓收敛之也。"《素问·痿论》"宗（诸）筋主束骨而利关节也"解之，各筋之盘结处，正如王冰在《素问·五藏生成》注曰："筋气之坚结者，皆络于骨节之间也。"说明诸筋均连接于两骨节之间，保证了首面与身形的人体姿态。赵勇《从经筋论治膝骨关节炎疼痛》（中国中医药报，2012－2－10）指出："……经筋是包括肌肉、肌腱、筋膜、韧带及关节等处的结缔组织在内的筋肉系统……《灵枢·经筋》提出的结、聚于某处，与现代解剖学中肌肉和韧带的起止点、运动受力点基本一致。"我们体会，如足太阳之筋"……上结于踝，斜上结于膝"。足少阳之筋"……上循胫（腓）外廉，结于膝外廉……"。保证了踝、膝关节的正常运动。该筋后又"贯缺盆，出太阳之前，循耳后……"。手少阳之筋"……结于腕，结于肘……"。关于合、属、聚、绕，在《灵枢·经筋》中各有所指。如足阳明筋："上循胁，属脊……上绕肩髀……。聚于阴器……合于頄……上合于太阳……""手太阳之筋……入结于腋下……上走肩胛……"以下词义更为专一，如手心主之筋"……结于肘内廉……下散前后挟胁，其支者，入腋，散胸中……"足厥阴之筋"……结于阴器，络诸筋……"。……手阳明之筋"……上左角，络头……"以上可见《灵枢·经筋》篇中的专用动名词结、合、属、贯、络、散、聚、绕的应用，均依十二经脉循行路线，依肌筋韧带附着点，描述同名筋的向心性循行。就踝关节韧带讲：足三阳之筋有"下循足外踝，结于踵"的跟腓韧带；"……上结外踝，上循胫（腓）外廉"的距腓韧带；"……结于跗上，邪外上加入辅骨"的多组跗骨韧带。足三阴之筋有"……上结于内踝"的三角韧带后缘；"……邪走内踝之下，结于踵"的蹠长韧带及"……上结于内踝之前"的三角韧带。最为典型与肌腱有关的如足少阳之筋"……其支者，别起外辅骨，上走髀，前者结于伏兔之上（伏兔穴深部的股骨嵴），后者结于尻（尻，指屁股）。"当我们将这则记录译作股二头肌的时候，全国医药高校《人体解剖学》第109页："股二头肌位于股后外侧，有两个头，长头起于坐骨结节（尻），短头起于股骨嵴（伏兔穴深部）。两头汇合后，移行于肌腱，止于腓骨小头（别起于外辅骨）。"汉后医家在肌肉解剖过程中，对于足少阳之筋的"其支者"的筋之起止点记录得何等清晰！能不是医家们在解剖过程中依十二经脉循行范围解剖，清理了股二头肌的结果吗？有关十二经筋循行范围，所指肌腱、韧带，还有待后来之士进一步探讨。

2. 关于手太阳之筋实质问题的探讨

近年来拜读了一些研究《灵枢经》的文章，如《中医专题讲座选》第一集中的《关于经络学说形成发展及其实质》（以下简称《讲座》）及《中医杂志》1982年第12期中《十二经筋概述及其实质初探》（以下简称《实质》）。这些文章，从各自不同的角度对我国古典医学进行了论述。文章中引经据典，概括通俗，生动具体，读之经纬分明，受益不少。但是，以上两篇文章中，都认为手太阳之筋系指尺神经而言。本文打算就手太阳之筋的实质问题，和"尺神经派"的同志们商榷。

《讲座》指出，《经筋》"提供了一个有力的证据，即证明手太阳小肠之筋，实际是指现代医学中的尺神经的走向和功能"。笔者认为，研究《灵枢·经筋》的原文本意，应该着重分析一个"结"字。在《灵枢经》中，"结"字的用处甚多，其用意各不相同，有当比喻词用，指逆反疙瘩的（《灵枢·九针十二原》）；有当名词用，指弯曲的（《灵枢·本藏》）；有指血液凝聚，血脉不通的（《灵枢·周痹》《灵枢·逆顺肥瘦》）；有指抵达某处的（《灵枢·根结》）。在《灵枢·经筋》中，其"结"的主要用意是"附着""盘结"。何以见得《灵枢·经筋》中的"结"是指附着"盘结"呢？唐杨上善在注《太素·经筋》时指出："结，曲也。"这是一般的解释。杨氏接着指出："筋行回曲之处谓之结。"换言之，凡是筋回曲的地方就称"结"。这与《素问·皮部》讲"筋有结络"是一致的。什么是"络"呢？《说文》讲："络，絮也。"含"包络"之意。《辞海》中"络"有一解，泛指网状物，如橘络等。《素问·痿论》讲："宗筋主束骨而利关节也。"据此，我们应该理解"筋有结络"，就是讲筋（肌腱与韧带）盘结于某骨之上，就像网状的橘络结于橘蒂的根部一样。这一解释与张志聪说"结络，言筋之系于分肉，连于骨节"也是一致的。手太阳之筋，之所以"结于腕""结于肘内锐骨之后"，就因为它们在腕部与腕骨相结络，在肘内锐骨之后与肱骨内髁相结络。用现代解剖学语言讲，手太阳之筋在上述部位都附着在骨上。所以《讲座》指出"肌腱、韧带是不会有结络的",此语欠妥。

《实质》在探讨经筋实质时指出,经筋在循行中分别和重复结聚于四肢关节部。当接触到尺神经的分部与功能时,《实质》的作者又强调:"手太阳之筋……系指尺神经,似无异议。"笔者认为,臂神经丛集中在锁骨下部的内侧分出的尺神经,循肱动脉内侧下降,经肱骨内上髁后面的尺神经沟再下行,分出肌支等四个分支,最终以末梢神经纤维的形式而终止于肌、皮等处,它们在沿途都是没有"结"的。且尺神经的主干从尺侧腕屈肌两头之间穿入深面,转向前侧,于少海穴以下和手少阴心经循行方向一致。假如按《灵枢·经筋》与《灵枢·经脉》循行相适应的观念,那么,尺神经在少海穴以下的部分,应该属手少阴之筋了。所以用尺神经的分布与功能来解释手太阳之筋的循行走向,不符合《灵枢·经筋》的原文本意。《讲座》和《实质》都讲,在肘内锐骨处弹拨,可出现感应放射到小指之端。无疑,这种感应是因尺神经受到刺激后产生的。但是,我们不能因为这一表面偶合现象,而得出"手太阳之筋系指尺神经而言"的结论,从而放弃了手太阳之筋"结于腕"等实质内容;更不能因为"其病小指支肘内锐骨后廉痛……腋下痛,腋后廉痛"(《讲座》),而得出"为我们"认识手太阳之筋实际是尺神经的走向和功能"提供了一个有力的证据"的结论。笔者认为,古人在写《灵枢·经筋》前,对人体的肌肉和韧带进行了解剖观察,做了相当于"技(枝)经肯綮"(《庄子·养生主》)的实物调查,写作中以"阴阳学说""十二经脉学说"为理论依据而成章的。手太阳之筋在肘以下的原文,应该翻译为:"手太阳这条筋,起于小指之上,上行附着在腕骨,再沿着前臂的内侧缘上行,附着在肱骨内髁的后面,用手弹之,连小指都可以牵动。"这里记录的,应该是指深屈肌的小指屈肌腱和尺侧腕屈肌。尺侧腕屈肌有

235

两个起点，一起于肱骨内上髁，另一以薄腱膜起于尺骨鹰嘴和尺骨背侧缘的上三分之二，止于腕部的豆骨。可见尺侧腕屈肌的起止点完全与手太阳之筋"结于腕""结于肘内锐骨之后"一致（只有起止点方向相反）。原文指出："弹之应小指之上。"说明古代医家们在解剖时，观察比较细致，用手弹过该筋，终于牵扯动了小指（弹在豆骨旁边的小指屈肌腱上）。所以，手太阳之筋在肘以下的"实质"不是尺神经，而是尺侧腕屈肌和小指屈肌腱。《讲座》和《实质》的误解在于《灵枢·经筋》原文"弹之应小指之上"是在解剖时弹小指屈肌腱；而两文的作者是在肘后皮下弹拨尺神经时，确实可以产生酸麻感，此一感觉确实为尺神经效应。但我们不可将此一"弹拨"，与《灵枢·经筋》中的"弹之应小指之上"的论述范围相混。前者在解剖过程中"弹之"，后者在活体肘后皮下"弹拨"。两种方法，存在严格区别。

综上所述，古代医家在《灵枢·经筋》中，没有直接描述尺神经。

《灵枢·经筋》篇成文的解剖学基础及某一"筋"的"结于"某处，可能与相关肌肉的起止点有关，值得我们费大力组织解剖学家——解剖、考辨，澄清经筋篇行文的原文本意。

三、腘肉、肉腘、分肉之间解析

在《内经》中，腘肉、肉腘、分肉之间是常用的秦汉医学解剖学术语，在一定程度上反映了春秋至秦汉时期中国的人体解剖中肌肉解剖学水平。但因多种原因，上述三则古典人体解剖学名词至今未见较为合理的解释，更未求得学术界共识，其历史学术价值也就长期被湮没于远古医学史料之中。近些年来出版了《灵枢》"校释"（河北医学院）[1]、"译释"（南京中医学院）[2]，又有《内经词典》[3]问世，都未对腘肉、肉腘做出较为合乎历史本意的解释。笔者认为，分析秦汉腘肉、肉腘、分肉之间的解剖学内涵，应依赖于《内经》中的原文本意。考虑到《内经》中多处用腘，虽在《灵枢经》的《本输》《终始》《经脉》《经别》等许多篇中都明确讲，腘即腘窝，或委中穴处。但在《内经》的许多版本中当讲"腘肉"时，又将腘与䐃混淆，出现腘误抄为䐃，导致"䐃肉"的问世。多少年来，虽累有学者做些解释，也未能澄清"腘肉"误抄为"䐃肉"的现象。为此，在探讨"腘肉、肉腘"之前，特立关于腘、䐃的史料。

1. 关于腘、䐃的史料分析

䐃，《急就篇》《说文》不载，百家子书中唯有《荀子·富国》："诎要桡䐃，君卢屋妾。"此文在诎（屈曲之意）的意提下点明"要（腰）桡䐃"，桡代表上肢，䐃代表下肢。该文讲的是"妾"在主子面前弯腰俯背、屈肘曲膝于地的形态表象，即"言诎腰桡䐃，若卢屋之妾"。在《内经》中，有腘作为解剖学名词的记载。如《素问·骨空论》："膝痛、痛及拇指治其腘。"此处的腘，当指膝后之腘。王冰注："腘，谓膝解之后，曲脚之中，委中穴……"王冰将腘的解剖学意义讲明白了。

然腘和䐃，在《内经》某些版本中，当与肌肉组成词组时，常有抄误。查《灵枢经》，在《寿夭刚柔》《经水》《师传》《五变》《本藏》《卫气失常》《五禁》《邪客》等八文中，有腘肉，或䐃肉记载，依笔者手头的《甲乙经》[4]及史崧家藏旧本《灵枢》[5]及"校释""译释"《内经词典》中《五变》《卫气失常》用腘肉，史崧在《卫气失常》"腘肉"后注："一本云䐃肉。"清陈梦雷在《师传》《五变》《卫气失常》三文中用腘肉。[6]自史崧以来，张子和、张景岳、张志聪等学者都对《灵枢经》中的腘、䐃给予关注。他们分别引《甲乙经》作证，说明魏晋时期的《甲乙经》中均用腘肉，反映了《灵枢经》早期的原貌。至史崧注云证明，在史崧本之前已有抄误。唯陈梦雷本抄误达三文，从文词分析，陈梦雷等人已主观将"腘肉"列为人体解剖学名词了，他们没有认识到"腘肉"属于䐃肉之抄误。

从《灵枢经》各篇讲，《五变》中有四个版本即史崧旧本、1984 年影印本、陈梦雷《黄帝灵枢经》和南京中医学院译释本用腘肉，唯南京本指出："甲乙经作䐃肉，较妥。"《卫气失常》中用䐃肉，亦达四个版本，如史崧本、影印本、陈梦雷本，再加河北医学院校释本，后者注曰："䐃，日刻本作腘，下同。"上述各本注云，表明了从南宋史崧至当代学者都希望纠正䐃肉误抄为腘肉的心情。我希望与当今学术界早日求得共识。

其实废除腘肉，恢复䐃肉是不应该有所争议的。因为，腘肉仅能解为腘窝部的肌肉，如此，又怎能理解"䐃肉坚，皮满者，肥"呢？按任谷庵解之，也仅能称"腿肚子"肥了（陈梦雷本《卫气失常》注）。

史崧：䐃释为"腹中䐃脂"（《寿夭刚柔》）。倪冲之曰："䐃，肥脂也。"将䐃与脂相关联应如何理解？只有当䐃肉、肉䐃概念澄清后，方可明了。

2. 关于䐃肉、肉䐃解析

（1）䐃源于困的解析

在今本《内经》中讲䐃肉的出处很多。如《灵枢·师传》："本藏以身形支节䐃肉。"陈梦雷本《灵枢·卫气失常》："腘（䐃）肉坚、皮满者，肥；腘（䐃）肉不坚，皮缓者，膏。"《灵枢·五禁》："着痹不移，䐃肉破。"《灵枢·五变》："腘（䐃）肉不坚而无分理……其肉无䐃。"上述史料中腘（䐃）肉一词，属解剖学名词，与肌肉有关是没问题的，正如《灵枢经校释》注："䐃肉，肌肉突起的部分。"但是用"肌肉突起部分"[2]（P：64）解释䐃肉，或者说"肉柱，就是䐃肉"[7]，都与《灵枢经》的原文本意不同。张景岳在解"肉有柱"时指出"柱者，䐃之属也"[7]，也是不全面的，都没有说中䐃肉的要害。

238

腘肉与肌肉是什么关系？笔者于 1984 年在《略论灵枢经的解剖学成就》一文中，曾对腘肉进行过简要考证，[8]要解开腘肉的本意，首先在于解"囷"。从文字演绎讲，"腘"源于"囷"，《诗·魏风·伐檀》："胡取禾三百囷兮。"毛传曰："圆者为囷。"《礼记·月令》："仲秋之月，穿（挖）窦窖，修囷仓。"《国语·吴语》："市无赤米，而囷鹿空虚。"韦昭注："员曰囷，方曰鹿。"《说文》："囷，仓禀之圌者，从禾，在口中。"上述史料证明，在先秦的传统文化中"囷"指圆形的谷仓，说明《卫气失常》《五禁》《五变》的作者们在人体肌肉解剖过程中发现了臂胫的肌肉形态，是呈圆柱形块状的，不同于胸腹部的肌肉。正如《卫气失常》指出："肉之柱，在臂、胫诸阳分肉之间。"怎样给块状或呈圆柱形的块状肌肉命名呢？于是就在取象比类思想指引下，依"囷仓"之象创腘，使腘从肉（月），这个"腘"字，不仅代表圆柱形，而且意含由筋膜包裹的圆柱形肌肉，即绝大多数的四肢肌肉，[9]这一解释与"肉之柱，在臂、胫诸阳分肉之间与足少阴分间"的观点是一致的，是秦汉肌肉解剖学术语。腘肉即指由筋膜包裹的圆柱形肌肉。唐宋学者有时候也将"腘"代表腘肉，如王冰在注《素问·玉机真藏论》"身热脱肉破腘"时指出："腘者，肉之标。"讲的是突起的肌腹。王冰接着补充说："腘，谓肘膝后肉如块者。"在此，王冰指出：腘，或者腘肉，就是筋膜包裹的块状肌肉。

（2）关于肉腘的解析

在古代医学家看来，"腘"又指包裹肌肉的筋膜。《灵枢·邪客》曰："地有聚邑，人有腘肉。"文中将"聚邑"与"腘肉"类比。"聚邑"指一个国家的许多都邑，都邑是有城墙、护城河包围、保护的；人体四肢的一块一块的肌肉好比都邑一样是被一层筋膜包裹（裹累）的。因此，文中"腘"就指包裹肌肉的筋膜了。换句话说，古人就是将肌肉的筋膜称"肉腘"了。

《灵枢·本藏》在"六府之应"后说："脾应肉，肉䐃坚大者胃厚，肉䐃么者胃薄；肉䐃小而么者胃不坚；肉䐃不称身者胃下，胃下者下管约不利；肉䐃不坚者胃缓；肉䐃无小里累（裹）者胃急；肉䐃多少里累者胃结；胃结者上管约不利也。"《本藏》的作者抓着"肉䐃"这一解剖学名词从七个方面深入进行与胃有关的讨论，不能不引起我们对"肉䐃"的注意。考之，历代注家无解，当代注家亦无解，《内经词典》用"肉之柱"解释"肉䐃"，将肉䐃与䐃肉混同，是值得商榷的。前文我们已经论证"䐃"还指包裹肌肉的筋膜。我们还认为《灵枢·本藏》讲："胃者，肉其应。"《本藏》的作者根据胃壁组织的特性，认为胃壁组织与肌肉的筋膜（肉䐃）相似。两者都具有一定的伸缩性，便是"肉䐃坚大者胃厚；肉䐃么者胃薄……"的根由，从《本藏》解肉䐃与胃的关系看，古人认为，胃壁是由像肌肉外面的筋膜（肉䐃）一样的组织构成的。[8]所以，可这样讲：肉䐃即肌筋膜。

关于䐃释为"腹中䐃脂""肠中脂也"或者"肥脂也"，都是当时的医家在不同的解剖条件下看到腹腔的大网膜及其大网膜内的脂肪，或者肠系膜上的由筋膜包裹的脂肪后提出来的。在他们看来，包裹脂肪的膜，与包裹肌肉的膜也相似。因此，前者称"腹中䐃脂"，后者叫"肠中脂也"，这些名称，不影响䐃肉、肉䐃概念。

3. 分肉之间解析

当我们澄清了困、䐃肉、肉䐃概念之后，对于"分肉之间"就比较容易解释了。《灵枢·经脉》说："经脉十二者，伏行分肉之间，深不可见……"《素问·痹论》："卫气者，水谷之悍气也……故行皮肤之中，分肉之间。"《灵枢·本输》："春取络脉诸荣大经分肉之间……已入分肉之间，则谷气出。"上述原文本意含分肉之间指一个有间隙的解剖部位，这个间隙与肌肉发生一定关系。但由于时代的限制，马莳、张志聪均无明确解释，《类经》19 卷第 6 注"大肉深处，各有分理，是谓分肉间也"。当今《灵枢经校释》在《经脉》篇中注曰："分肉，言肉中之分理也。"此解也难于说明"分肉之间"的本意。其实当我们阐明了䐃肉、肉䐃的肌肉解剖学本意之后，对于"分肉之间"的解剖部位就好理解了。"分肉之间"是相对于䐃肉讲的，数块被筋膜包裹的䐃肉之间的肌间隙，就叫分肉之间。当代学者谢浩然等于 1984 年指出："……我们进行了尸体四肢横断面与纵剖面'分肉之间'筋膜间隙的解剖观察。"认为各肌肉之间"是有不规则的多角套管复合立体的筋膜间隙"[9]，"从解剖手太阴经脉等经脉的间隙结构，与循经感传和红外热像图等实验对照看，其循行感传的路线，方向速度、阻滞等特征的物质基础，可能与'分肉之间'筋膜间隙的物理性质有关"。此论涉足于古人所谓的"分肉之间"概念，即是指各肌肉之间筋膜间隙。有学者亦讲："形态学研究发现，依电阻通道位于《黄帝内经》所说分肉之间的组织间隙之处，符合经脉的解剖定位。"因此，在臂胫的多块䐃肉之间的肌间隙就是指的"分肉之间"。

参考文献

1. 河北医学院. 灵枢经校释［M］. 北京：人民卫生出版社，1982.

2. 南京中医学院. 黄帝内经灵枢经译释［M］. 上海：上海科技出版，1986.

3. 《黄帝内经词典》.

4. 山东中医学院. 针灸甲乙经校释［M］. 北京：人民卫生出版社，1980.

5. ［南宋］史崧家藏旧本灵枢经［M］. 北京：人民卫生出版社，1963.

6. ［清］陈梦雷，等. 古今图书集成. 黄帝灵枢经 ［M］. 北京：人民卫生出版社，1988.

7. 张景岳. 类经 ［M］. 北京：人民卫生出版社，1982.

8. 严健民. 略论灵枢经的解剖学成就 ［J］. 浙江中医杂志，1984 （5）：197-198.

9. 谢浩然，等. 人体经络间隙结构解剖观察 ［A］. 中国针灸学会第二届全国针灸、针麻学术讨论会论文集，北京，1984：186.

第十五讲

经脉学说起源、演绎的解剖学基础

我国中医学发展至春秋时期，由太极文化延伸的数理思想对于创建中医理论的影响是显而易见的。我国早期数理思想从远古民间口头文化传承分析，自有文字可载，如《尚书》追议禹王在治国中，继承尧舜德治思想，创六府三事（正德、利用、厚生，水、火、木、金、土、谷六府）。禹王治国，"厚生"于民。民众不忘禹王的"厚生"恩德，将六府三事编作九歌，歌颂禹王的功德。从此，强化了先民们对于自然数中"九"的认识，"九"不仅代表数中之大者，而且认为九为吉（极）数，在社会学的疆域划分中便有了九江、九州、九河、九野。春秋时期，当医家们在创医理时，便有了"九脏"之说。《周礼·天官》疾医在诊断技术上提出"参之以九脏之动"（九脏：心、肺、肝、肾、脾、胆、胃、肠、膀胱）。随后又从六十甲子中总结出六甲五子（天六地五）时，将其认定为十一常数，学者们多用十一常数说理（《国语·周语》），于是医家在发展医理时，又在九脏的基础上，将肠分作大肠、小肠，再将腹腔脂膜划分作上、中、下三焦，完成十一脏腑理论，提出"五藏，藏精气而不泄；六府，传化物而不藏"。在创十二经脉理论时，《灵枢·脉度》提出"阴脉荣其藏，阳脉荣其府"，深刻反映了我国医学理论在初创时期的演绎概貌。

现在，当我们拟撰经脉学说起源、演绎过程中医家们探讨经脉循行时有没有相应的经脉解剖作基础，澄清经脉学说在创建过程中的某些经脉循行的解剖学史实是我们应该认真进行的。我国经脉学说起源于殷商造字者们在对心脏的反复解剖观察过程中感悟到心脏底部几条大经脉（血管）生理功能的推导性认识，说明经脉调节理论的起源具有偶然性，但绝非偶然。绝不是什么圣人在灵感下的突然之作，也不是具有特异功能的扁鹊在特异情况下发现了体内的经络系统[1]，更不是5000年前能"一拨见病之应，因五脏之输，炼精易形"的俞跗发现了循行性感觉[2]后发

244

现经络。又有人说："中医讲脏腑之间联系，讲经络，其实都建立在气功透视、人体特异功能基础之上。经络能被特异功能者透视到，扁鹊无疑具有透视人体的特异功能。"[3] 对此我们已在相关著述中澄清。

一、我国经脉学说起源、演绎史简议

我国经脉学说是中医理论的重要组成部分之一，它的起源是有雄厚的生理学知识、解剖学知识作基础的，是我国医学知识起源、积累至今三千多年前，人们体悟到需要解释病理的时候起步的。如殷商甲骨文的造字者们在创作"心"字的过程中，对人体心脏进行了反复解剖观察；甲骨文的造字者们在关注心主思维的同时，曾考虑脑主思维，他们根据人们在思考问题时往往用手抓自己后脑壳的行为表象，创作了一个从头颅（ Ⓟ ）、从手（ Ⓟ ）的"思"字作（ Ⓟ ）[4]，寓意十分深动。但脑组织在颅腔内无声无息，十分柔弱，远不如心在胸腔内自主搏动的可直观性及与全身血液、生命生存关系的密不可分。因而在心脑谁主思维的问题上，三千多年前的中国人选择了"心主思维"。同时也导致了根据心脏底部的四条大经脉（血管：即由主动脉弓分出的左颈总动脉、左锁骨下动脉、无名动脉及上腔静脉）创立了经脉调节论[5]。由此经脉学说赋予了原始中医学理论体系坚不可摧的理论之魂。[6]

殷商以"心主思维，心脏底部的四条大经脉"为基础建立起来的经脉调节理论起源之后，由于社会的原始性、知识传承的艰辛，约五百年未见经脉理论传承的文字痕迹。直到春秋齐国，大约因管仲佐桓公，使齐国强盛达到"九合诸侯"，齐国的财力在"宽惠柔民"时还有利于对科学事业予以关注。从《管子》分析：《管子·立政》称人体有"百体百骸"（一百个可活动关节），强调"百体之从心"（百体受心指挥）。《管子·枢言》："道之在天者，日也（自然规律之道，日之东升西沉、南往北来，四季寒暑更替是日运行的结果）；其在人者，心也（心之道，主思维与对全身的调节）。"《管子·内业》明文写道："凡心之型，自充自盈……灵气在心，一来一逝。"心脏能"自充自盈，一来一逝"，反映的是活体解剖观察的记录。在《管子》的许多文章中都反映了许多基础医学知识和临床医学知识。一百年后齐景公讲："寡人之有五子，犹心之有四支……"[7]都证明齐人继承了殷商的经脉医学。至淮南王刘安点明："夫心者……所以制使四支，流行血气。"[8]肯定了心有四支调理全身的生理功能。春秋以后，我国经脉医学随着临床医学的发展而发展，反映了人们不断深化认识、经脉医学存在渐进性发展过程。

我国经脉医学与扁鹊的关系：自司马迁对所采用史料不加分析地撰《史记·扁鹊仓公列传》说"至今天下言脉者，由扁鹊也"以来，至今学者，众说不一。对于相关史料，我们必须慎思之。根据扁鹊给虢太子看病，四次给田齐桓侯看病都用望诊，分析扁鹊（秦越人时代扁鹊）只会采用色脉诊法，切脉法尚未发明。采用春秋相关医学史料论证扁鹊有可能掌握的医术，将在本讲附文"扁鹊从医新解"中探讨。20世纪70年代马王堆出土《足臂》《阴阳》两部十一脉灸经，学者们在研究中提出谁先谁后之说。说《足臂》早于《阴阳》，但《足臂》十一脉名均与《灵枢·经脉》一致，且已用于临床指导灸疗，为《阴阳》所不具备。又江陵张家山出土汉《脉书二》，经研究从属于马王堆《阴阳经脉》。张家山《脉书二》正文之后附文指出："凡阳脉十二，阴脉十，大凡二十二脉，七十七病。"说明长沙、江陵《阴阳》经脉循行范围的划分，主要目的是用来归类疾病的。在《足臂》中有一则脉象诊断如"足厥阴脉，揗脉如三人参春"记录，这是汉代医家在切脉诊中对三联律的描述，反映了临床医学

246

的进步。在张家山《脉书》又有一篇"相脉之道"，较《足臂》脉诊内容丰富多了。四川绵阳西汉二号墓出土"木人漆十脉图"，无文字可考，好似它应为十一经脉之前的文物。但其经脉循行线表明：手有六经，手三阴中有厥阴，历代学者认为手厥阴脉是为完善十二经脉时加入手厥阴心包经的；"十脉图"中，足只有三阳经，加背部有督脉，合为十经脉。而督脉属奇经八脉，应是完善十二经脉之后的补充。所以四川双包山"木人漆十脉图"亦难与十一经脉比较先后，我们只能理解自东方之域的扁鹊们将齐鲁的"四经脉诊法（望诊）"传播到了百越、蜀域、岐伯属地，是蜀域等地的先民们继承与发展了经脉医学四经说，由此分析各地域出土经脉学说循行差异就好理解了，《十脉图》《足臂》《阴阳》（甲、乙）均为秦汉时期各地域的医家们在传承中演绎出不同传本，反映了不同学派的存在。我们只求追溯我国经脉医学起源、演绎过程中的渐进性发展，及某些经脉循行的解剖学基础。

西汉医家在完善十二经脉理论时，采用"谨奉天道，请言终始"（《灵枢·终始》），即将古历法之十二月周而复始理论——天道"十二"引入经脉医学，将十一经脉发展为十二经脉，在此，必须将"五脏"改作"六脏"引入"心包手厥阴之脉"。其次完善经脉与脏腑的联系，提出"阴脉荣其脏，阳脉荣其腑"，于是就有了"手之三阴，从脏走手；手之三阳，从手走头；足之三阳，从头走足；足之三阴，从足走腹"[9]。由此完善十二经脉循行如环无端达天道之周而复始，保证精（经）气在经脉内封闭式循行。上述原则，对于当时的经脉医学家们讲，是严谨而必要的。这些"原则"的系统性，保证了经脉医学指导中医临床2000余年。但由于上述"原则"的苛求性，迫使本依某些血管解剖所见循行路径建立的某些经脉循行路径不得不做大量的直走或分支等人为安排。因此，十二经脉之循行，虽达到了

"内属脏腑"，但是用今天解剖、生理学审之，"肺手太阴之脉""大肠手阳明之脉""脾足太阴之脉"等均无法直接与肺、与大肠、与脾联系，它们无法调节各相关脏腑的生理功能。这是近代将"经脉"说成"经络"进行数十年的"经络"研究必然失败的根本原因。然而在秦汉经脉理论中，医家们安排了足太阳膀胱经脉循行脊柱两侧，又有督脉、背俞诸穴、夹脊穴先后问世，结合现代解剖、生理知识解释秦汉经脉学说"内属脏腑"调节各脏腑生理功能是明智之举。当足太阳膀胱经脉、背俞诸穴受到刺激，是可以起到调节相关脏腑的生理、病理机能的。顺此，引出了"经脉调节论"与脊神经中的自主神经系统的关系问题。回想许多学者在"经络研究"中都有此认识，值得学术界进一步探讨。

建立在有限的经脉解剖基础之上的秦汉经脉医学是原始中医学理论体系的魂，对经脉医学"内属脏腑"的重新认识，也是创建未来中医理论的魂。

二、经脉学说创立早期的解剖学基础

1. 殷商心脏解剖导致经脉调节论诞生

我国经脉学说的起源有一定的偶然性。殷商时期的先民们，只知心脏对人体的重要性，希望能造出一个"心"字。为此，甲骨文的造字者们，在"依类象形"思想的指导下，先后对人体心脏进行了反复的解剖观察，逐步加深了对处于胸腔内的心脏的大体解剖的认识，如心内有两组瓣膜，瓣膜有向上与向下之分；心内有七个孔窍，提出"圣人心有七窍"，认为有学问的人用七个心眼思考问题，已将人的思维能力赋予心脏了。在此基础上，殷人推导，有思维能力的心能影响全身（对全身起调节作用）吗？心脏是怎样对全身起调节作用的呢？于是在解剖观察中又推导心脏底部的几条大经脉（血管）分出许多分支通向全身，提出，是否有思维能力的心脏通过这些经脉（血管）对全身起调节作用呢？于是，甲骨文第六个"心"字作 ，即在心脏底部划了两条线，代表四条大经脉，表明了我国经脉医学起源的时限。应该说明，殷商先民是在有目的地解剖心脏、探讨心脏形态，即依类象形创作"心"字的过程中逐步加深对心脏生理功能的推导中闯进了经脉医学。这一偶然性建立在对心脏的反复解剖观察过程中。直至两汉经脉学说在循行过程中的演绎、完善，均依某些经脉（血管）的解剖所见为基础描述其循行过程。

2. 某些部位解剖所见血管成为某经脉循行的基础

《灵枢·脉度》说："经脉为里，支而横者为络，络之别者为孙。"这段记述，有直走在深层肌间隙的主干经脉，有横行于浅层皮表的分支络脉，有细微末端的孙脉，生动具体。《灵枢·经脉》说："经脉十二者，伏行于分肉之间，深不可见。"这里讲的"深不可见"，是指未解剖之前，在人体皮表是看不见的，当解剖时，就清楚地见到十二经脉的某些部位循行是顺着肌间隙行走的。

《灵枢·经脉》篇的作者接下去写道："其常见者，足太阴过于内踝之上，无所隐故也。"可见古代医家毫不含糊地承认"内踝之上"的这条可见的经脉——一条较大的表浅静脉，就是足太阴经脉。古代医家们在创立"经脉学说"的时候，由于历史条件的限制，古典解剖知识的欠缺，所以有关经脉的走向，存在人为推断，或曰"人为安排"。但是，《灵枢经》中，在讲十二经脉走向的时候，仍然有不少地方，是以当时在解剖过程中所能分辨的血管走向为基础写的，与现代解剖学中所记录的血管走向是一致的。如手阳明经记有："……其支者，从缺盆上颈贯颊，入下齿中。"显然"上颈贯颊"，是对颈外动、静脉行走方向的描写，它们都有一支较大的终支（或属支）分布于面颊，都有分支（或属支）从下颌孔出入于下颌骨中。如"胃足阳明之脉，起于鼻之交频（鼻梁）中，旁纳太阳之脉，下循鼻外，入上齿中"，频即鼻梁骨。当今解剖证明，来自上颌动脉分支的眶下动脉从眶下孔穿出，说明秦汉学者在解剖过程中见到了眶下孔有经脉穿入。另外，左右内眦静脉在鼻梁区组成血管网，这是足阳明脉起于鼻的物质基础；鼻外侧血管网与上颌齿槽静脉血管相吻合（旁纳太阳之脉的原意）后，顺鼻外侧行走，构成面静脉，循腮腺的后下廉退去。

以上两条经脉循行方向的记录中，有"入上齿中""入下齿中""旁纳太阳之脉"，这些具体的局部经脉解剖描写，没有解剖所见，是记录不下去的。再举一例，"心手少阴之脉，起于心中，出属心系，下膈络小肠；其支者，从心系上挟咽，系目系；其直者，复从心系却上肺。"和其他经脉的走向一样，《灵枢·经脉》的作者们是以解剖为基础，对与心有关的经脉一支一支地讲下去。我们知道，出入心脏的几条大动脉、大静脉，都与心室和心房紧紧相连，这是手少阴经脉直接"起于心中"的根本点。文中指出，它的主干"下膈络小肠"，是指主动脉弓、胸腹主动脉及其在腹腔的分支讲的；从主动脉弓发出的分支（包括左、右颈总动、静脉在内）"上挟咽"，再上循至眼，构成眼球的"目系"，这中间经脉之走向存在推断。应该说明心手少阴之脉直接从心系"却上肺"。据查，经脉循行走向中的"却"字，一般为"有进而又退之意"。可见作者们在解剖中看到了两条血管（肺动脉和肺静脉）直接与心肺相连，推断它们在循行中与心肺相互有进有退，故叫"却上肺"。用现代解剖知识分析，心脏的"经脉"循行"却上肺"，讲的是由右心室发出的肺动、静脉。由此我们断定，西汉医家在心肺解剖观察过程中比殷商先民的观察更详细，发现了"小循环"。如果《灵枢·经脉》的作者没有掌握上述血管系统的解剖情况，能这样准确地遣词用字吗？

250

还有肺手太阴之脉，"下肘中，循臂内上骨下廉，入寸口"。我们分析，"下肘中"将这段经脉定位于前臂了。前臂的"上骨"是哪一块骨呢？当我们将掌心向内伸手，尺、桡二骨便有了上下之分。"上骨"指桡骨无疑。当代解剖知识告诉我们，前臂前区，有四条血管神经束，其中骨间前血管神经束循行于尺、桡骨之间。这一束中有骨间掌侧动脉循行于寸口，成为中医寸口脉诊的基础。可见，《灵枢·经脉》的作者们，在前臂经脉解剖过程中，依骨间掌侧动脉记下了手太阴肺经在前臂段的循行，为创十二经脉理论"循环往复，如环无端"提供了基础。《灵枢·官能》："寒过于膝，下陵三里，阴络所处，得之留止。"此语是否为古人讲三里穴下有阴络通过呢？现代穴位解剖证明，足三里穴下，有胫前动、静脉通过，我们可以用胫前动、静脉为足三里穴下之"阴络所处"作注。《素问·水热穴论》："……凡五十七穴者，皆藏之阴络。"此语肯定了秦汉医家认为许多穴位下都有阴络通过，证明了秦汉经脉学家们对经脉循行的描述是有解剖作基础的。甚至可以理解，汉后医家们对五十七个穴位做过解剖观察，发现了各穴位下都有"阴络"（络脉等）。

3. 采用颅底动脉循行特征构建阴阳蹻脉理论

两汉医家关于颅底经脉的解剖，收载于《灵枢经》之中。当十二经脉理论完善之后，促进了临床医学的发展，当医家在临床发现了"伤左角，右足不用"的病例，其特点是左额角受伤后，病理发展交叉到"右足不用"。两汉医家在探讨这一"交叉"的病理原因时，开起了创造性思维，从十二经脉理论中寻找根由。在排除其他经脉调节的可能性后，抓着足太阳膀胱经的解剖学循行特征，发现了"足太阳有通项入于脑者……在项中两筋间，入脑乃别，阴蹻阳蹻，阴阳相交，阳入阴，阴出阳，交于目锐眦"（《灵枢·寒热病》）。现代颅底解剖知识告诉我们：左右两侧的椎动脉，从枕骨大孔进入颅底后，汇合成基底动脉，再向前伸，与由两侧颈内动脉分支的、起于视交叉前外侧的大脑中动脉及大脑前动脉相互吻合，组成颅底动脉环。颅底经脉的这些形态特征，从生理学讲，保证了大脑血液与营养物质的供应。从解剖学讲，在古人直观下，认为椎动脉形成的动脉环，就是导致"伤左角，右足不用"的原因。故将基底动脉环命之曰阴阳蹻脉，成为奇经八脉的重要内容之一。两汉《说文》解"蹻，举足小高也"。说"蹻脉"是主抬腿运动的，与《灵枢经》意见一致。只不过由于当时科学技术水平的限制、人体解剖生理知识的不足，医家们误将大脑运动神经在脊髓段的左右交叉及其生理功能赋予可见的颅底经脉了。《灵枢·经筋》足少阳之筋根据心、经脉调节论，阴蹻阳蹻理论进一步创"维筋相交"理论，写道："足少阳之筋……上额角，交颠上……支者结于目眦为外维。……维筋急，从左之右，右目不开，上过右角，并蹻脉面行，左络于右，故伤左角，右足不用，命曰维筋相交。"《灵枢·经筋》的这段文字，与《灵枢·寒热病》中的"阴蹻阳蹻"有什么样渊源关系？"维筋相交"是否仅指"目眦"与左右额角，有待进一步考证。《灵枢·大惑论》中的眼底解剖所见"裹撷筋骨血气之精而与脉并为系，上属于脑，后出于项中"，"后出于项中"句，当指颅底之阴阳蹻脉。能够"交颠上"的左右额角的"维筋"如何"相交"？是两汉学者没有说清的，仍待考证。

从殷商心、经脉调节论起源之后，至两汉完善十二经脉理论，补充奇经八脉时，某些经脉循行线的确立，都建立在解剖所见相关经脉循行的基础之上。唯要求臂胫经脉直线行走，适当分支且达脏或腑的时候，各经脉循行存在人为安排是不可忽视的。从今本《内经》简述以上史实论证经脉学说在创立、演绎过程，是在有限的局部经脉解剖基础之上逐步推演完善的。有关经脉学说与人体解剖学的关系，在相关章节中均有探讨，请读者审视之，考撰之。

附　扁鹊从医新解

中医史学界公认，我国历史上的扁鹊是一位综合人物名。在民间口头文化传承中，有许多遥远的故事。当代学者张大可说："扁鹊是传说中黄帝时的名医。"[10]《汉书·艺文志》根据当时收集到的史料载《泰始黄帝·扁鹊·俞跗方》，将扁鹊与黄帝、俞跗并列，依秦汉口头文化传承将黄帝时有扁鹊固定下来。现在，当我们拟撰《扁鹊从医新解》的时候，我们基本依《史记·扁鹊仓公列传》认定其为"秦越人，从医于长桑君"展开讨论。《史记·扁鹊仓公列传》："扁鹊者，渤海郡郑（鄚）人也，姓秦氏，名越人。少时为人舍长，舍客长桑君过，扁鹊独奇之，常谨遇之。……长桑君出入十余年，及呼扁鹊私坐……"以上是司马迁根据某些口头传承文化与史料的一段追记。医史名家李经纬教授在为曹东义《神医扁鹊之谜》撰序时指出："司马迁在撰写《史记·扁鹊仓公列传》时，所搜集的有关资料，显然不够详细和丰富，这给后世研究扁鹊的史学家和医学家们留下了许多疑点。"李教授的分析为我们在探讨扁鹊从医过程及相关医术时跳出《史记·扁鹊仓公列传》，思考春秋、战国时期医史概况提供了依据和勇气。在《史记·扁鹊仓公列传》中，扁鹊为赵简子、虢太子、齐桓侯诊过病。据有关史料分析，春秋末年，晋昭公以后的赵简子，约生活于公元前？—前475年；历史上的虢国，除东虢、西虢外，依何爱华研究《左传·昭公七年》（前535）"齐侯次于虢，就是扁鹊所入之虢"[11]。又据裴骃考证，齐桓侯即田齐桓公午（前374—前357在位）[11]（P：178注8）。上述三位人物无论怎样考证，都跨越历史过长，至少是司马迁取材不慎。近数十年来，研究扁鹊的相关文章，曹东义初

253

步统计，从20世纪30年代至1996年止，已达95文，尚有专门著作出版。曹东义先生于1996年出版《神医扁鹊之谜》为又一力作。该书第11页指出："秦越人少年时期，聪慧过人，他的故里鄚州（今河北任丘市北），在春秋战国时期，是赵、燕、齐三国的交界处，古老的黄河在它南边经沧州到天津入海。当地贸易繁荣，交通发达。秦越人年轻时在镇上一个旅社任舍长。"由此看来，年轻的秦越人，不仅是一位能够管理旅社、应酬社会的有心人，而且是一位具有一定知识的好学之人。扁鹊学医，离不开他自己的兴趣和那段历史！

关于长桑君，是一位被神化了的医术高超的医生。他来到赵、燕、齐三国交界处交通发达、贸易繁荣的镇上，住进扁鹊的旅社出入十余年，难道就没有病人找他求治？难道在舍内就不接诊病人？这一点司马迁没有交待，是一个很大的疏忽。司马迁的疏忽还在于春秋时期医界对"脉"的认识，从秦越人至司马迁撰《史记·扁鹊仓公列传》，至少相去三百年，且西汉时期的经脉医学已有很大发展。他写下"至今天下言脉者，由扁鹊也"。特别是："越人之为方也，不待切脉、望色、听声、写形……"春秋末期，在中医诊病中，尚无"切脉"的可能，那时主要是"望色、听声"。扁鹊的医术是从长桑君那里学来的。长桑君应有何等医术呢？我们能不能从长桑君所处的时代考证长桑君应该掌握的医学基础知识及其相应的临床经验呢？当今学者考证，扁鹊秦越人就是赵简子那个时代的医家，与孔夫子处于同一时代[12]。赵简子是春秋末晋国的正卿，名赵鞅，又名赵孟，于晋定公十九年（前493）因范氏叛乱，赵简子率兵攻范氏之郑军获胜受封，为建立赵国奠定了基础。由此看来，长桑君生活于公元前500年以前。那一时代的基础医学知识和临床医学知识可从那一时期的相关书籍中考证，以求明了当时的医学概貌。

"望色"属色脉诊法，是早期血气理论与经脉医学结合以后的一个分支。根据我们对经脉医学的考证，我国经脉医学起源于殷商的造字者们对心脏的反复解剖观察……最后一个"心"字作 🈁，造字者在心脏底部划了两条线，代表了心脏底部的四条大经脉，这就是我国经脉医学起源的过程。商纣王讲："吾闻圣人心有七窍。"圣人，即有学问的人，用七个心眼思考问题，这是"心之官则思"的最早界定。随后的500年，关于心脏的知识见于《管子·内业》："凡心之型，自充自盈……灵气在心，一来一逝。"管子之后的齐灵公时期、齐景公时期，对心、经脉医学都有反映。景公讲："寡人之有五子，犹心之有四支，心有四支，故心得佚焉。"景公将心脏底部的四条大经脉（四支）比作他的五位谋臣。说明至景公时期，我国的经脉医学停留于心脏底部的"四支"。经脉医学向十经脉、十一经脉发展是秦汉医史的内容。齐景公，公元前547—前490年在位，恰与秦越人长桑君同时代，孔子继承了《左传·僖公十五年》（公元前645年，与齐恒公同时代）讲"阴血周作，张脉偾兴，外强中乾"用以形容一个国家的政局，曾将人之血气分作"未定、方刚、既衰"三个年龄段，证明当时医学对"血气"的认识。长桑君时代的血气说大约只限于此。关于脏腑的认识，公元前500年以前是很原始的。我们从甲骨文得知殷商的造字者们对心、胃进行过解剖，对腹腔的脂膜"肓"（🈁）网膜囊孔进行过解剖，肓（🈁，网膜囊孔）成为三焦理论上焦的解剖基础。与此同时，甲骨文中还有大量的女性生殖医学的原创文字，反映了殷商时期妊娠、临产、生殖医学水平。从生理学讲殷人还创作了一批反映精神、思维的文字（从略）。关于人体内脏器官的名字，《诗经》中除"心"外，还有"肺、肠、脾"的命名，在使用上多与"心"并列用以抒发情感，反映了人们认为人体各脏器都具有情感。《尚书·盘庚》讲到心、腹、肾、肠，《素问·六节藏象论》中

255

的"九野"为"九藏"理论，大约来源于此。《左传·成公十年》（前581）讲膏肓，成为后世疾病深浅说"病入膏肓"的基础。《大学》讲"人之视己，如见其肝、肺然"。上述有关器官的史料都很原始，没有"脏"和"腑"的区别概念。《国语·周语》"天六地五，数之常也"十一常数概念尚未引入医学论证五脏六腑生理病理。公元前5世纪以后的脏腑区分、脏腑归类问题，在此不做探讨。

上述史料证明，长桑君可能掌握的医学知识，包含了经脉医学中的"灵气在心说""人有四经说""血气说"，诊断方法中的"望色（五色诊）听声（闻诊）"，疾病程度判断中的"病在腠理，在肌肤，在肠胃，在骨髓"及"病入膏肓"之类。关于内脏，《周礼·疾医》"参之以九藏之动"说明西周时人体内脏已有九脏之说。周民可能从人体解剖中认识了胸腹腔的心、肺、肝、胆、脾（胰）、胃、肠、肾，再加"膀胱"，作为"九脏"，长桑君必然掌握了九脏之生理、病理，他在舍下接诊病人时必然分析"九脏"病情及相关病理、施治方法，被好学的秦越人瞟学记忆，细心领悟，逐步掌握了一些医术。长桑君的治疗手段可能除火灸、熨灸、排脓、放血外还有诸多药物治疗。

当我们考证了长桑君可能掌握的医学基础知识与临床经验后，就可以推断扁鹊从长桑君在接诊过程中瞟学到的医学知识了，就可以推断长桑君向扁鹊传授《禁方书》及临床经验的基本内容了。有学者在《中华医史杂志》（1982）讲："春秋战国时代，秦越人从长桑君学习医术达十余年之久，他的医疗技术非常高明……"曹东义于2008年3月20日在《中国中医药报》指出："……秦越人暗下决心，拜长桑君为师，学习治病救人的活人之术。经过几年的考核，长桑君同意了他的请求，把自己掌握的医学知识毫无保留地传授给了秦越人。长桑君知秦越人挤出时间记医方、记药性、记病证、记医理……允许他开始为人治病。……秦越人长达十年的刻苦学习，他与长桑君隐秘的师徒传授，被人们误作一夜成名，成就治病救人的高手。"曹东义先生根据历史观解释秦越人从长桑君学医过程，补正了司马迁的疏忽，还原了秦越人从医的原貌，并用上述认识回敬了司马迁记下的扁鹊"视见垣一方人"，能"尽见五脏癥结"的特异本领。毫无疑问，扁鹊治病救人的医术是扁鹊拜长桑君为师后刻苦学习的结果。司马迁笔下的神话，是司马迁那个时代无法回避的。我们的责任在于进一步采撷相关历史资料澄清之。我们分析，秦越人从长桑君学习"九脏"解剖、生理、病理知识（那时的病人病情较重，常呻吟不止），当秦越人对心、肺、肝、胆……解剖、生理熟记之后，使秦越人在接诊病人时，当病人还未走进门时，呻吟不止，扁鹊便可依病人呻吟特征"隔垣听息"，再加接诊时对病人姿态的审视、推理，便知来者所患病证。因此扁鹊具备了"视见垣一方人"的本领。应该指出，这一本领建立在掌握了心、肺、肝、胆、胃、肠等生理、病理、临床经验基础之上。这一"隔垣听息"的本领是许多细心的医生都可做到的，我们切不可将"视见垣一方人"神秘化。

关于"切脉"，前文已讲秦越人时代尚无切脉的可能，因那时人们还不知道动脉、静脉之分。这里的脉诊只能指"望色"，即色脉诊或五色诊法。近几十年来，在经络的研究中，有学者将"脉"与"经络"联系，说"扁鹊在特异功能状态下发现了经络"。这种认识都是值得商榷的。在《史记·扁鹊仓公列传》中，"血气不时"，应因"望色"而得。"上有绝阳之络，下有破阴之纽"亦属"望色"。最为典型者，扁鹊四次见齐桓侯，四次讲病之所在部位，都是望诊。在经脉医学中，扁鹊除色脉诊外，在经脉医学中未留下创见。

有关"视见垣一方人"的实质，被当今学者视为特异功能，与李时珍在《奇经八脉考》中讲"返观内视"的结局相近，已在本书第七讲做了澄清。切不可将"返观内视"推向特异功能。扁鹊秦越人所掌握的医术建立在刻苦学习了相关脏器解剖部位、生理、病理及长桑君传授的临床经验之上。

参考文献

1. 苏礼．扁鹊名实考略［J］．中华医史杂志，1987（1）：50.

2. 刘澄中，张永贤．经脉医学、经络密码的破译［M］．大连：大连出版社，2007.

3. 柯云路．人体——宇宙学［M］．北京：华夏出版社，1992：153.

4. 殷虚文字缀合380.

5. 严健民．中国医学起源新论［M］．北京：北京科技出版社，1999：58，119.

6. 严健民．经脉学说起源·演绎三千五百年探讨［M］．北京：中医古籍出版社，2010：202.

7. 晏子春秋、景公从畋十八日不返国晏子谏第二十三.

8.《淮南子·原道训》.

9.《灵枢·逆顺肥瘦》.

10. 张大可．史记全本新注［M］．西安：三秦出版社，1990：179.

11. 何爱华．秦越人（扁鹊）生卒及行医路径考［J］．新中医药，1958：8.

12. 曹东义．神医扁鹊之谜［M］．北京：中国中医药出版社，1996：33.

第十六讲

原始中医学临床诊断方法的起源及其诊断特色

医学知识的起源积累，医学理论的起源、演绎，临床诊断医学的起源，原始治疗医学知识的起源等，都是我们需要探讨的。人类所有相关知识的起源、发展，都有由相关知识的积累、再认识过程，都存在着渐进性发展及其按各学科规律性发展过程。在原始中医学知识的萌芽、起源时期，原始医学知识的内涵，仅指一些零星的、简单的，但属主动的外治医疗行为所包含的外治医学知识。人类在进化中获得了远事记忆能力的新人们，在谋生中，在反复遭受外伤、流血、感染的过程，逐步摸索减少流血、减轻疼痛、减少感染，以求早日愈合的不自主行为中，逐步产生了自觉行为，寻找清清的流水洗涤伤口，找一片嫩绿的植物叶揉一揉贴敷在伤口上。当早期新人们能从不自主行为中感悟到它的好处时，人们在各类外伤痛苦的情况下求治愈欲的思想便应运而生了。

在本讲我们提出"原始中医学临床诊断方法的起源"问题，它有待于较为系统的医学知识的起源、积累，某些医学理论的起源之后；它与临床经验丰富、早期疾病命名紧密结合在一起。我们的研究证明，当原始外治医疗行为、原始医学知识、临床医疗经验积累到一定阶段以后，特别是当早期人群中那些特别关心各类疾病的人们接触到各类疾病越来越多，感到在语言表述某一疾病特征时产生了初步的分类，甚至给某一疾病命名的过程中，逐步闯进了临床诊断方法的尝试与探讨，导致了临床诊断方法的起源。

一、自发的体表解剖部位病证诊断法

近5万—4万年以来，新人们的生产、生活十分艰辛，他们集群居住在山洞或某一背风、向阳的场所，长期与野兽为伴，危机四伏，随时准备迎接险情。当许家窑人发明了狩猎工具飞石索，在一定程度上提高了生产能力，但是人们的生活仍无保障，主要靠采摘果实、寻找块根以及狩猎为生，因而各类外伤、流血、伤后感染时有发生。那时的人们只知外伤、流血、疼痛、感染属异常，不能认识内病中的各类疼痛是"病"的反映，没有建立"病"的概念，更没有建立"内病"的概念，没有认识"内在疾病"的经验与能力。原始医学知识的积累、发展和其他一切原始科学知识一样，都遵守起源、积累、发展，遵守量变、质变规律，有一个循序渐进的发展过程。只有当人们感悟到外伤、流血、感染，或者在热天，当皮肤长出疖、痈，破溃流出血、脓，经久不愈，造成生活上的许多麻烦的时候，使人们感到这些痛苦都是"病"的时候，人们才有可能进一步体会到"胸口部位长期疼痛"，口腔牙齿疼痛，甚至跳痛的时候都是"病"；才可进一步感悟到胸口部位的痛，甚至呕吐，可能与吃了什么东西有关。当人们反复经历这一痛苦的时候，才能加深认识，感悟"内病"的存在。这一认识与人群中一些特别关心自己和他人各类痛苦的人是分不开的，因为只有他们主动积累这方面的经验最多，感悟最深。此类事件发生在距今一万年左右的玉蟾岩人至贾湖人时期。因为从一万八千年前的山顶洞人起已建立了最初的尊母习俗，对成年女性死者寄托哀思，有了最初的信仰与崇拜，反映了母系氏族社会的基本生活特征。与此同时，山顶洞人的遗物如骨针、小贝壳项链证明他们发明了钻孔术，能用骨针缝制兽皮衣服御寒，将贝壳等钻孔后用细藤条串联起来作饰品佩戴在颈上跳舞；山顶洞人的思维能力、积累的生活经验已较丰富。当他们从烈日下突然走进山洞，感到眼前一片漆黑，用手揉一揉双眼，停一会后，又可见到从山缝射进一束光线，似乎认识到"目之于色"的生理功能。数千年后的河南贾湖人，当他们在龟甲上刻出 （目，视），反映了8000年前的中国人对"目之于色"的认识水平[1]。但还不能说，他们有可能具备了将胸口痛认为是"内病"的能力，还不能说他们已能认识今天的胸口痛，可能是昨天吃了某某东西引起的。

一般讲，在原始医学知识起源中，人们在治疗医学知识的积累中，外治医学知识的积累是先于内病治疗医学知识积累的；在外治医学知识中，自然物理疗法是先于寻求药物治疗的。历史再向前发展至先夏、至夏商时代，特别是有文字可考的先商至殷商时代，先民们的原始医学知识与原始医学思维方法都积累到相当水平，殷商先民已开始寻求给疾病分类与命名。现有殷商甲骨史料为我们保存了一批三千多年前的原始医案与疾病命名，其中潜藏着丰富的原始诊断方法，反映了自发的体表解剖部位诊断法。如疾目、疾齿、疾首、疾肘，多指头面部相关疾病。在殷人的疾病命名中，也有疾软、疾疫、疾蛔、腹不安等较为复杂的病名，而疾蛔已从腹不安中分离出来，成为病因清楚的疾病，至今仍然沿用。在甲骨文给疾病命名中，还有借社会学之暴虐，而给来势凶猛、恶寒高热、反复发作之疾病取名曰"虐"的，开创了将社会学引入医学的先河，说明殷商先民积累疾病知识已较丰富，命名方法并不单一。

当我们希望从原始疾病命名中探讨病证诊断方法的时候，长沙马王堆出土了《五十二病方》，江陵张家山出土了汉代《脉书》。后者我命之曰《疾病篇》[2]，此文在人体 29 个解剖部位给疾病命名 66 种，如"病在头""在目""在目际""在耳""在面""在腋下"……。多指一般疾病的好发部位。但这些疾病已不单指皮表的疖、痈。如在耳的疾病有"聋，其脓出为浇"。聋指听力闭塞；浇，是对中耳炎伴鼓膜穿孔有脓液流出等临床症状的描述。《说文》："浇，一曰灌溉也。"《广雅·释诂二》："浇，渍也。"可见聋、浇是汉代耳病的专用名词。《诸病源候论》称此病名"聤耳"，解曰："邪随血气至耳，热气聚则生脓汁，故谓聤耳。"又如病"在目，泣出为浸；脉蔽瞳子为脉浸"。泣出

262

指流泪叫"浸";而"脉蔽瞳子",指眼角膜旁有白色小疱向瞳孔部发展,属角膜病变后遗留下来的瘢痕组织,俗称"翳状胬肉"。当"翳状胬肉"遮蔽瞳孔时,影响视力,故命之曰"脉浸"。此一病名包含了病理认识,亦指病证诊断。对肛周疾病,《疾病篇》:"在篡(肛门部)、痈,如枣,为牡痔;其痈有空,汁出,为牝痔。"汉代医家依临床所见痔的形态已分别下牡痔、牝痔的诊断,继承了秦汉时期的《五十二病方》给痔下诊断的方法。从《疾病篇》看,汉代医家对于肠中的疾病十分关注,已分十一种情况进行探讨,提出了段(瘕积、块状物)的概念,虽然瘕证的概念尚欠完备,但已分作牡段、血段、气段、膏段、唐段等。可见古人探讨之细。其中唐段,高大伦解曰:"腹胀,溏泄。"[3]在《疾病篇》中,还有依临床病证下诊断的马、瘿、瘘、痹……的病名,这些疾病命名与《内经》一致,许多病名传承下来,反映了荆楚秦汉医家们的医学水平与思维水平,保留了扁鹊派多依视(望)所见病证为据给疾病下诊断,多属体表病证诊断法。

在探讨疾病命名之起源、演绎时,长沙马王堆出土的秦汉《五十二病方》是应该关注的。《五十二病方》随葬于公元前168年,成书应在秦汉之交或更早,在疾病诊断中基本摆脱了原始的体表解剖部位病证诊断法。医家们给疾病命名已表明了许多自主行为。从这一情况分析,好似《五十二病方》比张家山《脉书》晚出。如《五十二病方·伤痉》第一治方讲:"痉者,伤,风入伤,身信(伸)而不能诎(屈)。"分析"痉者"第二治方讲"伤而颈者",疑前文"痉"为"颈"之误,即颈部受风寒致伤[4]。在第一治方中点明用炒热的盐施熨时,"以熨头"。强调"一熨寒汗出,汗出多,能诎信(伸)"。根据熨疗的效果分析,患者颈部之"风入伤"才是诊断,具有病因诊断的意义。治疗中针对"风入伤"进行热熨,熨至"寒汗出"后,病就好了。如婴儿索痉（新生儿破伤风）的诊断，在这一病名中已点出了"索（脐带）"与"痉"的关系，是因"如产时之居湿地久"引起的。那时产妇"临盆"，其实还没有"盆"，直接在房内的地上产子。当羊水破后，羊水积于产地，新生儿降生就降在地上，这就是"产时之居湿地久"的原因，这就是感染破伤风杆菌的条件。如瘴（癃），古者"膀胱不利为瘴"。瘴指泌尿系统疾患。《五十二病方·瘴》项下收载二十七个治方，讲到血瘴、石瘴、膏瘴、女子瘴。可见，早在秦汉时期，秦楚等广袤地区医家们已将泌尿系统病证命名为瘴，此一诊断中，已有趋于一致的诊断分类[4]（P: 82）。但《五十二病方》中的诊断命名方法，很快被张家山《脉书》中"是动则病"的诊断方法取代。"是动则病"是主动从脉象寻找诊断方法的尝试，下文展开讨论。张家山《脉书》与《五十二病方》成书时间存在交织。

二、探讨"血""脉"生理机能主动寻找疾病诊断方法

《中医杂志》2005年增刊第297页发表杨洪明、杨绍戊《脉学起源考》，作者依历史传说为据，说《素女脉诀》在《礼记·曲礼下》注疏中贾公彦曰："三世者，一曰《黄帝针经》，二曰《神农本草》，三曰《素女脉诀》。"杨氏之意，将上文推为"三世"之书。由此论证我国脉学起源于黄帝时代。我查天津市古籍书店出版《五经四书》中册、陈浩注《礼记集说曲礼》无果，有待商榷。我们考虑，在中医史学中，"脉学"是一个广义名词，包含经脉学说、脉诊法之诸多问题，"脉学"起源与发展有一个渐进性发展过程。近百年来，我国考古史料不断丰富，如出土6000多年前的陶塑、玉雕人面头像中五官端庄者多起[5]，可以断定我国6000年前的河姆渡人、大溪人、牛河梁人已能理解"目之于色，耳之于声，鼻之于臭，口之于言"等部分生理功能了。但是，从河姆渡人到千年后的黄帝时期，人们还未产生对人

体更深层次的生理认识要求，更重要的，还未创造文字用于著书立说。黄帝时期人们对自身生理、疾病的认识，不是他们的智力问题，是因为原始医疗知识，人体解剖、生理知识的积累不足，医疗实践经验缺乏，由此限制了黄帝时期的人们对经脉医学的认识。所以我们认为，说黄帝著《内经》，《素女脉决》著于黄帝时期都属不实之词。今本《尚书》所载史料都是因甲骨文字的演绎为有心人从民间口头文化传承中追议尧、舜、禹相关史料创造了书写条件的结果。据学者们考证，今本《内经》是春秋以降学者们假托黄帝之作[6]。但这些不留名的学者们从当时的民间口头文化传承及相关史料撰著成册，为远古中华民族之灿烂文化的传承做出了伟大的贡献。

1. 关于色脉诊法、五色诊法的临床应用时限

色脉诊法首见于《史记·扁鹊仓公列传》"不待切脉，望色、听声、写形"。文中之"望色"就指色脉诊法。扁鹊过齐，四次为（田）齐桓侯（桓公午）诊疾都属望色脉诊法。虽司马迁强调：扁鹊"特以诊脉为名耳"，又指出"不待切脉"。这是司马迁没有交待清楚的，误导后世学者认为扁鹊可以实施切脉诊法。有学者考证，长桑君、扁鹊秦越人、赵简子、孔夫子处于同一时代即春秋末期。[7]此时齐史记载，我国经脉医学还处于"四经脉说——心有四支，故心得佚焉"时期[8]。生理之血气说还处于"血气未定、方刚、既衰"[9]的认识，人们尚无区分人体之动脉、静脉的医学生理学经验，不可能在临床产生切脉诊法。《史记·扁鹊仓公列传》：淳于意于公元前180年得公乘阳庆传授"脉书上、下经、五色诊……"，说明当时的十一经脉已向十二经脉理论发展，医家们已能区分动脉、静脉，五色诊法和切脉诊法已用于临床。史料证明，淳于意前300年的秦越人扁鹊不可能掌握切脉诊法。

色脉诊法是最为原始的依体表所见之脉色判断病证的诊法，

是以秦越人扁鹊为代表的医家在主动寻找病证诊断法时根据人体在寒暑条件下观察体表肌肤之络脉色泽变化为基础，从临证经验中总结出来的。我分析，五色诊法由单纯的色脉诊法发展而来，是秦汉医家引入阴阳理论的早期之作。如《素问·经络论》不足200字，直讲"夫络脉之见也，其五色各异，青黄，赤白黑不同"。后文讲："经有常色，而络无（有）常变……阴络之色应其经，阳络之色变无常，随四时而行也……""随四时而行"的"络"指皮肤下的络脉（阳络），是医家望诊时的基础，即五色诊指皮表络脉随气候及人体病态导致的变化。而"阴络"当指肌肉深部的络脉。《灵枢·经脉》："络脉十二者，伏行分肉之间，深不可见……"说明医家在某些经脉的解剖过程中见到了"分肉之间的经脉（血管、神经束）"，医家在观察中将"血管、神经束"之整体当"脉"来认识。由此可以解释"络脉"中有白颜色的"脉"，此脉当指"中无有空"的细小神经分支和纤维（阴络之色应其经）；或者在"分肉之间"见到"中有空"的动、静脉。因那时的尸体解剖是在被戮杀死者血液流尽之后进行，所以在动、静脉内很难见到血液。这是我们对"阴络之色应其经"的认识。

五色诊法用于临床，实指两汉时期医家在望、闻、问、切四诊中对病者全身综合性望诊，这时的望诊理论建立在风寒致病基础之上。《素问·皮部论》："其色多青则痛，多黑则痹，黄赤则热，多白（皮肤苍白）则寒。"《灵枢·五色》："凡诊络脉，脉色青则寒、且痛；赤则有热。"但在五色诊法应用中，医家不可能深入到"分肉之间"去探讨"阴络之色应其经"的相关问题，这是我们应该辩释的。

2. 内踝弹诊法

内踝弹诊法是春秋、战国时期医家们主动依经脉医学寻找疾病诊断方法的一种继色脉诊法之后的诊断法。此法理论依"经脉十二者……其常见者，足太阴过于外（内）踝之上，无所隐故也"，即以内踝部可见之静脉作为观察疾病的依据。此一诊法散见于《史记·扁鹊仓公列传》《素问》《灵枢》诸篇之中，不久被三部九候诊法替代。《内经》中的内踝弹诊法记载不全，自马王堆《脉书》、张家山《脉书》相继出土后，其弹诊手法得到相应补充，但仍有关键残字、残文难补，有关问题已在《论原始中医学》《远古中国医学史》中探讨。本文从略。

3. 三部九候诊法

三部九候诊法是继内踝弹诊法之后医家们在临床工作中依经脉、络脉理论为基础主动寻找到的又一较为原始的诊断方法。本诊法除与动脉有关外，还涉足于三与九，历代学者均认为它与战国时期术数理论存在一定关系。从我国原始中医学临床诊断方法的起源与发展讲，它是我国经脉医学由四经脉说，十一、十二经脉说用于临床医学诊断学发展到一定历史时期的产物；它在诊断中更注重于动脉的观察。三部九候论的作者们实际上是在秦汉之际总结先祖们比较混乱的临床经验，认识到人体各部位络脉存在虚实，经脉存在搏动现象中总结出来的。在《素问·三部九候论》中，最为典型的表述形式是：在头部的三候，如"上部天，两额之动脉；上部地，两颊之动脉；上部人，耳前之动脉"。认为"天以候头角之气，地以候口齿之气，人以候耳目之气"。由此说明头部的天、地、人三候部位为临床中依解剖部位给疾病命名、下诊断提供了理论依据。但在《三部九候论》中和其他如《素问·离合真邪》《素问·八正神明》等篇中，对人体中部三候、下部三候都缺乏阐释，说明在今本《内经》中对于原创三部九候理论搜载不全，又有阴阳理论羼入，至少存在意见不一。因而在秦汉临床医学中使用时间不长。不久被"是动则病"理论替代。

4. "是动则病"脉象诊断方法之祖

"是动则病"，本属原始中医学痈疽诊断学范畴，是对痈疽病理过程观察的结果。《灵枢·痈疽》："寒气客于经（脉）络（脉）之中则血泣，血泣则不通……寒气化为热，热胜则腐肉，肉腐则为脓，脓不泻则烂筋……"这则病理建立在"郁（不通）"基础之上。《吕氏春秋·尽数》"流水不腐，户枢不蠹"讲的是自然现象。痈疽的作者将此引入人体说："形气亦然。"引出"郁处头则为肿为风……"。《吕氏春秋·达郁》说："血脉欲其通也……精气欲其行也。"结论："病之流，恶之生也，精气郁也。"《灵枢·刺节真邪》深化对痈病理论的探讨，说："虚邪之入于身也深，寒与热相搏，久留而内著，寒胜其热，则骨痛肉枯；热胜其寒，则烂肉腐肌为脓。"《灵枢·刺节真邪》的作者将病邪侵入肤肌后的病理发展分作寒者阶段与热者阶段。这一正确认识是临床经验的总结。用现代病理讲，致病细菌侵入肌肤后，局部组织液渗出，局部质地坚硬，温度偏低，古人称"寒者阶段"。然后过渡至"热者阶段"。此期局部组织液进一步渗出，白细胞等加速浸润，局部进一步水肿，病灶局部压力超过动脉压时，病灶局部出现跳痛感。这就是《灵枢·经脉》、张家山《脉书》等记载的"是动则病"，是依经脉循行范围归类疾病提出来的。"是动则病"是痈疽诊断的重要依据。但是，两汉医家们在依一定要求人为安排十二经脉首尾相接，如环无端，内属脏腑，外络肢节的循行过程中，同时引入"是动则病"理论以求说明经脉主病，以求用经脉循行范围归类疾病。又因撰著十二经脉的作者们未能认识到"是动则病"出于血气、病气病理之"郁"，出于痈疽理论；或者《灵枢·经脉》篇的作者仅依"十一脉灸经"为据引入"是动则病"理论，未能阐明"是动则病"的根由。两千余年来后继学者们亦未能探明"是动则病"与"郁"、与痈疽理论的关系，又随意阐释作"是动病"与"所生病"，闹出了许多笑话。自张家山同时出土《脉书·相脉之道》，记载汉代医家强调"它脉盈，此独虚，则主病；它脉滑，此独涩，则主病；它脉静，此独动，则生病。……此所以论有过之脉也"的认识。有学者对相脉之道研究后指出："诸多迹象表明，'是动''所生'，不是疾病种类的划分，而是早期脉学著作。"[10]彭坚先生于1993年指出："是动则病，即指某条经脉的动脉搏动异常而该脉出现的疾病。"所以，张家山《相脉之道》史料，较《经脉》"是动则病"清晰，是我们应该进一步研究的。汉代脉象学中的盈虚、滑涩、动静及"揗脉如三人参春"成为创建寸口脉法的重要基础。

三、层次严谨的望、闻、问、切诊法

当医学知识、临床经验、临床病例积累到一定程度，医家们必然产生给疾病命名、归类的要求，在中国此情况发生于殷商时期。当医家给疾病命名的时候，首先离不开"望"，"望诊"包含的内容很多，中医是强调形神观的，对于神的了解，是对全身情况的评估，所以中医望诊非常重视对神的观察，包括人之精神、神志是否清楚，神情神气表现，及对神形、神色、神态之综合分析。由此，望、闻、问、切的四诊方法逐步被总结出来。关于"闻"诊，指医者在接触病人时，利用自己的听觉和嗅觉收集病人的有关信息，借以判断病人之病情、病位。《灵枢·胀论》："胃胀者，腹满，鼻闻焦臭。"病人鼻出焦臭，病人可闻，医家亦可闻。《素问·腹中论》："有病胸胁支满者，妨于食，病（人）至则先闻腥臊臭。"当医家接触病人，闻到"腥臊臭"时，就可作诊断参考之一。关于"问"诊，《素问·三部九候论》"必审问其所始病，与今之所方病，而后各切循其脉"。可见中医"望、闻、问、切"四诊，早在先秦，特别是两汉时期已逐步被总结并用于临床了。其诊断层次是严谨的。在四诊中望、闻

的内容丰富，如五色诊法最主要的是望诊，包括对病人微循环的审视，对病情总趋势的评估，为问诊打下了基础。我们知道，西医在接诊病人时也有四诊，叫"望、触、叩、听"，虽触、叩、听诊有优越性，但四诊中无"闻"、无"问"，当接触病人后，一望而开始"触、叩"，这"触、叩"有目标吗？所以细思之，西医的四诊与"闻、问"脱节，至少在提出"望、触、叩、听"时不够严谨。当今西医在接诊病人时，实际上也包含了闻、问过程。

关于"切脉"，张功耀在"脉诊"法中索垢至极，说"中医脉诊法不具备起码的可用来排中分析的逻辑基础"[11]。我们说早期的"脉诊法"是朴实的，张功耀戴着有色眼镜审视脉诊，看不见原始中医学中脉诊法的先进性。因此我们有必要和张先生一起研究脉诊法的历史了。我们已讲，脉诊法是从"经脉主病，是动则病"临床经验总结出来的，与血气理论及对表浅动脉搏动不断加深认识有关，与在望诊的基础上对五色诊法经验的积累存在一定关系，是秦汉医家们主动寻找客观诊断方法的结果。张功耀在《告别》谬论中不怀好意地讲过扁鹊，我们说对于扁鹊的历史，我们没有必要鞭打。在探讨脉诊法时我们感谢司马迁保留了相关脉诊发展史料。当我们究读《史记·扁鹊仓公列传》时，我们发现扁鹊诊病多在望脉（五色诊），如在诊虢太子病时，就凭"望色、闻声、写形"诊断，可见他用的是望、闻二诊，但他懂脉学理论。他从"上有绝阳之络，下有破阴之纽（赤脉）"指出："色废脉乱，故形静如死状。"都建立在望诊基础之上。到写仓公列传时，司马迁如实地记下了许多切脉诊法：如"脉来数疾去难而不一者，病主在心"。说明仓公的脉学知识是先进的。当他切到脉律混乱（脉来数疾去难而不一者）时诊断为心脏有病（其病在心），难道就没有分析病情时起到"排中分析"的作用吗？现在，我们能读到《足臂十一脉灸经》中有一句切脉诊法的记录，"循脉如三人参春"，这是秦汉医家的实录，比喻十分形象，与仓公的"脉来数疾去难而不一者"，几乎可视为同一脉象。为什么这样准确的可以判断心脏有病的切脉诊法张功耀就没有读到呢？现在，我们还可读到张家山出土的《脉书》反映了秦汉医家的诊病水平，记载于《相脉之道》中，说"它脉盈，此独虚，则主病；它脉滑，此独涩，则主病；它脉静，此独动，则生病……此所以论有过之脉也"这则史料，反映了依经脉主病的脉学诊断方法是先进的。在希波克拉底医论中，希波克拉底未能探讨脉学诊断，是希波克拉底的一个失误。同时说明，希波克拉底根本没有涉足于较深层次的人体（经脉）调节理论。

我们不否认在后世的脉象诊断中，由于受历史原因的影响，出现了"肝脉、肾脉、脾脉"等不切实际的说法，这正是我们在探讨未来中医理论时需要对其进行解构与重建的内容。张功耀在索垢至极的前提下全盘否定脉诊，不是科学态度。何况目前有经验的西医在诊断过程中也学会了切脉，希望从切脉中了解病人循环系统的基本情况，从脉之盈虚、频数、脉律、奔马律等脉象初步判断病情，提出进一步检查的方案与初步治疗方案。不知张功耀会不会将西医的切脉法也全部否定。

对于原始中医学的临床诊断方法中的色脉诊法、内踝弹诊法、三部九候诊法、是动则病及望闻问切诊法，以上做了初步探讨，阐释了我国秦汉医家在临床工作中，在逐步完善经脉调节理论的同时，主动从临床需求出发，逐步完善了临床诊断方法。顺此回敬了张功耀说"中医脉诊法不具备排中分析"谬说。我国秦汉时期逐步完善的临床诊断方法，建立在临床医学基础之上，望、闻、问、切仍然是未来中医临床诊断方法的基础理论。

参考文献

1. 严健民．中华远古中医学思想萌芽史上的轨迹·目主思维史话［J］．中国中医基础医学杂志，2011（3）．

2. 严健民．中国医学起源新论［M］．北京：北京科技出版社，1999：147.

3. 高大伦．张家山汉简《脉书》补释［M］．成都：成都出版社，1992.

4. 严健民．五十二病方注补译［M］．北京：中医古籍出版社，2005：18.

5. 刘庆柱．二十世纪中国百项考古大发现［M］．北京：中国社会科学出版社，2002：81，85，108.

6. 刘澄中，张永贤．经脉医学、经络密码的破译［M］．大连：大连出版社，2007：4－7.

7. 曹东义．神医扁鹊之谜［M］．北京：中国中医药出版社，1996：33.

8. 《晏子春秋、景公从畋十八日不返国、晏子谏第二十三》．

9. 《论语·季氏》．

10. 廖育群．汉以前脉法发展演变源流［J］．中华医史杂志，1990（4）．

11. 张功耀．告别中医中药．

第十七讲

原始中医学临床
治疗医学起源、演绎概说

原始治疗医学，是指某一民族的医学事业在起源早期，人们逐步从相关医事活动中在远事记忆的前提下总结出一些有效的治疗方法。这中间必然有一个人们对相关治疗医学知识的逐步认识过程，它与人类在进化过程中智力水平的发展应该是相适应的。如我国新人的代表许家窑人已获得了远事记忆能力，在原始狩猎过程中已能总结相关经验。在许家窑人以后的数万年间，人类由于各类经验的不断积累，逐步提高了思维水平，促进了原始综合科学知识的发展及相应技术的发展。人类的医学事业，哪怕是最原始的医事行为，也应在起步（萌芽）与发展之中。近数万年来人类的医事行为应属原始治疗医学起源、演绎的滥觞。我曾在《原始中医学的思维特征》[1]一文中探讨了获得远事记忆能力的新人们对于水的认识过程。"当他们在谋生的生活实践中，难免掉进水里。最初掉进水里的新人，或冻或溺，九死一生，人们十分恐惧。当人类的大脑进化到可以积累经验，并从经验中认识到流水与静水、深水与浅水的时候；当天气炎热，掉入水中体会到舒适感觉的时候；人们开始认识到水并不可怕……"这一认识还说明原始治疗医学的起源与人类原始生活实践有关，反映了我国外治疗法中水浴疗法的起源过程。但这只能是主动寻找自然水源跳入自然环境的水中发生的原始医事活动，而与主动将水引入某一容器进行水浴，或者将容器内的水加热后进行热水浴等，还有一段遥远的距离。

作为释解原始中医学思想萌芽与起源的相关认识，即远古人类对水的认识过程，被李经纬教授在约稿后收录于《学科思想史文库》（《中医学思想史》第一章第四节），《中医学原始思维特征》（2006年版）[2]。李经纬教授于2008年在"八十自述"中说："学科思想史文库由中国科学院路甬祥院长任总编，《中医学思想史》是该书的组成部分之一，用了近20位学者整整十年的工夫，前后八易其稿，是我一生之竟有者……"[3]著名医史学家甄志亚教授于 2009 年在《中医学思想史评介》中引"……最初掉入水中的新人经九死一生，十分恐惧，至认识到水并不可怕，当主动寻找水源洗浴伤口的时候"，指出："这一主动行为包含了原始医学知识的积累与原始医学思想的萌芽双重过程。原始中医学思想史的研究，是一个从源头上做深层次开创性探索的课题。"[4]

现在，当我们探讨我国原始火炙疗法萌芽、起源过程的时候，远古人类对火的认识与主动"取火"过程又提到我们面前。人类对任何事物的认识都有一个渐进性过程，越是远古，所花时间越长。如原始森林内的腐草、枯木堆积，因雷电起火的事时有发生，这种野火来势凶猛，燃烧的范围大，许多禽兽（包括人类）难逃。所以早期人类对于突如其来的森林大火是十分恐惧的。但当人类进化至新人，当他们经历了一次或数次森林大火后，不仅能认识到火的温暖，而且当走进燃烧过的现场时，可能碰上尚未烧尽的禽兽之肉，拾起食之，新人们在经验的积累中已知经烧过的肉类，较未烧过的肉类味道特殊，易咀嚼……。这些认识与数十万年前的本能感知是不同的，新人们已可用手语和简单的语言做些表述，这使近五万年以来的新人们逐步认识到火对于人类生活的重要。因而在原来只能引自然山火于住地（或山洞）保存火种的情况下，又认识到人工取火的可能。经过数万年的观察与经验的积累，当新人们在燃烧灰烬旁生产石器时，因两石相碰，突然一个较大的火花飞落在一块植物炭上，引起了这块植物炭逐步复燃，生产石器的人将复燃的植物炭拿在手上，好奇地经口吹之，这火越来越大……。这一行为经过多少次的努力、重复，终于总结出有目的地制作出一块较大的木炭放在一定部位，努力用两石相碰，让迸发出的火花落在木炭上，将燃着的木炭拿起，吹出了火焰，最为原始的人工取火的成功，才有了神话故事中的燧人氏。随后的数千年，又有了各种摩擦取火、钻木取火的发明。人类广泛的用火及火种的保存，促进了人类体质与大脑的进化及人类社会的不断进步。

附

20世纪抗日战争时期，我国工业落后，火柴（洋火）很少。我的老家江汉平原，天门岳口许多小镇都有"火石"与金属的"火镰"销售。一块灰红色的蚌状火石，配一块金属火镰一并销售。火镰刃面与火石迅速相碰，便能从火石上迸发出火花。在我看来，神奇极了。为了便于取火，那时的方法是：将秋天的苎麻砍后捆着沉入水中沤10~12天，使之"吐浆"后，取出，去掉麻皮的长纤维（纺织、造绳的重要原料），选粗麻杆晒干，适当锤破，点燃烧出明火，马上塞入一备好的竹筒内，当火全部熄灭，熄灭的麻杆炭就是很好的引火物，俗称"煤子"。用"火石"打火引火的方法是：将"煤子"拿在左手小指、无名指之间，将火石拿在左手拇指、食指之间，右手用火镰刃击火石，让迸发出的火花落在"煤子"上，吹之，即可得火焰。这是我小时做饭时用过的取火方法。"火煤子"还可用黄表纸或钱纸经折叠做成。

火对于人类的饮食及原始治病方法都做出了贡献。

关于原始中医学的临床治疗，在殷商甲骨史料至秦汉子书群中，虽有许多基础医学理论散见于百家之言，可谓异彩夺目，但很难见到自然物理（外治）疗法，用火治病及药物治疗史料虽在今本《内经》中有所传承，直至1973年长沙马王堆出土《五十二病方》才较为系统地揭示了秦汉及秦汉以前的自然物理疗法，史学价值极高。我于2006年出版《五十二病方注补译》介绍过用火治病及相关药物的治病史料。本讲拟再依《五十二病方》史料述评之。

一、自然物理疗法

1. 火灸疗法述评

"火灸疗法"，既往无这一疗法名。邵虹先生于1983年在《新中医》第4期发表《灸的历史研究》，在追溯灸疗起源时指出"艾火之前，很可能是采用了干草、树枝诸种木柴作燃料来做熏灼、熨等方法来消除疾病"的。邵虹先生依春秋"丘所谓无病自灸"[5]"七年之病求三年之艾"[6]等史料推断论之，引导我们对我国秦汉以远依一定的火源为治病物的原始治疗方法进行探讨。记得《灵枢·经筋》足阳明筋的临床病证是："……其病，引缺盆及颊，卒口僻，急者目不合。"此一临床综合征，与当今面神经麻痹的症状是一致的。古人的治疗方法是："……治之，以马膏膏其急者，以白酒和桂以涂其缓者，以桑钩钩之，即以生桑炭置之坎中，高下以坐等，以膏熨急颊。……"《灵枢·经筋》收载的这个医案，产生于东汉完善十二经脉理论之后，又从临床中考虑到十二经筋的相关病证治疗时，在创十二经筋理论时提出来的。文中的"坎"，本人解作"在室内筑一个土台，土台的高度与病人坐下时面部的高度相等，土台中央凹陷，以备燃烧桑木炭作烤灸面部用"[1]（P：168）。应该指出，东汉以后的这个医案中的施治方法，我根据《五十二病方》中相关史料命之曰"火灸疗法"。1973年于长沙马王堆出土的《五十二病方》，于公元前168年随葬，应成书于西汉以前，是未经后人修饰的秦汉医籍。《五十二病方》癃（癃）的第十七治方："燔陈刍若陈薪，令病者背火灸之，两人（手）为摩其尻，癃已。"这是秦汉时期治疗尿闭不通的一则物理疗法，强调烧火一堆，叫病人背靠近火烤灸背部，用双手按摩臀部，尿就排出来了。本方就叫"火灸疗法"[7]，它是我国先民在自然医疗实践中逐步总结出来的一种原始的物理疗法。在《五十二病方》中保存火灸疗法十九则，为其他古籍所不能比。其中：痂病七则，乾瘙二则，其他分散于疝、瘥、睢等病的治疗中。其中痂、乾瘙两种皮肤病的皮肤多因皮肤角化上皮细胞堆积，伤口分泌物减少，皮肤处于干枯状态，故治疗中要用膏脂类（包括：釭脂、久脂、豹膏、蛇膏、殺膏、车故脂等）作浸润剂。如《痂》第三治方"以釭脂饍而傅之，傅，炙之。"（傅釭脂后再用火烤炙）第五治方在涂药后"燔樸炙之"。第七治方"以久脂若豹膏封而炙之"[8]等，其总的特征是，涂相关药于各病灶后，在火焰旁边进行烤炙，或先将药炙热后用布浸药热敷。这种古老的火灸疗法，既有热能作用于皮肤，使局部毛细血管扩张，血液循环改善；又有热膏、脂类浸润作用，有利于痂的溶解、药物的浸透及新生皮肤的生长。我国古老的火灸疗法对后世医学的影响是深远的。它促进了灸疗的起源，至清吴师机的《理瀹骈文》中的"炉烘"疗法应与火灸疗法存在渊源关系。当代理疗中的"电烤箱"疗法应属于火灸疗法之演绎。

火灸疗法在《内经》中有反映吗？前文讲到《灵枢·经筋》"生桑炭置之坎中"讲的就是采用桑炭作为火源的火灸疗法。《灵枢·病传》"……或有导引行气、乔摩、灸、熨、刺、焫、饮药之一者"，在此文中灸、熨、焫、代表三种不同的依火热治病的方法，看来灸与焫有别。《素问·气交变大论》讲用"火燔焫"治病，如不慎用，可能导致"病反谵妄狂越"。《素问·异法方宜论》："北方者，其治宜灸焫。"王冰注曰"火艾烧灼谓之灸焫"，王冰将灸、焫释为同一方法，应该辨识。《礼记·郊特性》："故既奠，然后焫萧合膻芗。"陆德明释文："焫，烧也。"《广雅·释古二》："焫，爇也。"王念孙疏证："焫，即爇字。"《左传·昭公二十七年》："将师退，遂令攻卻氏，且爇之。"杜预注："爇，烧也。"诸多先秦至两汉古籍都讲焫作烧、爇解。

278

可见"焫疗"是古老的火灸疗法在《内经》中的又一个名称。关于燔、炙，《诗·瓠叶》："有兔斯首，燔之炙之。"《毛传》曰："加火上曰燔，抗（支掌、举起）火曰炙。"段玉裁《小笺》："燔与火相著，炙与火相离。"都强调烤炙兔肉时既燔、且炙。20 世纪中叶，康殷先生出版《文字源流浅说》，在《医术》收载一个 ![字]，释 ![字] 为灸。指出："∫ 象人股，在股的周围多处用微火灸灼，字形明确，决非焚烧人股。"康先生的分析是正确的，但释灸有误。其实这个 ![字] 字，是炎的本字。其一，![字] 字表明在股的四周，四个火源都是小明火，离股有一段距离。其二，上述字形正好说明"炙与火相离"。其三，炙多与灼同用，炙之火源是要与皮表接触的，早期的灸疗为瘢痕灸疗。所以 ![字] 与灸疗无关，讲的是火炙疗法。

我们应该为古老的火炙疗法正名。[7]

2. 水疗述评

我们在前文探讨过自然水浴疗法的起源问题，被学者们称作"是一个从源头上做深层次开创性探索的课题"[4]。

水对于人类的生存是十分必要的。我们居住的地球表面70% 以上是水，没有水便没有生物界，便没有人类的生存与进化。考古史料证明原始人类多依山伴水而居，我国至吊桶环人、玉蟾岩人已开创了利用水田人工种稻。7500 年前的河姆渡人遗址中心，建有木构的水井，发掘时，井内出土汲水用的陶器，井上曾有井架和井台[9]。可见在水乡居住的先民已有饮用井水的习俗，这对于预防疾病是十分重要的。洛阳矬李龙山文化遗址亦有水井[10]。在传统文化中，《淮南子·本经训》《吕氏春秋·勿躬》中，关于夏初"伯益作井"，《周易》井卦强调："井养而不穷也。"蔡捷恩在《周易中的饮水卫生》中说："井卦爻辞里反映了殷商之际周氏族对饮用井水卫生的要求。"指出："井泥不食"是说井水泥浊不能食用[11]。胡朴安在《周易古史观》中有许多认识与蔡捷恩的认识一致[12]。我国 7500 年前的河姆渡人饮用井水的兴起，是先民们与疾病做斗争的一种手段与创举，是先民们长期饮水经验的结晶。

原始社会，在生产没有剩余价值的时候，产品的分配，原始保健事业中的用火、熟食、居住，除了对老弱病孩有些照顾外，人人都是平等的。但至仰韶文化前后，当生产有了剩余价值，部落的酋长及其协助人员的权力增大，原先具有一般保健意义的物质，现在被少数人占据，变成了他们的享受品。夏商之际原始科学技术有了新发展，青铜器兴起，酋长们享用的青铜器如匜（yí，移）盘等为洗沐用具。据《殷周青铜器·水部》记载盛水盘已有龟鱼纹盘、舟盘、六鸟蟠龙纹盘等。《礼记·内则》记载周朝的权贵们洗浴十分讲究。如洒面曰沫，濯发曰沐，澡手曰盥（guàn，灌）。他们进盥，"少者奉槃，长者奉匜，清沃盥。盥毕，授巾。"但是到两汉时期撰《灵》《素》的先贤者们很少重视水的医用，至多提到"渍形为汗"（《素问·阴阳应象大论》），或"……肾痹，沐浴清水而卧"（《素问·五藏生成》）。而长沙出土的西汉以前的《五十二病方》则为我们揭示了先秦以前水疗的神秘面纱。在《五十二病方》中搜载水浴疗法六则，如《诸伤·第三治方》《睢·第十治方》作热药水浴，《婴儿病痫方》冷药水浴，《牝痔·第六治方》属坐浴。

（1）冷药水浴

《婴儿病痫方》采用冷药水浴。婴儿病痫方项下："痫者，身热而数惊，颈脊强而腹大。"依此原文本方应释为"婴幼儿高热惊厥"，本病的治疗秦汉医家"取雷矢三颗，冶，以猪煎膏和之，小婴儿以水半斗，大者以一斗……以浴之"。考《急就篇》《名医别录》，雷矢即雷丸，亦名竹苓，为竹之余气所结。属担

280

子菌亚门，多孔菌科，寄生在竹的地下茎上，产于我国西南四川、湖北、安徽等地。雷丸直径为 1～2 厘米，质坚实，表面棕色或灰黑色，内部白色或浅黄色。古人认为雷丸主癫痫狂走。现代研究证明，雷丸，含雷丸素，对于脂肪具有较好的溶解作用。当高热惊厥的患儿（热天），在含有雷丸素的冷水中洗浴时，一方面冷水降温，一方面雷丸素溶解孩子皮肤上的脂肪，亦有利于散热。可见古人用雷丸、冷水浴疗法治疗小儿高热惊厥，是一个理想的好方剂。但本方不适冬天使用。

（2）热药水浴

《五十二病方·胻伤》第二治方：采用热药水浴，设计十分巧妙。原文"胻久伤者，痈，痈溃，汁如糜。治之，煮水二斗，郁一参，苯一参，口一参。凡三物，郁苯皆治，置汤中，即炊汤。汤温适，可入足。……"[1]（P：160）。这是一则治疗小腿慢性溃疡的方剂，在治疗时要求准备一块小木板，当药液温度适宜时，将小木板投入药液中，使患足居木板上，"入足汤中，践木滑游"，让药液不断冲洗伤口，借以促进血液循环。药液冷了再加热，要求"朝已食而入汤中，到餔时出休"。治疗几天小腿溃疡就好了。病情严重的患者，"一入汤中即瘳（瘳作刮除解），甚者，五六入汤中而瘳。"强调："瘳痈（刮除慢性溃疡面上的腐肉）而新肉产。"慢性溃疡面就长好了。再思之，这样豪华的施治方法，只有权贵者们才有如此条件。处于下层社会的普通民众患了小腿溃疡是无法进行此等豪华的治疗的。

在《五十二病方》中有一篇名"巢者"，同书《牝痔·第六治方》叫"未有巢者"，第七治方叫"巢塞脽者（肛门）"都具有"巢"的病理特征。何谓"巢"？[8]（P：228－230）《说文》："鸟在树上曰巢。"段玉裁注："巢之言高也。"段氏以树杆为标高，意指鸟巢高于树杆之上。换言之，"巢"意指某一物体高出于另一物体之上。从《五十二病方》原文分析。在"巢者"中

281

讲到"冥冥人星"。"冥冥人星"当何解之？《诗·小雅·无将大车》："无将大车，维尘冥冥。"朱熹注："冥冥，昏晦也。"《集传》："冥冥，昏昧貌。"《说文》："冥、窈也。"段玉裁注："冥，夜也，引伸为凡阇昧之称。"星，古通腥，《说文》："腥，星见食豕，令肉中生小息肉也。"段玉裁引郑云："腥当为星，声之误也，肉有如米者似星。"结合"鸟在树上曰巢""巢之言高也"分析，"巢者"篇中的"冥冥人星"即指慢性溃疡面上长出界限不清的米粒状创面——不健康的肉芽组织。此肉芽组织高于体表，故叫"巢"。此为一解。其二，虫居之巢穴。《牝痔》："未有巢者"治疗结果"其虫出"。什么虫？从何处"出"？《牝痔·第二治方》："牝痔有空而栾。"《说文》："空，窈也。"栾，通孪，双生，"有空而孪"，即内痔并发两个以上的互通瘘管。第三治方"牝痔之有数窍，蛲白徒道出者方"，亦讲牝痔之窍有蛲白徒（白色小蛲虫）爬出来。《胸痒·第一治方》："……痔者，其腄旁有小空……有白虫时从其孔出。"《五十二病方》中的原文说明"巢"有二解。一指慢性溃疡面上的不健康肉芽组织；一指牝痔（内痔）的痔疮。并认为痔疮是蛲白徒食蚀的结果。临床表明，内痔病理发展严重时，内痔根部形成"末大本小"，重者可脱出肛外，难于还复，这就是"巢塞腄者"的根本原因。对于"未有巢者"的治疗，采用有关药物，加水四斗煮后，"置盘中而踞之"，这是一则介绍热药水坐浴的治方，达到"其虫出"的目的。虫被驱除了痔疮就会长好。在《五十二病方》中痔疮的治疗，还用熏疗熏虫，是下文要简介的。

3. 熏疗述评

我国秦汉医家们应用的熏疗是一种用某物燃烧投入某器内，采用烟熏某病，或用某些药物投入某液内煮沸后，置于某环境下采用蒸气熏蒸的治疗方法。在《五十二病方》中收载熏疗八方，其中《牝痔》四方，《胸痒》《巢者》《虫蚀》《烂者》各一方。

其实，《朐痒》《巢者》都属痔疮，所以《五十二病方》中熏疗主要用于痔疮的治疗。

《牝痔·第一治方》："牝痔之入窍中寸……取溺五斗，以煮青蒿大把二，鲋鱼如掌者七，冶桂六寸，干姜二颗，十沸。抒置罋中，埋席下，为窍以熏痔。药寒而休，日三熏。"这则病证，指内痔在肛门内一寸处，解大便时痔静脉丛常脱出肛外，形成溃疡出血，不解大便时痔核可收回的治法。方中取溺作溶剂与载热体。在《五十二病方》中，多因收载春秋、战国以前的原始治方，许多"药物"都十分原始，如浮土、井中泥、人发、男子洎（精液）、溺、人泥等均作药物使用。本方如上记载，强调"十沸"，然后连器物置于席（睡席之下挖一个洞）下，病人坐在开了洞的席上熏痔，其施治方法是合理的。《牝痔》第二、三、四方均用烟熏，第二治方用"女子布（月经布）"作烟源，第四治方用鸡羽作烟源。第三治方认为"牝痔之有数窍"，是"蟯白徒"所致。故先用"滑夏铤"导窍，"令出血"，再做熏疗。本方设计十分合理，要求"日一熏"，连续熏五六日，病好了就不熏了。

《朐痒·第一治方》采用艾、柳覃作烟源，要求在室内挖一个"广大如盄（陶制小盆）"的洞，先将洞烧热令干，再将艾、柳覃点燃（没有火焰），让病人坐在盄口烟熏，要求"熏胙热，则举之，寒则下之，倦而休"。古人的设计，源于当时的生活条件，在当时讲，已够先进了。

4. 灸疗述评

在《五十二病方》中灸疗七则，其中三则是用灸疗作麻醉剂。如《疣·第一治方》《去人马疣·第二治方》都要求将某物"绳之"以坚絜（jié，结，转释为结扎）疣本，以灸疣本，热，拔疣去之。《牝痔·第一治方》虽来讲"绳之"，但指出："疾灸热，把其本小而绝之。"这三则施治方法中对于"末大本小"的

283

病灶都采用灸灼之热作麻醉剂，将病态组织拔掉。《肠颓（疝）·第十治方》："取枲垢，以艾裹，以灸颓者中颠，令烂而已。"第十八治方："颓，先上卵，引下其皮，以砭穿其隋旁……"[8]（P：115 注曰）。这是一则治疗腹股沟斜疝的治疗方法，强调"又灸其痏"。从上述史料看出，《五十二病方》中的灸疗方法，都属春秋战国时期的施灸方法，以灸灼为主，多出于瘢痕灸疗法。后世改进为艾条灸、鹊啄灸，出于两汉以后。

5. 熨疗述评

《灵枢·寿夭刚柔》记载"内热疗法"。讲"刺营者出血，刺卫者出气，刺寒痹者内热……"。强调营卫，当属两汉医理。作者问道："内热奈何？"答曰："刺布衣者，以火焠之；刺大人者，以药熨之。"由此展开对"内热疗法"的解释。这一为"大人"们设计的"内热疗法"十分考究，除要求某药外，还要求酒、棉絮一斤，细白布四丈，将布分作六七尺长的巾六七条，要求"置酒（包括绵、白布）马矢熅中，盖封涂，勿使泄，五日五夜，出布绵，曝干之……"。还要"生桑炭炙巾，以熨寒痹所刺之处，令热入至于病所"。此外还有一系列要求。本"内热疗法"实际是灸药布熨疗。《灵枢·上膈》还记录了对蛔虫性肠梗阻的治疗。古人称肠梗阻的包块叫"痈"，在治疗中做到"微按其痈，视气所行……察其沉浮，以为深浅，已刺必熨，令热入中……大痈乃溃"。本疗法具有一定现实意义，值得外科临床适度探讨。

较《灵枢》悠久的《五十二病方》收载熨疗九则，许多熨疗手段原始，如封埴土（蚁塚土）、盐、蚯蚓矢、井上壅断处土等，都分别作为热能的导热体进行熨疗。《伤痉·第一治方》："痉（疑颈）者，伤，风入伤，身信而不能屈。治之燔（炒）盐令黄，取一斗，裹以布，淬醇酒中，入即出，蔽以市（市、熟皮制的围裙），以熨头、熬则举，适下……更燔盐以熨，熨勿

284

绝，一熨塞汗出……"本病例因受风寒，使颈部处于僵急状态，不能做屈伸运动，当给予持续性温热熨疗，达到"寒汗出，汗出多"，可以做屈伸运动，恢复健康的时候，熨疗就停止。《五十二病方·犬噬人伤者·第一治方》："取蚯蚓矢与井上壅断处土与等，并炒之，而以美醋合挠而调之，稍丸……"此方在保温条件下，分别对犬咬伤处进行熨疗，然后用热泥丸敷在犬咬伤的伤口上，以求达到治疗咬伤的目的。所以《五十二病方》中的熨疗，用蚯蚓矢、井上壅断处土、封埴土作为热能的载体，是我国最原始的熨疗方法。

二、手术疗法述评

人类在治疗医学史上，手术疗法的产生，是建立在治疗医学知识发展到一定历史时期的产物。根据我国原始医学事业发展概貌《史记·扁鹊仓公列传》中庶子医论："上古之时，医有俞跗……"说我国五千年前的黄帝时已有"搦髓脑，湔浣肠胃……"外科手术，是不可取的。有学者根据此一史料撰《经脉医学、经络密码的破译》[13]，也是不切我国历史实际的。反映我国先秦时期医学概貌的《五十二病方》，是未经后人修饰的先秦原著，记载手术疗法十则。从总体讲这些手术多与其他疗法合用。如《婴儿瘛》在祝由条件下实施刺破皮肤，毛细血管取血。如《疣·第一治方》《去人马疣方·第二治方》拔疣时均在灸灼麻醉条件下拔疣。值得指出的是，《犬噬人伤者·第三治方》的清创术，《牡痔·第三治方》"……挈（结扎）以小绳，剖以刀"的外痔治疗，《牝痔》"巢塞脽者"的采用狗脬将痔静脉引出，"徐以刀劙（割断）剥去其巢"的内痔切除术等，说明每一手术过程都十分明确，依记录可重复操作，古朴无华。然而，这些医学史料，在今本《内经》中失传。《五十二病方》中的手术治疗史，已在《远古中国医学史》（中医古籍出版社，2006）第

140－143页探讨，本讲从略。

三、药物疗法述评，从人类诞生、进化史探讨用药思想

药物疗法是采用某一物质调节人体某一生理过程失衡而出现的病态，它较自然物理疗法晚出许多年。现在当我们探讨药物疗法的时候，我们想到人类某些生理进化史。因为人类疾病的出现，有些与某一生理机能失衡有关。某一药物的治疗作用，是为了调节某一失衡了的生理机能。所以阐明某一生理机能对于了解某一物质的治病作用是十分必要的。

1. 关于地球生命起源史中某些元素对生理功能的影响

自太阳系形成以来，地球依它自己的特殊条件演绎。①地球表面占有70%以上的水，再加适当的温度、适当的压力为生命的产生创造了条件。②地球处于太阳系行星的第三位，这一距离决定了它从太阳的热能中吸取了相应的热能。地球围绕太阳旋转形成一个夹角，在地球上看，太阳东升西沉，在地球赤道的南北往返，形成了"日""年"周期，在地球南北两半球产生了四个不同的气候条件，有了春夏秋冬之别。③地球表面存在百余种化学元素，它们都处于无机状态。如 C、H^+、O^{2-}、N、Na^+、K^+、Ca^{2+}、Mg^{2+}、Cl 等，这些化学元素的表面都有相对活跃的电子在相对的电子层内不断地运动。在太阳系形成以后的若干年内，地球表面的 H、O 最外层的活跃电子首先自由结合，形成了水（H_2O）；在地球表面有了水，相关元素在水及适当温度与适当压力下，经自组织作用下，各相关元素外层电子层的电子又可如 H_2O 一样相互结合，组成简单的无机化合物。再由多种无机化合物在自组织作用下，形成原始的有机化合物（碳、氢、氮、氧化合物及相关衍生物），再演生为有机化合物，如糖、核苷酸、氨基酸及聚合物多糖、核酸和蛋白质等，文汇报于1996年8月8日报道：我国科学家赵玉芬等长期从事生命科学、磷化学

286

研究，认识到"磷酰氨基酸是生命起原的种子"。因为"磷是生命化学过程的调控中心""磷酰化氨基酸具有自我摧化的作用。"即在"磷上脂交换，磷酰基转位……既可自身组装成蛋白（自身长大），同时可以与核苷合成核酸"。证明"核酸和蛋白质是同时形成的"。由此最后产生具有新陈代谢特征的能依一定程序性启动的生长、繁殖、遗传、变异的原始有生命物质。这就是在太阳系、地球这一特定的大自然环境条件下的生命起源、人类起源的简要过程。从这一过程看，地球表面的各类元素如 H、O、P、S、Na、K、Ca、Mg、Cl 等都构成了人体某一生理结构及某一生理机能的正常进行。如食盐（氯化钠）是人类生活中的必需品，在体内分解出钠。人体内各细胞在"钠泵"作用下，维持细胞外高钠，细胞内高钾，从而维持神经和肌细胞膜的兴奋状态和其他细胞的形态。

关于钙，亦属人体必需元素，存在于血浆骨骼中，参与调节凝血过程及神经肌肉兴奋性，并能加强大脑皮层的抑制过程，从而达到镇静、止痒的目的。在《五十二病方·胸痒》的治疗中，第二治方："取石大如拳二七，熟燔之，善伐米大半升，加水八米……"原文讲：将烧透的石分别投入盛米水的容器内，用烧透的石散热煮米。这是一则十分古老的"石烹法"，用"石烹法"煮出的稀饭，稀饭中的钙质一定不少。由于钙进入《胸痒》者体内，作用于大脑皮层起镇静、止痒作用，胸痒症状必然好转。现代临床治疗痒症仍用钙剂。人类在进化过程中神经系统的许多调节功能都受许多生化物质的影响，许多植物的化学成分都对人体生理生化产生影响，《尚书·说命上》的作者在原始口头文化追议中记下"若药弗眩瞑，厥疾弗瘳"。这一史料反映了数千年前先民们的用药思想。我国植物药、动物药、矿物药的起源都是先民们与疾病做斗争的见证，都有一个起源、演绎过程。[14]

2. 《五十二病方》用药思想初探

从《五十二病方》中药物治疗用药分析：单味药与用法清晰者58方，其中外用42方，内服16方。明确书写使用方法者308法，其中沃、洒、封、涂向伤口按药粉、外敷及以布约之计146法，多味药内饮46法，且多味药中可多达7~9味，说明秦汉时期医家们的用药、组方思想已逐步发展，趋于成熟[8]（P：218–221）。

但是，在《五十二病方》用药思想中未见"酸入肝"及君臣佐使思想，只能说明《五十二病方》成书年代较早，医家们根据当时的临床经验指导选药、组方，中药药理思想处于孕育、起源过程中。

分析《五十二病方》用药，乌头、堇、附子十九起。其中乌喙（乌头）十三起，堇四起，附子二起。上述三药同物异名，可能因产地不同，民俗称谓不同，或因时代不同、名称各异。《诗·大雅·绵》："堇荼如饴。"《庄子·徐无鬼》：用堇。汉史游《急就篇》："乌喙、附子、椒元华。"王应麟注补："茇、堇草，即乌头也。"可见《五十二病方》中收载了春秋战国时期黄河、长江流域范围的医籍。上述三药名使用十九起。十七起为外敷、洗、熏、封涂，仅两起内服，十分慎重。《牝痔·第五治方》组方：蘪无本、防风、乌喙、桂、四味药"皆冶，渍以酒而丸之，大如黑菽（黑黄豆）而吞之"。要求："始吞一，不知益一（没有不适感觉再加一丸）为极。"强调要坚持饭前服药。《癃·第八治方》"痛甚，溺时痛益甚"的治疗，组方："黑菽三升，以美醯三斗，煮，三沸止，浚取汁，牡厉一，毒堇冶二，凡二物合挠，取三指撮到节一，入中杯饮。"要求"日一饮，三日病已，病已，类石如泔从前出"（随尿排出细沙粒状物，或如淘米水一样的物质）。本方取药用手指撮药三次，每次只能撮到第一节；每日只能饮一次，可谓谨慎。在本方中详细介绍了毒堇的

288

栖息地、生活习性，采摘时间。

在《五十二病方》第71～77行，收载治疗堇毒中毒治方七个，说明春秋时医界对乌头使用之广、观察之细与中毒治疗之重视。古时，医家们采用乌喙堇治疗时，可以止痛，大约就是"若药弗眩瞑，厥疾弗瘳"用药思想的反映。

在《五十二病方》中记载动物膏脂类药物 24 种[8]（P：255）。

在《五十二病方》成书时代，硝石、礜石、灶黄土、冻土、鸡血、鸡卵、犬毛、牡鼠、牛肉、猪肉等都是中药。根据《五十二病方》药物名录，可释者共299味，其中矿物类药物如土、泥类；人部类药物头脂、人泥；动物膏脂类药物豹膏、蛇膏；以及兽类、鱼类、器物类近百多种均已淘汰。然而136种植物类药物，如草类药、菜类药、木类药绝大部分保存下来。如甘草、黄芩、牛膝、芍药、青蒿、独活、百合、干姜、桂、枣、桃仁、厚朴等，仍为当今良药。川乌、草乌、附子、附片仍然独具特色。《中国中医药报》2012年2月9日第2版《杨仓良以毒济苍生》报道了杨仓良利用川乌、草乌等剧毒药物治疗风湿等难治病症的行医过程。2500年来，中药的演绎具有与时俱进的传统与特征。

从我国药学理论分析，前述《五十二病方》基本反映了两汉以前的药学概貌；《神农本草经》的传世与演绎，促进了中医药事业的不断发展；至唐宋各类《本草》林立，南宋时代，张元素（洁古）总结前辈用药经验，著《珍珠囊》，力主依四气（寒热温凉）五味（辛酸甘苦咸）论药性，创引经报使药阐释药物归经理论，将我国中医药事业推到一个高峰。直至19世纪末，西学东进，我国医学未能从秦汉基础医学、临床医学中寻找到继承发展之路，闹出了难以说清的尴尬局面。特别是"经络"实体研究以来，激励着学者们不断奋争。北京中医药大的李澎涛、贾长恩教授发表《中医形态学研究呼唤与时俱进》（中国医药报，2005 - 6 - 25）。我们响应呼唤，从肾、脾、三焦、命门、腘肉、肉腠、玄府等十数个人体解剖实质进行探讨，许多资料取于秦汉，说明我国创建于秦汉时期中医理论是有雄厚的人体解剖学史料作依据的。关于中药学理论怎样与时俱进的问题，陈可冀院士曾有名言。要求"应用现代科学方法进行临床、化学成分、药效学和毒理学的系统研究"研究中医理论。[15]近几十年来许多学者从事络病学研究，寻找通络药物，如稳心胶囊的问世，葛酮通络胶囊的成功，青蒿素在治疟方面已打入世界；更可喜者，中国中医科学院已成立设编 60 人的"中药资源中心"，分设"中药资源科学技术研究部"等三个部及中药分子生物室等九个实验室。国家推出的这一措施，毫无疑问将大力促进中药实质研究，促进中医药理论及中医临床医学的有序发展。

四、祝由简介

祝由一词，在中医学中首见于《素问·移精变气论》："古之治病，可祝由而已；……今世之不然……"祝由治病属巫祝之术，与人类进化过程有关。在人类建立了远事记忆能力的前提下，如 1.8 万年前的山顶洞人，当他们的知识积累到可以分析自然现象，能够记忆梦景中自己新近的先祖们的情景与语言的时候，人类的幻想，社会学中的图腾思想便活跃起来，这正是山顶洞人将赤铁矿粉末散在成年女性死者周围的重要原因。随后才逐步产生了神话传说，反映了神灵思想的产生。甲骨文中有 *祝*（《甲》：743）像人跪于灵脾之前祝说之状，祝字至今未离原形，《尚书·洛诰》："王命作册，逸祝册。"祝册是奉告神灵、祈祷求福的古文书之一。自《诗经》以下，在许多古籍中均有"祝"的记载。当巫祝们在面对一些疾病束手无策的时候，又因心理作用而产生一定效果的时候，男觋女巫们的巫祝内容更加丰富，这是《周礼》中记载"大祝""小祝""丧祝""甸祝"的原因。

在《五十二病方》成书时代，虽然殷商先民早已完成心脏解剖，已在此基础上创建了"经脉医学"，至齐景公时期已有人体四经调节论，春秋战国时期我国基础医学理论已在解剖、生理学基础之上，创"九脏"理论，在临床医学中已广泛使用药物疗法，手术疗法已经起步。但在《五十二病方》中仍然保留祝由术 34 方，值得我们深入探讨。关于祝由术，我在《五十二病方》注补译（P：233－235）中已有专门探讨。故本讲从略。

参考文献

1. 严健民. 论原始中医学［M］. 北京：北京科学技术出版社；乌鲁木齐：新疆科学卫生出版社，2003：26－40.

2. 李经纬. 中医学思想史［M］. 长沙：湖南教育出版社，2006：36－46.

3. 李经纬. 继承、开拓、创新——八十自述［J］. 中华医史杂志，2008（3）：183－186.

4. 甄志亚. 中医学思想史评介［J］. 中华医史杂志，2009（2）：126－128.

5. 《庄子·盗跖》.

6. 《孟子·离娄》.

7. 严健民. 论古老的火灸疗法［J］. 湖南中医学院学报，1993（8）.

8. 严健民. 《五十二病方》注补译［M］. 北京：中医古籍出版社，2005.

9. 林乾良. 河姆渡遗址医药遗迹初探［J］. 中华医史杂志，1982（4）.

10. 金景芳. 中国奴隶社会史［M］. 上海：上海人民出版社，1983：46.

11. 蔡捷恩. 周易中的饮水卫生. 健康报, 1990 - 2 - 1.

12. 胡朴安. 周易古史观 ［M］. 上海：上海古籍出版社, 1986：205.

13. 刘澄中, 张永贤. 经脉医学、经络密码的破译 ［M］. 大连：大连出版社, 2007.

14. 严健民. 中国医学起源新论 ［M］. 北京：北京科学技术出版社, 1999：25 - 30.

15. 陈可冀院士讲中药开发. 健康报, 2004 - 3 - 3.

编 后 记

自介入《灵》《素》习撰以来，几乎将所有注意力集中到"经络"词组了。1984年在《中医杂志》发表《〈灵枢〉"经络"词义浅析》，该文于1985年被收入《中医百家言》出版。后来相继在书中推出"秦汉经脉学说起源与当代'经络'新论""穿云破雾释经络"。在"十七讲"中又特立"拂尘篇"，用四讲为经脉医学的起源与中医理论中的相关问题"拂尘"。主要目的在于阐释"经脉、络脉简称经络"之秦汉本意，切不可将"经络概念"从经脉医学中独立出来。我提出，应废止经络概念。但我预计："当今经络概念应该废止"这一愿望，不可能在近期内实现。因为蚍蜉之言，难于惊天！

其实，由于两周至两汉的书写条件，导致秦汉原创之中医理论在原创时期就已有佚失。虽后来之士反复补撰，仍使许多原创医学史料失去原貌。如今本《内经》中尚存之人体解剖史料中生殖之肾缺失、生殖之命门被曲解、脾之解剖部位被忽略，由此演绎出脾为"虚拟形态结构"。更为严重者，在中医脏器中没有胰的地位。当对《内经》相关史料进行重组后，才知脾之解剖部位恰在今之胰位，脾主消化生理之功能恰指胰之生理功能。还有三焦、玄府、䐃肉、骨骼体系等等，都很难窥视其秦汉原貌。秦汉医理中相关脏器的错位，当然是应该与时俱进地加以纠正的。用科学发展观衡量中医事业与时俱进，是历史赋予我们的责任。现存中医理论中的相关尘埃，都应一一拂去。在此我们感谢贲长恩教授的"呼唤"！愿后来之士多在中医人体解剖学、生理学及中药理论方面多做工作，促进中医药事业更加健全地发展！

慎思之，明辨之，笃行之！

严健民

2013 年 4 月 4 日于秋实居